DIE NIERENFUNKTIONS-PRÜFUNGEN IM DIENST DER CHIRURGIE

VON

DR. ERNST ROEDELIUS
PRIVATDOZENT AN DER CHIRURG. UNIVERSITÄTSKLINIK
ZU HAMBURG-EPPENDORF

MIT 9 ABBILDUNGEN

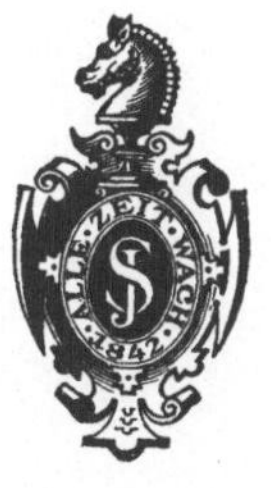

BERLIN
VERLAG VON JULIUS SPRINGER
1923

ISBN-13:978-3-642-90307-6 e-ISBN-13:978-3-642-92164-3
DOI: 10.1007/978-3-642-92164-3

MEINEM

HOCHVEREHRTEN LEHRER

HERMANN KÜMMELL

ZUM 70. GEBURTSTAG

EHRERBIETIGST

GEWIDMET

Vorwort.

Die Probleme der Nierenfunktion sind keineswegs restlos geklärt, und werden zum Teil ebensowenig übereinstimmend aufgefaßt, wie ihre Prüfungsmethoden allgemein anerkannt sind. Wenn an einer Stelle der nachfolgenden Ausführungen die von manchen geäußerte Ansicht abgelehnt wird, wir seien bezüglich des Nierenproblems erst am Anfang unserer Erkenntnis und mit der Leistungsfähigkeit der funktionellen Nierendiagnostik bereits am Ende, so lehrt, was letzteren Punkt anlangt, gerade die jüngste Vergangenheit, wie richtig diese Ablehnung ist. Der Zufall will es, daß gerade in dem Jahre, in dem dieser Leitfaden herauskommt, zwei große Kongresse diesem Gebiet Hauptvorträge einräumten, ein Zeichen, daß weder Stagnation in diesen Fragen eingetreten ist, weder das Interesse an ihnen erlahmt ist, noch an ihrer Bedeutung für die Nierenpathologie und -therapie ernstlich gezweifelt wird. So eröffnete ausschauend Rehns Referat dieser Tage auf dem Chirurgenkongreß gewisse neue Perspektiven, so wird Casper rückschauend im Herbst »über 25 Jahre Ureterenkatheterismus« sprechen, und wir gehen wohl nicht fehl, wenn wir der Anerkennung des Wertes dieser Untersuchungsmethode, ja ihrer Notwendigkeit für die moderne Chirurgie schon jetzt auch in dem geplanten Rückblick auf ein Vierteljahrhundert eine gute Prognose stellen. Funktionelle Nierendiagnostik, Cystoskopie und Ureterenkatheterismus sind nicht zu trennende Weggenossen geworden. Es fehlt nun zwar nicht an zahlreichen Überblicken und kritischen Referaten, die sich mit den genannten Methoden beschäftigen, in den Handbüchern und Monographien ist ihnen ein mehr oder weniger großer Abschnitt eingeräumt, doch vermissen wir einen systematischen Leitfaden durch dies nicht einfache Gebiet. Die Funktionsprüfungen werden keineswegs gleichmäßig bewertet. Da vielseitige Möglichkeiten bestehen und die Auswahl der Proben groß ist, möge dieser Wegweiser die Wahl erleichtern. Es wurde auf Unterlagen und Belege besonderer Wert gelegt. Das Buch soll keine große Kritik sein. Naturgemäß hat der Einzelne sich auf bestimmte, ihm sympathische Methoden eingestellt, die er bevorzugt oder vielleicht ausschließlich in Anwendung bringt, während er andere Proben aus theoretischen Bedenken oder wegen praktischer Mißerfolge ablehnt. Audiatur et altera pars. Wir hoffen objektiv geblieben zu sein, obwohl die Erfahrungen, die an der Kümmellschen Klinik mit bestimmten Proben in langen Jahren gemacht wurden, berechtigterweise gebührend herausgehoben worden sind. Anderen Methoden mußten lediglich die Literatururteile zugrunde gelegt werden, die ja, wie bekannt, zum Teil außerordentlich verschieden sind. Es sind ferner Mitteilungen gemacht worden über Proben, die wohl allgemein verlassen sind, doch ist es vielleicht von Interesse auch der historischen Entwicklung dieses Gebietes gerecht zu werden. Endlich schien es zweckmäßig bei der Schwierigkeit der Probleme kurze anatomische und physiologische Bemerkungen vorauszuschicken, ebenso einen Orientierungsplan über die moderne Einteilung der Nephritiden. Von ausführlicher Mitteilung umfangreicher Laboratoriumsuntersuchungen wurde abgesehen.

Der Verlagsbuchhandlung Julius Springer möchte ich für die bereitwillige Übernahme und Förderung der Arbeit wärmstens danken.

Möge dieser Leitfaden eine freundliche Aufnahme finden.

Hamburg, April 1923 **E. Roedelius.**

Inhaltsverzeichnis.

1. Einleitung.

Als OTTOMAR ROSENBACH vor über 30 Jahren den Begriff der Suffizienz und Insuffizienz eines Organs schuf, nachdem VIRCHOW schon vorher ganz allgemein darauf hingewiesen hatte, daß es sich empfiehlt, neben der anatomischen Betrachtungsweise die Funktion eines Organs ins Auge zu fassen, fiel diese Anregung zunächst auf unfruchtbaren Boden. Heute ist es allgemein gültige Anschauung, daß nicht allein die anatomische Veränderung, sondern die funktionelle Wertigkeit eines Organes ausschlaggebend für den Grad der Erkrankung ist. Wenn auch in der Mehrzahl der Fälle beide Hand in Hand gehen, so sind wie wiederum VIRCHOW sagt, viele Erscheinungen im Körper rein funktioneller Natur. Etwa zwei Jahrzehnte sind verflossen, seitdem die funktionelle Untersuchung in die Diagnostik der chirurgischen Nierenerkrankung eingeführt wurde. Zahlreiche Autoren haben sich seit Jahren mit ihren Problemen befaßt, neue Methoden wurden ersonnen, alte ausgebildet, eine große Literatur ist angewachsen. Die KÜMMELLsche Klinik war von jeher bestrebt, an der Lösung dieser Fragen mitzuarbeiten, da ihr Leiter dies Gebiet stets mit besonderer Liebe pflegte. Vorliegende Arbeit entsprach dem Wunsche, einmal die Erfahrungen der Klinik im Zusammenhang niederzulegen, sodann die überall verstreuten Prüfungsmethoden zusammenzufassen, so daß eine rasche Orientierung möglich ist unter besonderer Berücksichtigung der chirurgisch wichtigen Fragen. Es ist dies um so verlockender als wohl kaum auf einem Gebiete so grundsätzlich verschiedene Ansichten zutage getreten sind, daß dem Fernerstehenden wohl Lust und Mut vergehen könnte, überhaupt funktionelle Nierendiagnostik zu treiben, gibt es doch namhafte Autoren, die ihr jeden Wert absprechen. Im Hinblick auf die Bedürfnisse der internen Medizin muß man allerdings sagen, daß ein großer Teil der Methoden mehr oder weniger versagt hat. Nicht so in der Chirurgie, wo meist die Fragestellung eine andere ist. Gerade die Chirurgie ist es, die ungemein befruchtend auf die Probleme der Nierenfunktion gewirkt hat. Nachdem einmal der Beweis erbracht war, daß mit Erfolg eine Niere entfernt werden konnte, boten sich neue Wege der Forschung. Das kompensatorische Eintreten des Schwesterorgans konnte am Lebenden studiert werden. Wenn bei den meist doppelseitigen medizinischen Nierenkrankheiten nur die Gesamtleistung festgestellt wurde, so war man weiterhin nach Entdeckung des Ureterenkatheterismus in der Lage, vergleichen zu können, die Tätigkeit und Fähigkeit jedes einzelnen Organs zu bestimmen und die Nierendiagnostik nahm einen ungeahnten Aufschwung. Ihre Methoden übernahm die interne Medizin, war enttäuscht, baute andere aus, oder lehnte sie ab. Zum Teil wohl auch mit Recht. Andererseits verwendet der Internist gleich dem Chirurgen Prüfungen, die es gestatten, schon vor anderen klinischen Erscheinungen eine beginnende Insuffizienz der Organe aufzudecken. So sehen wir doch auch gegenseitige Achtung. Wie es gut ist, wenn der Interne sich auch mit der chirurgisch orientierten Fragestellung befaßt, so ist es unerläßliche Pflicht jedes Chirurgen, sich auch eingehend mit den sogenannten medizinischen Nierenerkrankungen, ihren Lehren und Forschungsergebnissen zu beschäftigen und ihre in den letzten Jahren erfolgte Neuordnung zu studieren. Wenn irgend, so liegt hier ein echtes Grenzgebiet vor. Es soll jedoch nicht in die nähere Besprechung eingetreten werden, ohne von vornherein auf die Grenzen der Methoden hinzuweisen.

Einstweilen kann von einer restlosen Aufschließung des Problems der Nierenfunktion nicht die Rede sein, immerhin ist Großes erreicht und für die Bedürfnisse der praktischen Chirurgie so viel Wertvolles, *daß heute eine erfolgreiche urologische Chirurgie ohne Funktionsprüfung undenkbar ist.* Verkehrt wäre es jedoch, von ihr alles zu verlangen. Auch andere Untersuchungsmethoden haben ihre Fehlerquellen, können versagen, und wir wenden sie trotzdem an, ja sie führen gelegentlich einmal irre, aber wer wollte ganz darauf verzichten. Es gibt keine Unfehlbarkeit. Wir wollen und dürfen nicht der Resignation Einiger verfallen, die den Wert funktioneller Methoden gleich Null erachten, weil bisweilen manches nicht stimmen will, weil anatomischer, autoptischer oder operativer Befund sich nicht mit den Funktionsergebnissen deckten, weil man sah, daß gelegentlich kranke Nieren normale Funktionswerte ergeben, und es andererseits vorkommen kann, daß trotz funktionellen Versagens eine anatomische Begründung fehlt.

Wenn man sich klar macht, wie kompliziert die Nierentätigkeit ist, von wie viel Faktoren sie beeinflußt wird, wie ihre Funktion nicht allein die Wirkung der Nierenarbeit darstellt, sondern der Ausdruck der „Zusammenarbeit der verschiedensten Kräfte des renocardiovasculären Systems“ ist (H. STRAUSS), wenn man ferner in Betracht zieht, daß viele dieser Fragen noch nicht genügend oder gar nicht geklärt sind, dann nimmt es nicht wunder, daß auch den Funktionsprüfungen Grenzen gezogen sind.

Zunächst einmal sind wir mit diesen Methoden allein nicht in der Lage, eine bestimmte Krankheitsform zu diagnostizieren. Wir decken jedoch eine bestimmte Funktionsphase, in der sich die Nieren befinden, auf, auch diese im allgemeinen nicht vollständig, denn wir prüfen mit einer bestimmten Methode stets nur eine bestimmte Teilfunktion, bzw. bekommen allgemein einen Hinweis auf eine Störung. So wird man ohne weiteres dazu gedrängt, sich durch Kombination mehrerer Prüfungen ein möglichst umfassendes Bild vom Funktionszustand des Organs zu verschaffen. Trotz dieser Einschränkung und trotzdem von namhaften internen Klinikern, so von MÜLLER und anderen, alle Prüfungen, die nur eine einzige Seite der Funktion berücksichtigen, allerdings wohl nur im Hinblick auf die Bedürfnisse der inneren Medizin, für ungenügend erachtet werden, kommen wir im großen und ganzen in der chirurgischen Praxis mit der Feststellung partieller Funktionszustände aus, werden uns jedenfalls in dieser Hinsicht genügend orientieren können. Leider gestattet uns auch die Kombination verschiedener Methoden einstweilen noch keine topische Diagnostik, da zum Teil noch Uneinigkeit darüber herrscht, und nicht einwandfrei feststeht, an welchem Orte die einzelnen Stoffe zur Ausscheidung gelangen; wenn uns auch die Forschungsergebnisse der letzten Jahrzehnte wesentlich gefördert haben, und manche Methoden, so die SCHLAYERschen, bewußt auf topische Diagnostik eingestellt sind.

Zweifellos zunächst verwirrend, namentlich im Hinblick auf Althergebrachtes, mußte die gründliche Revision der Nierenpathologie in den letzten Jahren wirken, und auch die funktionelle Diagnostik blieb davon nicht unberührt. Nun, nachdem neue Lehrgebäude erstanden, und der Kliniker wie der Forscher auf diesem Gebiet wieder festeren Boden unter sich hat, ist weitere Klärung mancher Frage zu erhoffen.

Von größter Bedeutung ist es für den Chirurgen, bei den ihm so häufig begegneten einseitigen Erkrankungen, sich der anderen Niere zu versichern, Aufschluß zu bekommen, ob das kranke Organ ohne Gefahr entfernt werden kann. Die Frage lautet nicht: wie ist die Funktion der kranken Niere, sondern wie ist die der zweiten? Besteht bereits vor der Operation eine Insuffizienz, ist nach der Entfernung der kranken Niere Versagen der anderen zu erwarten, oder wird sie imstande sein, allein die lebensnotwendige Funktion zu übernehmen. Es ist festzustellen, einmal wie die Gesamtfunktion beider Nieren ist, sodann die jeder einzelnen zu ermitteln. Gelingt nun dieser Nachweis mit Hilfe der in Betracht kommenden Methoden? Unseres Erachtens ja. Irrig wäre es jedoch, einen Parallelismus zwischen Funktion und Parenchymverlust anzunehmen. Bestimmte Werte für die Größe des ausgefallenen Nierengewebes lassen sich mit Hilfe der Funktionsprüfungen nicht aufstellen. Der Nachweis gelingt ferner, wenn man daran festhält, daß funktionelle Nierendiagnostik und Ureterenkatheterismus untrennbar miteinander verbunden sind. Es bleibt immerhin noch manches Rätsel zu lösen. Wie ist es z. B. zu erklären, daß kleine herdförmige Krankheitsprozesse in einer Niere deutlich einen Funktionsausfall zur Folge haben können, während andererseits beide Nieren schwer zerstört sein können, wo die betreffende Untersuchungsmethode relativ gute, ja normale Werte ergab. Warum gleicht nicht allemal gesundes Parenchym den Funktionsausfall aus?

Als besonderes Merkmal der Funktion eines Organes kann die äußerst ausgeprägte Anpassungsfähigkeit an die wechselnden Bedürfnisse des Tages angesprochen werden, die wie dem Herzen, so den Nieren gestattet, sehr verschieden abgestufte Leistungen zu vollbringen. Man hat versucht, sich die Dinge so zu erklären, daß das Organ nicht mit dem Einsatz seiner gesamten Kräfte operiert, sondern über eine Reservekraft verfügt, die erst bei stärkerer Inanspruchnahme in Aktion tritt. Wollen wir diesen Gedanken weiter ausspinnen, so wäre das Ideal einer Funktionsprüfung erreicht, wenn sich nicht nur die effektive Arbeitsleistung, sondern auch die latente Reservekraft ermitteln ließe. Diese rein hypothetische Idee einer derartigen schlummernden Energie hat etwas Bestechendes, wennschon SCHWARZ in einer scharfsinnigen Studie jüngst den Standpunkt vertritt, daß es unzweckmäßig sei, Methoden zur Feststellung von Reservekräften zu suchen, da es solche Reservekräfte nicht gäbe und hinsichtlich der einseitigen Erkrankungen die einfache konkrete Forderung formuliert: Wird die Hälfte der vor der Operation beobachteten Gesamtleistung noch eine genügende Funktion darstellen?

Die Niere ist das Hauptausscheidungsorgan für den Körper, das Produkt ist der Urin. Eine Erkrankung der Nieren muß sich entweder in Veränderungen ihrer Abscheidung äußern oder in Retention normalerweise auszuscheidender Stoffe, endlich in Begleit- und Folgezuständen. Von alters her spielt die Untersuchung des Urins ihre Rolle; sie ist auch jetzt die Grundlage der Untersuchung. Da man jedoch schon früh erkannt hat, daß manche bei Nierenkranken vorkommenden Erscheinungen, insbesondere solche von Insuffizienz, in der Zurückhaltung gewisser Stoffe im Körper ihre Ursache haben müßten, so zeigte sich in den letzten Jahrzehnten das Bestreben, mehr und mehr die Retentionsseite zu berücksichtigen. Der Harnanalyse war eine scharfe Konkurrentin entstanden, und fast hatte es einmal den Anschein, als wolle man die Blutanalysen in den Vordergrund rücken lassen. An Stelle einfacher, auch von Praktikern auszuführender Methoden traten schwierige und zum Teil umständliche Laboratoriumsversuche, kein Wunder, daß ihre praktische Bedeutung angezweifelt wurde. Es kann ferner mit Recht der Einwand gemacht werden, daß wir die schwersten Komplikationen der Nierenerkrankungen, die Insuffizienz und Urämie, vielfach auch ohne komplizierte Untersuchungsmethoden erkennen können, und so hört man wohl Stimmen, die auf diese Methoden ganz verzichten und alles aus dem klinischen Bild ersehen wollen. Dies ist zweifellos bis zu einem gewissen Grade richtig; ein Teil der Funktionsprüfung will jedoch noch mehr, nämlich die drohende Insuffizienz, die beginnende Retention bereits aufdecken und hierzu sind gewisse Methoden durchaus geeignet. Der wissenschaftliche und praktische Wert der Blutanalyse dürfte kaum ernstlich bestritten werden können.

Überblicken wir die gruppenweise zusammengefaßten Funktionsprüfungen, so können wir folgende Einteilung zugrunde legen:

1. Es werden körperfremde Substanzen eingeführt und aus der Art der Wiederausscheidung Schlüsse gezogen. Es werden

2. körpereigene auch normalerweise zur Ausscheidung gelangende Stoffe benutzt, evtl.

3. in Form der sogenannten Belastungsproben. Man prüft, wie sich die Nieren erschwerten Bedingungen gegenüber verhalten.

4. werden physikalische Untersuchungsmethoden des Urins ausgeführt.

Während sich diese Methoden mit der Ausscheidung der Nieren befassen, wird ein anderer Weg in einer 5. Gruppe betreten, der sich mit Blutanalysen befaßt. Aus dem physikalischen oder chemischen Verhalten des Blutes werden Schlüsse auf die Funktion der Nieren gezogen.

Während ein Teil der Proben in einfacher Weise überall ausgeführt werden kann, besteht eine andere Gruppe in mehr oder weniger komplizierten Laboratoriumsversuchen. Es kann keinem Zweifel unterliegen, daß diejenigen Methoden einer Funktionsprüfung am nächsten kommen, die in Form eines Bilanzversuches angestellt werden. Demgegenüber stehen die Zeitopfer, die derartige Versuche mit sich bringen, besonders bei den chirurgischen Erkrankungen, wo nur zu oft eine rasche Entscheidung nötig ist.

Was die sogenannten Farbstoffproben anbelangt, so werden dem Organismus körperfremde Substanzen einverleibt und damit eine Hauptleistung der Nieren, nämlich die sekretorische, berührt. Eine besondere Aufgabe wird der Niere nicht gestellt, sondern lediglich ihre Durchlässigkeit geprüft, und zwar mit einer weder im Körper entstandenen noch umgewandelten Substanz, denn wenn wir eine derartige Methode zur Funktionsprüfung benutzen wollen, so ist zu fordern, daß der Farbstoff die Niere unverändert passiert. Es ist klar, daß für die einzelnen Fälle die Permeabilität keine Konstante darstellen kann, sondern eine durchaus variable Größe ist, so daß wir keinen Indikator für die allgemeine Nierenfunktion bekommen. Angesichts der hervorragenden Veränderlichkeit der Nierenleistung und den schon physiologischerweise vorkommenden Schwankungen der Ausscheidung ist es somit schwer, präzise Zahlenwerte zum Gesetz zu erheben, wenn man nicht die jeweiligen Umstände, unter denen die Prüfung vorgenommen wird, berücksichtigt. Dieses bislang nicht immer erfolgreich gewesene Bestreben, ziffernmäßige Normalwerte zu schaffen, hat schon manche Methode in Mißkredit gebracht. Trotz dieser Einschränkung glauben wir aber doch den Nachweis erbringen zu können, daß für den Chirurgen manche Farbstoffproben, so besonders in Form der Chromocystoskopie, mit Erfolg verwendbar sind.

Um dem Einwand zu begegnen, daß die Niere eine ihr völlig fremde Substanz ausscheiden soll, wurden dann Stoffe, mit deren Eliminierung die Nieren auch normalerweise zu tun haben, zur Funktionsprüfung herangezogen. So wird ein bestimmtes Quantum Harnstoff oder Kochsalz eingegeben und nun studiert, wie sich die Nieren gegenüber den verstärkten Ansprüchen verhalten. Ihr Anpassungsvermögen ist ferner in Form des Akkomodationsversuches mit Wasser zu einer höchst wichtigen Untersuchungsmethode geworden.

Auch ohne Belastung mit den erwähnten Stoffwechselprodukten wurden die Ausscheidungsverhältnisse zur Prüfung der Nierenfunktion schon lange benutzt. Die quantitativ oder prozentual berechneten Ergebnisse, vielfach kombiniert mit anderen Proben, stehen auch heute noch in Gunst. Mit einzelnen herausgegriffenen Proben, wie sie in einfacher Form auch der praktische Arzt ausführen könnte, ist nicht viel anzufangen, aber gerade hier zeigt sich, daß durch Prüfung mehrerer Teilfunktionen der Niere, so etwa Kochsalz, Harnstoff, Wasserausscheidung, praktisch brauchbare und auch ohne den Umstand eines Laboratoriums durchzuführende Untersuchungsmethoden zu Gebote stehen.

Diese wenigen Hinweise werden genügen, um zu zeigen, daß in puncto funktionelle Nierendiagnostik eine scharfe Trennung medizinischer und chirurgischer Bedürfnisse nicht möglich ist. In bestimmten konkreten Fällen liegen die Dinge nun allerdings vielfach wesentlich einfacher, und der Chirurg kann in der Tat oft umfangreiche Funktionsprüfungen entbehren, ja er muß es, wenn rasche Entscheidung geboten ist. In diesem Sinne hoffen wir ebenfalls den Nachweis von der Zulänglichkeit, wenn auch nicht Unfehlbarkeit, mindestens aber der Notwendigkeit der funktionellen Nierendiagnostik darlegen zu können, trotz der einleitend angedeuteten Mängel, über die bei Besprechung der einzelnen Gruppen noch mancherlei zu sagen ist.

Jüngst hat Casper mitgeteilt, daß die Mortalität der Nephrektomie von 26% in der vorfunktionellen Zeit auf 2—4% nachher gesunken ist, und stellt ferner fest, daß vor der Einführung des Ureterenkatheterismus und der funktionellen Nierendiagnostik die Operationsmortalität der

Nephrektomie bei den besten Operateuren durch 33% Nierentode bedingt war.

So viel steht fest: Die funktionelle Nierendiagnostik hat an dem Umschwung zum Besseren wesentlichen Anteil, wenn wir sie auch keineswegs allein dafür in Anspruch nehmen können und der große Fortschritt in der Nierenchirurgie, die ständige Besserung der Operationserfolge, auch durch andere Momente mitbedingt ist. Die Funktionsprüfungen stellen einen mitbestimmenden, oft entscheidenden Faktor bei der Indikationsstellung dar. Fortlaufende Untersuchungen, deren Wert nicht genug betont werden kann, halten uns in anderen Fällen über den Funktionszustand der Nieren auf dem laufenden, zeigen uns Verschlechterungen an, oder Wendungen zum Besseren, und zwar gelegentlich, wie wir zeigen werden, ohne daß im sonstigen klinischen Verhalten eine Änderung eingetreten zu sein braucht. In prognostischer Beziehung können gerade derartige wiederholte Funktionsprüfungen wertvolle Dienste leisten. Wie manche vom Internisten abgelehnte Proben für den Chirurgen einen gewissen Wert haben, wie er sie in Ausnutzung der für ihn glücklichen Gelegenheit zwischen zwei Organen vergleichen zu können verwerten kann, obwohl sie zur Prüfung der Gesamtfunktion nicht ausreichen, wird weiterhin darzustellen sein.

Unerläßlich ist es, einen kurzen Abriß der normalen Nierenphysiologie vorzuschicken, sowie zur Erinnerung und raschen Orientierung eine kurze Angabe über den anatomischen Sekretionsapparat. Endlich dürfte es erwünscht sein, einen kurzen Überblick über die moderne Nomenklatur einzuflechten.

2. Anatomische Vorbemerkungen.

Da im Verlauf der Besprechungen öfter auf den histologischen Bau der Nieren hingewiesen werden muß, ist es vielleicht zur raschen Orientierung erwünscht, eine kurze Beschreibung, sowie ein Übersichtsbild (Abb. 1) bei der Hand zu haben.

Den Beginn des Harnkanälchens stellt das in der Rindensubstanz gelegene Malpighische Körperchen dar, das aus einem kugeligen Gefäßknäuel, dem Glomerulus, besteht, der in das blinde erweiterte Anfangsstück des Harnkanälchens eingestülpt ist. So entsteht die Glomeruluskapsel, die somit aus zwei einander zugekehrten Blättern platter polygonaler Zellen aufgebaut ist. Das äußere Blatt, die eigentliche Bowmenkapsel, geht unmittelbar in die Wand des Tubulus contortus erster Ordnung über (Abb. 2). Dieser erste vielfach gewundene Abschnitt des Harnkanälchens setzt sich in einem langgestreckten, zuerst zentral gerichteten, dann umbiegenden und so die in der Marksubstanz liegende

Henlesche Schleife bildenden absteigenden dünnen und aufsteigenden dickeren Abschnitt fort, bis dann nach einem zweiten gewundenen Teil, dem Schaltstück (Tubulus contortus 2. Ordnung), durch ein enges Ver-

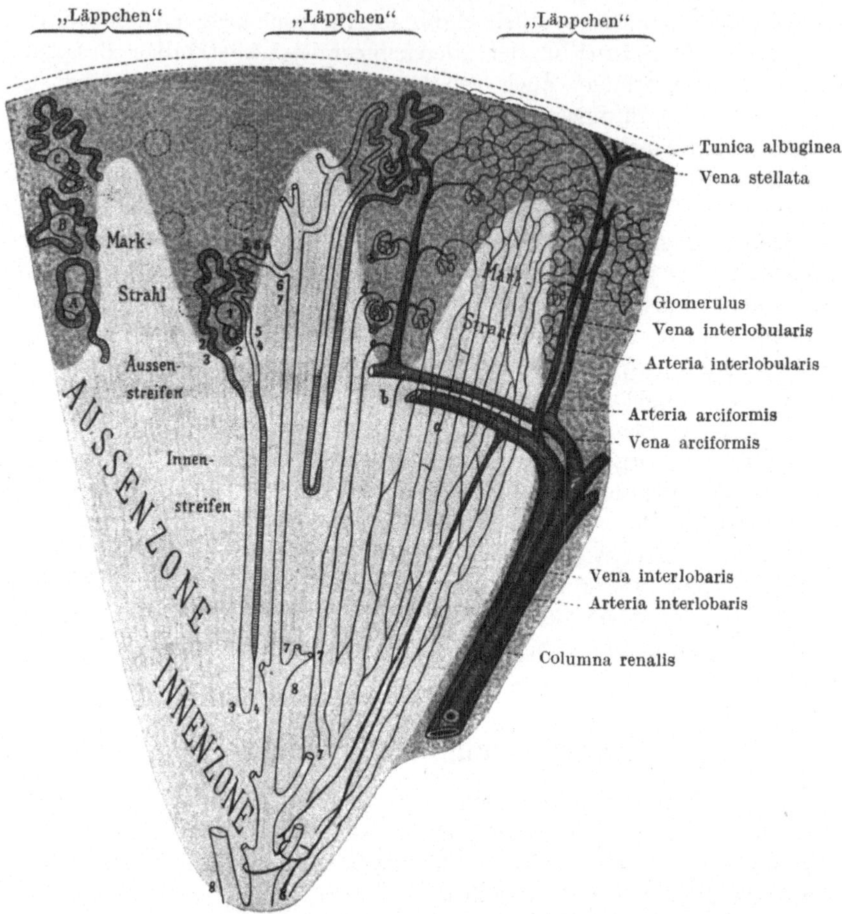

Abb. 1. Schema des Verlaufes der Harnkanälchen und der Blutgefäße der menschlichen Niere. Die Kanälchen sind im Verhältnis zur Höhe des Nierendurchschnittes viel zu groß gezeichnet.

1 Nierenkörperchen, 2—2 Tubulus contortus, 3—3 proximaler, 4—4 distaler Schenkel der Henleschen Schleife, 5—5 Schaltstück, 6—6 Sammelröhrchen, 7—7 Sammelrohr, 8 Ductus papillaris. — Jeder Tubulus contortus bildet eine stets mit dem Scheitel peripheriewärts gestellte Arkade (A); dieselbe wird jedoch durch Windungen erster (B) und zweiter (C) Ordnung undeutlich, a, b, c, d (aus Stöhr, Histologie)

bindungsstück die Einmündung in ein cylinderepitheltragendes Sammelröhrchen erfolgt, das an Weite zunehmend und sich mit gleichen Röhrchen unter spitzem Winkel vereinigend, als Ductus papillaris die Spitze der Nierenpapillen erreicht. Durch den eigenartigen Bau, durch verschiedenkalibrige und geformte Kanäle, muß der Sekretstrom stellenweise verlangsamt werden. Glomerulus und Tubulus sind von einer strukturlosen Membran überzogen, die Knälchen außerdem von lockerem interstitiellem Bindegewebe umgeben, in dem die Gefäße verlaufen. Was den vasculären Apparat angeht, so treten nach der Teilung der Arteria renalis im Hilus zahlreiche Art. interlobares in das Parenchym ein, verlaufen ohne Seitenäste bis zur Grenze von Mark und Rinde und biegen hier rechtwinklig als Art. arciformes ab. Von ihrem peripher konvexen Bogen entspringen rindenwärts wie pyramidenwärts feinere Äste, die Art. interlobares, die nach den Seiten hin kurze Zweige absenden, das jeweilige Vas afferens, das den Gefäßknäuel des Glomerulus bildet. Aus diesem Knäuel bildet sich dann das stets schwächere Vas efferens, das seinerseits erst sich in ein Kapillarnetz auflöst, aus dem die Venen entstehen, die anfänglich ein dichtes Netz um die gewundenen Kanälchen bilden.

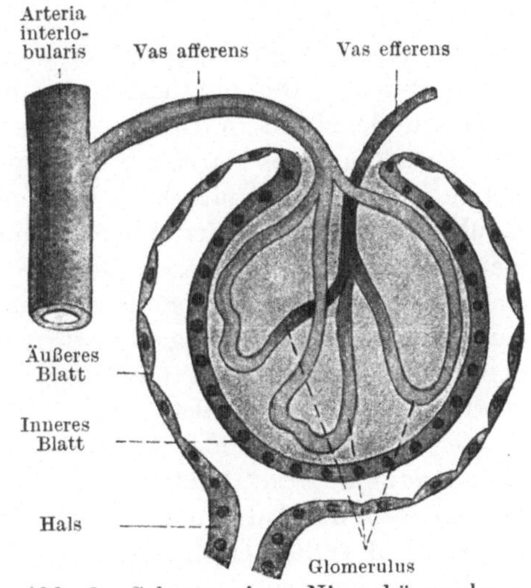

Abb. 2. Schema eines Nierenkörperchens.

Vorstehend kurz skizzierte Gefäßordnung dient lediglich zur Versorgung von Rindensubstanz und Markstrahlen und somit des an der sekretorischen Tätigkeit in erster Linie beteiligten Gewebes.

Die Marksubstanz wird hinreichend versorgt, einmal durch Ausläufer der Rindenkapillaren (Abb. 1, a.), ferner durch die sog. Arteriolae rectae, die teils aus den efferentia stammen (Abb. 1, d.) oder aber direkt, ohne sich am Glomerulus zu beteiligen, aus der Art. interlobularis oder der arciformis (Abb. 1, b. c.) entspringen. Endlich kann auch vereinzelt aus dem Vas afferens eine Arterie entspringen, die sich unter Umgehung des Knäuels in der Rindenschicht auflöst. Somit wäre genügend Gelegenheit zur Ausbildung eines Kollateralkreislaufes bei Ausfall der Glomerulusschlingen infolge Krankheit gegeben. Von der Nervenversorgung wird später noch die Rede sein. Von neueren Arbeiten über den Bau der Nieren werden dem Studium die von Peters und Störck empfohlen.

3. Physiologie.

Die Aufgabe der Nieren ist es, für den Körper unbrauchbare Stoffe im Harn auszuscheiden, vor allem Wasser, Salze sowie die Abbauprodukte des Eiweißstoffwechsels. Werden letztere im Körper zurückgehalten, so kann das Leben unmittelbar gefährdet werden. Die Niere ist gewissermaßen in den Kreislauf eingeschaltet, um jederzeit das Blut von schädlichen Substanzen zu befreien. Aber nicht nur die Ausscheidung erwähnter oder körperfremder Substanzen besorgt das Organ, es regelt auch den Wassergehalt des Blutes. Die Arbeit der Niere ist also die „Herstellung von Konzentrationsdifferenzen gegenüber dem Blutplasma" (KREHL). Seit langen Jahren geht der Kampf, welche Kräfte bei der Harnbereitung tätig sind, ob es solche der physikalischen Chemie sind, oder ob eine spezifische Sekretionsarbeit der Nierenzellen in Frage kommt. Die physikalisch-mechanische Filtrationstheorie LUDWIGS steht der HEIDENHAINschen vitalistischen gegenüber, die besagt, daß die Absonderung des Harns auf einer spezifischen aktiven sekretorischen Tätigkeit der Nierenepithelien, besonders der gewundenen Kanälchen beruht. LUDWIG war der Ansicht, daß im Glomerulus eine Filtration stattfindet, indem auf seine dünnen Kapillarwände beim Überströmen des Blutes in das enge Vas efferens aus dem viermal so weiten afferens ein so starker Druck ausgeübt wird, daß eine der Blutkonzentration entsprechende Flüssigkeit (eiweißfreies Blutplasma) durchgepreßt, filtriert wird. In den Harnkanälchen findet dann eine Rückresorption von Wasser in die Blutbahn statt, wodurch die größere Konzentration des Urins bestimmt wird. Beide Theorien haben ihre Anhänger und Gegner. Die Mehrzahl der Autoren neigt wohl der HEIDENHAINschen Auffassung zu, während andere einen vermittelnden Standpunkt einnehmen.

Es kann hier nicht unsere Aufgabe sein, die höchst subtilen Fragen, die seit Jahren zahlreiche Forscher beschäftigen, erschöpfend darzustellen, doch halten wir es für wünschenswert, zur Illustrierung der Schwierigkeiten, die das Problem der Nierenfunktion bietet, über den Meinungsaustausch einiges mitzuteilen. Folgen wir, um neuere Arbeiten heranzuziehen, dem Gedankengang VOLHARDS, so kommt von physikalisch-chemischen Kräften gegebenenfalls bei der Harnabscheidung hauptsächlich Osmose und Diffusion bzw. Filtration in Betracht. Letzterer, dem Kognomen der LUDWIGschen Theorie, mißt VOLHARD aus verschiedenen Gründen bei der Harnbereitung keine Bedeutung zu. Die im Glomerulus theoretisch filtrierte Flüssigkeit stellt ein eiweißfreies Filtrat dar, das dem Blut isotonisch sein muß, um überhaupt diffundieren zu können, da eine höher konzentrierte Flüssigkeit nicht abgepreßt werden kann; zur Filtration dünner Flüssigkeit sei jedoch ein viel höherer Druck notwendig als er im Blutdruck zur Verfügung stände. Auch LICHTWITZ ist der Ansicht, daß weder Filtration mit den Tatsachen vereinbar sei, noch sog. Ultrafiltration, d. h. ein Akt, bei dem in echter Lösung befindliche Stoffe durch die trennende Schicht gehen, während die Kolloide (Eiweiß) zurückgehalten werden, wozu ebenfalls eine Druckenergie notwendig sei, wie sie im Blut und Gewebsdruck auch nicht zu einem Bruchteil zur Verfügung ständen. Diffusion und Osmose bilden nach VOLHARD geradezu ein Hindernis für die Harnbereitung, denn da der osmotische Druck des konzentrierten Harnes den des Blutes um ein Vielfaches übertrifft, so muß das Wasser aus dem Blut zum Harn gehen, und die Vorstellung, daß die Eindickung durch Osmose erfolgt, sei gleichbedeutend mit der, daß Wasser den Berg hinauffließt. Die theoretische Notwendigkeit einer rückläufigen osmotischen Arbeit (Lichtwitz) der Nieren ist eins der Hauptargumente, die LUDWIGsche Lehre abzulehnen.

Zahlreiche Untersucher haben einen anderen Weg beschritten, um Einblick in die feinere Arbeit der Niere zu bekommen und versucht, durch zellhistologische Untersuchungen den jeweiligen Ort der Ausscheidung der verschiedenen Substanzen zu eruieren. Aber auch hier sind die Ansichten noch durchaus geteilt und die sich aus zahlreichen experimentellen Untersuchungen ergebenden Schlußfolgerungen keineswegs eindeutig. Zurückgreifend auf die berühmten Injektionsversuche HEIDENHAINS hat man durch Einverleibung körperfremder Stoffe und nachfolgende histologische Untersuchungen versucht, die Beziehungen zwischen Sekretion und Zellstruktur zu studieren (C. HIRSCH, ERNST, BENDA, FAHR, CESA-BIANCHI, ASCHOFF, SUZUKI u. a.). BRAUER wendet sich gegen die Neigung der Pathologen, aus histologischen Befunden an der Leiche zu große Schlußfolgerungen auf den normalen oder pathologisch-physiologischen Ablauf der Erscheinungen in der Niere zu machen, und ist der Ansicht, daß eine endgültige Klärung der Nierenpathologie kaum von Leichenuntersuchungen zu erwarten ist. Nicht die Nieren der in letzten Stadien der Erkrankung zum Tode gekommenen mit ihren terminalen Veränderungen, sondern zufällig gestorbene Früh- und Mittelfälle seien geeignet zur Untersuchung, sowie bei Operationen gewonnene Präparate. Demgegenüber tritt FAHR für die Leistungsfähigkeit der histologischen Methode ein, die sehr wohl imstande sei, die Pathogenese der Krankheitsbilder zu konstruieren. Nach LICHTWITZ spielen kolloidale Vorgänge bei der Sekretion eine Rolle, wie auch nach VOLHARD die Kräfte der Adsorption, Quellung und Entquellung der Kolloide und der Oberflächenspannung innerhalb der lebenden Zelle wohl sicher in Betracht gezogen werden müssen.

Einen neuen Weg schlägt LESCHKE ein, der versucht, auf histochemischem Wege einen Einblick zu bekommen, an welchem Ort der Niere die einzelnen Stoffe ausgeschieden werden. Nach Injektion oder Verfütterung wechselnder Menge von Kochsalzlösung, Phosphaten, Harnstoff, Harnsäure und Purinkörpern wurden die Nieren exstirpiert und histochemisch untersucht. Der Nachweis von NaCl gelingt durch Einlegen dünner Nierenscheiben in Silbernitratlösung und Reduktion des gebildeten Chlorsilbers mit Hydrochinon, Harnstoff durch Fällen mit Hg-Oxycyanat und Schwärzen durch Schwefelwasserstoff, Phosphat durch Fällen mit Urannitrat und Bräunen des Niederschlages in den Schnitten mit salzsaurem Ferrocyan, während Harnsäure und Purinkörper durch Fällung mit ammoniakalischer Silbernitratlösung und Entwickeln durch Hydrochinon zur Darstellung gebracht werden. Es hat sich nun gefunden, daß die Ausscheidung der geprüften Substanzen durch die gewundenen und geraden Kanälchen erfolgt, während die Glomeruli nur eine physiologische Salzlösung, also im wesentlichen nur Wasser absondern. Auch die Ausscheidung körperfremder Salze erfolgt fast allein durch die Harnkanälchen. Dem Einwand von MINKOWSKI und EUGEN FRAENKEL, daß die Bilder möglicherweise lediglich Speicherung zeigen ohne etwas über Sekretion zu sagen, begegnet LESCHKE durch die Beobachtung, daß nach Injektion größerer Mengen des betreffenden Stoffes die Zellen nur so lange einen starken Salzgehalt aufweisen, als die Ausscheidung dauert. Nach Beendigung sieht man die Bilder nicht mehr, da alles Eingeführte bei normaler Nierenfunktion restlos ausgeschieden ist und die Nierenzellen zeigen histochemisch keine Speicherungen mehr. FAHR betont die Übereinstimmung der von LESCHKE erhobenen Befunde mit seinen eigenen Untersuchungen, bei denen es ihm gelungen ist, mittels einer elektiven Methode von ihm als Sekretgranula gedeutete Gebilde nachzuweisen, die den Stellen in den gewundenen Kanälchen entsprechen, in denen LESCHKE seine Stoffe wiederfand. Diese Granula sind auch von anderen als Träger des Zellstoffwechsels angesprochen worden. ARNOLD (zitiert bei FAHR) unterscheidet bei diesem Stoffwechsel Resorption, Assimilation und Dissimilation, Speicherung, innere und äußere Sekretion. Mit der Frage der Speicherung und Sekretion beschäftigten sich eine Reihe von Arbeiten auf Grund histologischer Untersuchungen nach Farbstoffeinverleibung, wobei sich zeigt, daß ein Teil der Autoren beide Vorgänge scharf trennt, während andere der Ansicht sind, daß die Ausscheidung der betreffenden Stoffe ohne vorherige Speicherung in den Zellen erfolgen könne, da unter Umständen der Höhepunkt derselben später als der der Ausscheidung erfolgen könne. Auch ASCHOFF und andere sind der Ansicht, daß aus der Färbung der Epithelien kein Schluß auf den Vorgang der Sekretion zulässig sei.

Sodann ist die Frage des Blutdruckes in den Kapillaren der Nierenkanäle als wesentlicher bei der Diurese entscheidender Faktor untersucht worden, auf dessen durch eine hydrämische Plethora hervorgerufene Erhöhung STARLING den Hauptwert legt. Dagegen führt VOLHARD aus, daß derartige Hydrämien unter physiologischen Verhältnissen nicht vorkommen, und außerdem experimentell beobachtet ist, daß die Diurese die Hydrämie überdauern kann und umgekehrt. Auch MAGNUS spricht sich dagegen aus. Er infundierte Kochsalzlösung und Glaubersalz in isotonischer Lösung, erzielte die gleiche Blutverdünnung und gleichen Kapillardruck, aber verschieden starke Diurese; letztere bleibt aus, wenn die Plethora ohne Änderung der Blutzusammensetzung erzeugt wurde. Nach SCHLAYER kann ebenfalls Verschlechterung der Diurese trotz verbesserter Strömung eintreten. In gleichem Sinne äußert sich auch LICHTWITZ, der ebenfalls die Tätigkeit der Niere als unabhängig von Blutdruck und Durchblutung ansieht, deren große Bedeutung in Zufuhr von Energie und Ausscheidungsmaterial liege. Andere Autoren halten an einem mehr oder weniger bedeutungsvollen Einfluß der Stromgeschwindigkeit fest. JACOBI meint, daß für die Vorgänge im Glomerulus bzw. Tubulus ein viel größerer Druck notwendig sei als der Blutdruck, daß aber eine hohe Stromgeschwindigkeit für die Diurese doch von Bedeutung sei. Er vertritt folgende Ansicht: Das bei der Blutfüllung erweiterte Vas afferens komprimiert das efferens, so daß nichts abfließen kann. Hierdurch erfolgt ein Rückstoß in ersteres; der Abfluß ins efferens wird nicht nur frei, sondern energisch gefördert durch den in der Knäuelmembran entstandenen Druck. Bei Wiederausdehnung wird sodann das gebildete Glomerulusfiltrat in den Tubulus gepreßt, wo Rückresorption stattfindet. BLUM führt zum Beweis der Bedeutung der Durchblutung an, daß trotz starken Anstiegs des Innendrucks bei Unterbindung der Vena renalis die Harnsekretion versiegt, weil die Anhäufung von Salzen im Glomerulus ohne raschen Blutwechsel ein Hindernis für die Filtration gibt. Gerade durch diese Beobachtung müßte die LUDWIGsche Theorie einer Hauptstütze beraubt werden, denn wie schon HEIDENHAIN richtig hervorhebt, führt die experimentell erzeugte venöse Stauung naturgemäß zu einer Steigerung des Filtrationsdruckes, zur Vergrößerung der Filtrationsfläche (Volumenvergrößerung) und trotzdem resultiert daraus ein Versiegen der Diurese. Vielleicht liegen die Dinge aber so, daß durch die Absperrung der Vene und die dadurch bedingte Zirkulationsstörung die Konzentration der Kolloidsubstanzen im Blut durch Abpressen von Quellungswasser so lange steigt, bis der Quellungsdruck den Filtrationsdruck überwiegt. VOLHARD kommt deswegen zu dem Schluß, daß für die Variabilität der Nierenfunktion nur eine hinreichende Nierendurchblutung notwendig sei, um, wie LICHTWITZ sehr prägnant sagt, die Sekretionsmaschine mit Energie und Rohstoff zu versorgen.

Hierzu gehört auch in erster Linie der Sauerstoff. Die Bedeutung des O-Stoffwechsels in der Niere für die Funktionsfähigkeit des

Organs wurde des weiteren erörtert und experimentell untersucht. Zweifellos spielt der O-Gehalt eine nicht geringe Rolle. Wissen wir doch schon erfahrungsgemäß, daß Stauungsvorgänge in der Niere meist eine Funktionseinbuße zur Folge haben. BANKROFT und BRODI, denen wir eingehende Untersuchungen über den Gaswechsel der Nieren verdanken, fanden, daß dieser außerordentlich groß ist, höher als der von Muskel und sogar des Herzens und sich stets bei der Diurese noch verstärkt. In der außerordentlich reichen Gefäßversorgung des verhältnismäßig kleinen Organs finden diese Beobachtungen ihre anatomische Grundlage. Bei Absperrung der arteriellen Zufuhr, ja nach Versuchen HERRMANNS noch vor vollständigem Abschluß hört die Niere auf zu sezernieren. Andere experimentelle Untersuchungen bestätigen diese Beobachtungen. Daß Versagen der Absonderung Folge von Erstickung der sezernierenden Zellen sei, ist eine alte Anschauung, die schon HEIDENHAIN vertrat. Es ist wohl nicht mit Unrecht aus diesen Feststellungen eine aktive Sekretionsarbeit der Niere zu folgern. Das Maß dieser Arbeit hängt von den jeweiligen Ansprüchen ab und so erblickt VOLHARD in dem Angebot, das der Niere durch den Blutstrom gemacht wird, ein wesentliches Moment für die Anregung der Diurese. Vielleicht liegen die Dinge auch so, daß die Stoffe, die zur Ausscheidung gelangen sollen, auf die Niere anregend wirken, wenn sie im Blut einen Wert überstiegen haben, und so die „Konzentrationsverschiebung“ von Blut in den Harn zustande kommt. Nach FREY wirken in dieser Beziehung nicht nur die harnfähigen d. h. im Blut gelösten Stoffe erregend, sondern auch das Wasser selber, wie er aus dem Sinken vom Harngefrierpunkt bei reichlicher Flüssigkeitszufuhr schließt gegenüber dem Blutgefrierpunkt.

Es ist schon angedeutet worden, daß zwischen den beiden klassischen Theorien auch zu vermitteln versucht wurde. Hier wäre die Anschauung von FREY und LINDEMANN (Kiew) zu erwähnen. Letzterer leugnet Filtration und Resorption und nimmt an, daß sich durch eine spezifische Tätigkeit der Epithelzellen der Harnkanälchen eine sehr konzentrierte Salzlösung bildet, im Mikroskop als Granula und Vakuolen nachweisbar, deren Ausstoßung durch die Einwirkung kontraktiler Elemente in der Zelle erfolgt. Beim Abfließen findet die Lösung gegen das Nierenbecken (HENLEsche Schleife) einen größeren Widerstand als gegen die Rinde, weicht daher zurück in die BOWMENsche Kapsel, nimmt hier infolge des osmotischen Druckunterschiedes Wasser aus dem Blut und bekommt dadurch erst den zum Abströmen gegen die Papille notwendigen Druck. FREY erkennt eine Rückresorption an. Die aus dem Glomerulus kommende stark verdünnte Flüssigkeit, der in seiner Konzentration dem Blute gleiche provisorische Harn, erfährt in den gewundenen Kanälchen, den Schleifen und Schaltstücken eine Konzentration teils durch

Rückresorption von Wasser in das umgebende Lymph- und Blutgefäßsystem, teils durch Aufnahme verschiedener Salze aus demselben sowie den umgebenden Geweben. Kochsalzsekretion findet sowohl in dem Glomerulus statt (übrigens auch von GRÜNWALD angenommen, passive Salzsekretion = Ausschwemmung [H. MEYER]), wie auch aktiv durch spezifische Tätigkeit des Tubulusepithels, wobei selektive Arbeit verrichtet wird wie bei der Rückresorption, in dem ein Unterschied zwischen leichter und schwerer Diffundierbarkeit besteht. Durch Hinzutreten von Wasser in den Kanälchen wird außerdem aus dem provisorischen der endgültige Urin. Ob ein Stoff durch Filtration oder Sekretion ausgeschieden wird, hängt vom osmotischen Druck ab, gemessen nach der Gefrierpunktserniedrigung und entspricht seine Konzentration im Harn einem bis zum Gefrierpunkt des Harns eingeengten Blutplasma, oder liegt sie darunter, so wird er durch Filtration ausgeschieden, ist sie höher, so müssen an seiner Ausscheidung Sekretionsprozesse in den Harnkanälchen beteiligt sein. PAULI unterscheidet demnach eine Wassersekretionsarbeit, Wasserresorptionsarbeit, Selektionsarbeit der Niere, zu der endlich eine innersekretorische und entgiftende Funktion hinzukommt.

Die Annahme, daß sich die Wechselbeziehungen zwischen Blut und Urin nach Gesetzen der Osmose regeln, geht auf KORANYI zurück, der die Hauptaufgabe der Nieren darin sah, Störungen des osmotischen Gleichgewichts auszugleichen, die durch die Nahrungs- und Flüssigkeitszufuhr bzw. den Stoffwechsel erfolgt. Hierbei werden die großen Moleküle zerkleinert, und zwar unter Erhöhung des osmotischen Druckes. Wir wissen, daß sich der osmotische Druck des Butes gemessen nach dem Gefrierpunkt außerordentlich gleichmäßig erhält. Im Gegensatz dazu schwankt der Harngefrierpunkt in weiten Grenzen je nach den Bedürfnissen des Blutes. Soll aus einer verdünnten Lösung eine konzentriertere bereitet werden, so kann dies nach physikalischen Gesetzen durch Ausfrieren, Verdampfen oder Abpressen geschehen. Letzterer Vorgang spielt sich in der Niere ab unter großem Energieaufwand (vgl. die Bemerkungen über den Sauerstoffumsatz). Bei reichlicher Flüssigkeitsaufnahme scheidet die Niere überschüssiges Wasser aus; dabei kann der Harn eine viel geringere molekulare Konzentration zeigen als das Blut (z. B. 0,08), andererseits zeigten sich bei Konzentrationstätigkeit Werte bis —2,6, also erhebliche Differenzen gegenüber dem normalerweise konstanten Wert von 0,56 des Blutes, je nach der Verdünnungs- oder Konzentrationsseite hin. Diese Fähigkeit zu regulieren zeichnet die normale Niere hervorragend aus; und schon KORANYI vertrat die Ansicht, daß sich eine pathologische Leistung von einer normalen durch gleichmäßigere molekulare Konzentration verrät, durch geringeres Schwanken der Konzentration der einzelnen Harnbestandteile, geringen Einfluß des Stoffwechsels auf die Nierentätigkeit, Näherrücken der molekularen Konzentration des Harns der des Blutes, Abnahme der Durchlässigkeit für gelöste Moleküle und Wasser, sowie endlich dem Verlorengehen der gegenseitigen Unabhängigkeit der Ausscheidung von Wasser und gelösten Stoffen. Schädigt man die Tub. durch Injektion von Natriumfluorid vom Ureter her und regt dann eine Diurese an, so zeigt sich, daß die normale Niere einen dem Blut isotonischen Urin absondert, die geschädigte, die doppelte Menge eines stark hypotonischen Harns.

Wir müssen also eine osmoregulatorische Tätigkeit der Niere annehmen, die den Blutgefrierpunkt konstant erhält. Ob und inwieweit wir den Gefrierpunkt als Gradmesser für die Nierenfunktion ansheen dürfen, wird später zu besprechen sein.

Der Vollständigkeit halber fassen wir die Anschauung noch anderer Autoren über den Ort der Ausscheidung der verschiedenen Substanzen zusammen, um die Unklarheit und die Schwierigkeit gerade auch der topischen Diagnostik, dem Ziel endloser Forschungen, zu zeigen.

	Glom.	Tub.
KORANYI	Wasser, Kochsalz	Stickstoff
v. MÜLLER	Stickstoff	Wasser, Kochsalz
v. MONAKOW	—	Kochsalz
LÖWI	Salze, Harnstoff	—
GRÜNWALD	Kochsalz	—
FREY	Kochsalz	Wasser

Da ein Teil der Experimente nur am Frosch ausgeführt wurde, dessen Glom. und Tub. von verschiedenen Gefäßen versorgt werden, können die Versuche nicht ohne weiteres auf den Menschen übertragen werden, und die Beweisführung muß auf besondere Schwierigkeiten stoßen.

Zum Teil sind unphysiologische Substanzen eingeführt. Wesentlich gefördert haben LESCHKES histochemische Untersuchungen, vor allem wären hier aber die SCHLAYERschen Versuche zu nennen. SCHLAYER und seine Mitarbeiter (HEDINGER, TAKAJASU) erzeugten künstliche Nephritiden und suchten durch funktionelle und anatomische Untersuchungen festzustellen, ob eine überwiegende Beteiligung der Nierengefäße oder der Kanälchen vorliege. Erstere Form nannten sie vasculäre Nephritis im Gegensatz zur tubulären. Zur Funktionsbestimmung wurde Milchzucker und Jodkali benutzt. Es zeigt sich, daß die sogenannte vasculäre Form, an den Gefäßen einsetzend, rasch zur Insuffizienz und Vernichtung der Wasserausscheidung führt bei geringem anatomischen Befund. Die tubuläre Nephritis mit lang erhaltenem Wasserausscheidungsvermögen zeigt trotz schwerer Zerstörung erst später geringgradige Gefäßschädigung. Gleichzeitig wurde die NaCl-Ausscheidung geprüft und festgestellt, daß die Ausscheidung desselben bei Zerstörung der gewundenen Kanälchen schwer geschädigt wird, unter Parallelgehen mit verlängerter Jodkaliausscheidung, die somit gleichbedeutend wäre mit einer Tubularerkrankung. Die Milchzuckerausscheidung dagegen ist in diesem Falle normal und „verlängert proportional der Schädigung der Gefäße". SCHLAYER und seine Mitarbeiter haben somit einen wesentlichen Schritt vorwärts getan in der Erkenntnis und Lokalisationsmöglichkeit der Nierenerkrankungen, und so haben die erhobenen Befunde viel Zustimmung gefunden. Andererseits fehlt es auch nicht an Stimmen, die den weitgehenden Schlußfolgerungen wohl großes Interesse, aber keine unbedingte Anerkennung zuteil werden lassen. Vor allem wird von einer Reihe von Autoren (STRAUSS, C.HIRSCH SCHOTTMÜLLER, VOLHARD u. a.) der Einwand gemacht, daß es abgesehen von Tierexperimenten in praxi selten sein dürfte, derartige reine Fälle von Erkrankung der epithelial-tubulären bzw. vasculären Elemente anzutreffen. Da nun die Glom. nur einen Teil des Gefäßsystems darstellen und bei Schädigung des die Kanälchen umspinnenden Netzes auch deren Epithelien geschädigt werden, während andererseits das Glomerulusepithel sich direkt in das tubuläre fortsetzt, so ist es nur schwer verständlich, warum sich beide prinzipiell in ihrer selektiven Tätigkeit verschieden verhalten sollen. So ist denn auch von verschiedenen Autoren (VOLHARD, ASCHOFF) die Ansicht ausgesprochen, daß es sich vielleicht nicht um verschiedene Orte der Ausscheidung, sondern nur um zeitlich gesonderte graduelle Verschiedenheit des funktionellen Ablaufs handelt, mit anderen Worten, daß Glom. und Tub. sich nicht dadurch unterscheiden, was, sondern wie sie sezernieren. Aus Versuchen COLLIS (zitiert nach VOLHARD) geht schon hervor, daß Wasser, Harnstoff, Salze sowohl vom Knäuel wie von Kanälchen geliefert werden können.

In zusammenfassender Weise ist VOLHARD zu folgender Auffassung gelangt:

1. Die Glom. und die Tub. scheiden dieselben gelösten Substanzen, aber in verschiedener Konzentration aus.

2. Die Sonderleistung der Kanälchen ist die Konzentration.

3. Die Sonderleistung der Glom. die Verdünnung.

4. Die Konzentration über den osmotischen Druck des Blutes erfordert Material, Raum und Zeit und erfolgt auch ohne Steigerung der Blutstromgeschwindigkeit in dem kubischen Epithel der Kanälchen.

5. Die Sonderleistung dafür besteht in dem Protoplasmareichtum des Epithels.

6. Die Verdünnung weit unter den osmotischen Druck des Blutes erfordert die rasche und reichliche Absonderung großer Mengen reinen Wassers und kann nicht ohne entsprechende Steigerung der Blutstromgeschwindigkeit zustande kommen.

7. Die Sonderleistung dafür besteht in der eigenartigen Anordnung und Einstülpung eines Kapillarbuketts in die zarte Membran der Glom.

8. Die Höchstleistung der Knäuelmembran bezüglich der Konzentration fester Stoffe ist wegen ihrer Protoplasmaarmut eine blutisotonische Lösung.

9. Die Höchstleistung der Kanälchen bezüglich der Wasserausscheidung ist eine blutisotonische Lösung.

Daß diese genau präzisierte Formulierung nicht Punkt für Punkt angenommen ist, soll nicht unerwähnt bleiben, doch würde es zu weit führen auf die Polemik hier einzugehen.

Wir müssen noch auf die Beziehungen des Nervensystems zur Nierentätigkeit eingehen. Die Niere wird aus dem Vagus und Splanchnicus versorgt, deren Fasern in Form von dichten Netzen die Glom. und Epithelien nicht nur umspinnen, sondern in sie eindringen; sie besitzt somit vasomotorische wie sekretorische Nerven, die ihre Funktion regulieren. Wir wissen, daß durch psychische Einflüsse Polyurie eintreten kann. Experimentell konnte eine psychische Urinsekretion bewerkstelligt werden, wie in PAWLOWS berühmtem Versuch Magensaft. Das gleiche tritt ein nach Reizung der Hirnrinde sowie bei Durchschneidung des Splanchnicus, während bei seiner Reizung Oligurie bzw. Anurie die Folge ist. Weitere Beobachtungen zeigen den Einfluß des Zentralnervensystems auf die Diurese (Schädeltraumen, Wasserstich), hier wäre auch der Salzstich (E. MEYER und JUNGMANN) zu nennen, durch den eine starke Zunahme der NaCl-Ausscheidung hervorgerufen wird. Aus Versuchen von ELLINGER und RHODE geht weiterhin hervor, daß eine entnervte Niere einen sehr viel reichlicheren und sehr viel dünneren Urin liefert als die nervenhaltige, so daß ein hemmender Einfluß der Nervenfasern unverkennbar ist, der offenbar dem Sympathicus zugeschrieben werden muß und wahrscheinlich dann dem Vagus die gegenteilige Leistung.

Von größter Bedeutung sind sog. reflektorische Vorgänge durch Vasomotorenwirkung zustande kommend, die teils von der Haut aus ausgelöst werden können, ferner von anderen Teilen der Harnwege, endlich von Niere zu Niere wirken können (renorenaler Reflex). Der Einfluß von Hitze- und Kälteapplikation auf die Diurese ist allbekannt, wichtig ist ferner die Tatsache, daß bei Erkrankung von Blase oder Ureter schlimmstenfalls eine sog. reflektorische Anurie eintreten kann, wenn dies auch nicht häufig beobachtet und von manchen geleugnet wird. Der Reiz eines Harnleiterkatheters kann zu vorübergehender Polyurie führen, beachtenswerterweise auch der nicht sondierten Seite, eine wenn auch seltene Tatsache, die den Ablauf der betreffenden Untersuchung stören kann. Aus diesen und anderen Beobachtungen geht hervor, daß die Nierenfunktion weitgehend vom Nervensystem abhängt.

Die vorstehenden Mitteilungen, die nicht den Anspruch auf Vollständigkeit erheben und nur die Wege und Ziele der Forschung zeigen sollen, werden zur Genüge gekennzeichnet haben, wie weit wir noch von einer einheitlichen Auffassung entfernt sind. Und doch glauben wir uns nicht der Ansicht mancher anschließen zu brauchen, wir seien erst am Anfang unserer Erkenntnis bezüglich des Nierenproblems und andererseits mit der Leistungsfähigkeit unserer funktionellen Methoden bereits am Ende.

4. Die Nephritiden.

Die frühere Einteilung der Nephritis hat man fallen lassen. Trotzdem vom klinischen wie pathologisch-anatomischen Standpunkt wegen der mannigfachen Übergänge und Mischformen eine strenge Scheidung mit Schwierigkeiten verbunden ist, war die den Bedürfnissen am besten entsprechende fast allgemein anerkannte Einteilung die in eine meist in einiger Zeit ausheilende seltener tödlich verlaufende akute Nephritis, und in eine chronische. Letztere kann in zwei Formen auftreten, eine mit viel Eiweiß und reichlich Cylindern, Verminderung der Urinmenge und Wassersucht, die man entsprechend dem anatomischen Substrat, der Degeneration der Epithelien chronische parenchymatöse Nephritis nannte, sowie der chronisch-interstitiellen oder Schrumpfniere, durch Polyurie, wenig Albumen und wenig Formelemente sowie meist durch das Fehlen von Hydrops charakterisiert.

Diese Einteilung konnte auf die Dauer nicht befriedigen, und so sind Kliniker und Pathologen bestrebt gewesen, sie zu revidieren. Die Wege, die eingeschlagen wurden, waren verschieden. Die einen glaubten lediglich auf Grund von pathologisch-anatomischen Befunden zu einer brauchbaren Definition zu kommen, andere gingen vom ätiologischen Gesichtspunkt aus, während andererseits eine Einteilung auf Grund von Symptomen oder nach funktionellen Motiven versucht wurde. Demgegenüber ist dann in neuerer Zeit das System der Nierenerkrankungen auf Grund der Pathogenese gründlich umgearbeitet worden und jetzt wohl allgemein anerkannt. Hierzu noch einige Erläuterungen. Was die Bezeichnung akute, subakute, chronische Nephritis anlangt, so hat schon v. MÜLLER darauf hingewiesen, daß sie als Einteilungsprinzip abzulehnen sei, wie sich dann auch in praxi zeigte, wie verschiedensinnig sie angewandt wurde, teils den Beginn, den Verlauf, teils die Dauer charakterisierend. Wir sollten die erwähnten Ausdrücke nur auf den einzelnen Fall jeder Gruppe anwenden. LICHTWITZ will in seiner „Verständigung über Namengebung und Einteilung“ in der „Praxis der Nierenkrankheiten“ den Begriff akute Nephritis als plötzlich entstanden definiert wissen und spricht demzufolge bei nicht ausgeheilten, d. h. chronischen, Fällen von „chronischen Nierenerkrankungen nach plötzlichem Beginn“.

Gegen die Einteilung nach ätiologischen Prinzipien, wie sie v. MÜLLER 1905 in Meran vorschlug, sind besonders von FAHR, ASCHOFF, OERTEL und jüngst LICHTWITZ Bedenken erhoben, da einerseits dieselbe Nierenerkrankung durch verschiedene Schädlichkeiten hervorgerufen werden kann, umgekehrt etwa dieselben Erreger verschiedene Erkrankungsformen der Niere zur Folge haben können, andererseits für manche Affektionen die Ursache überhaupt nicht bekannt ist. Bezeichnungen wie Scharlachniere, Schwangerschaftsniere, Nephritis toxica, Bleiniere usw. werden üblich bleiben.

Versuche einer symptomatischen Differenzierung der Nierenerkrankungen haben wenig Anklang gefunden, da die Aufstellung ganzer Krankheitsbilder nach einem, und sei es auch dem hervorstechendsten Symptom, das noch dazu inkonstant sein kann (Blutung, Schmerz) sich als unzweckmäßig herausgestellt hat, doch werden noch vielfach die Bezeichnungen Nephritis dolorosa, haemorrhagica, gebraucht. Neben anderen Versuchen ist ferner die SCHLAYERsche Einteilung zu erwähnen, die, je nachdem die Ausscheidung von Wasser oder Kochsalzlösung gestört ist, eine vasculäre und tubuläre Nephritis unterscheidet. Die Frage der Entzündung wurde aufs neue aufgeworfen in dem Bestreben zwischen entzündlichen und nicht entzündlichen Nephritisformen zu unterscheiden bzw. degenerative und entzündliche Vorgänge zu trennen. So ist seinerzeit von v. MÜLLER für diejenigen Prozesse, die entweder nur degenerativer Natur sind, oder bei welchen die entzündliche Natur nicht über allen Zweifeln steht, der Ausdruck Nephrose geprägt. Trotz verschiedentlicher Bemängelung des Begriffes hat sich in den letzten Jahren die Gegenüberstellung von Nephrose und Nephritis so eingebürgert, daß nicht nur damit zu rechnen ist, sondern man kann wohl sagen, daß diese Bezeichnungen im Begriff sind Allgemeingut der Ärzte zu werden. In ihrer pathogenetischen Differenzierung des Morbus Brightii haben VOLHARD und FAHR neben der Nephrose, d. h. den primär degenerativen Erkrankungen, der Nephritis, d. h. den primär entzündlichen, noch eine dritte Gruppe aufgestellt, die Nephrosklerosen, worunter die auf primär arterisklerotischer Basis entstandenen Affektionen zu verstehen sind. ASCHOFF ist am wenigsten mit diesen Bezeichnungen einverstanden, zunächst prägte er den Ausdruck Nephropathie einerseits, Nephrocirrhose andererseits, und in einer kritischen Betrachtung über Nephrose und Sklerose teilt er die Gesamtheit der Nierenerkrankungen in Nephrodysplasien (durch Entwicklung oder Wachstumsstörung bedingt), Nephrodystrophien (auf dem Boden von Stoffwechselstörungen entstanden) Nephrodyshämien (auf Störungen der Blutzufuhr beruhend) und

Nephrophlogosen (entzündlicher Ätiologie = inflammatorische Nephropathie).

Auch sonstige Synonyme weist die Nomenklatur auf. Es erscheint uns gerade für den Chirurgen, der nicht tagtäglich mit vielen medizinischen Nierenerkrankungen zu tun hat, zweckmäßig, die wichtigsten Systeme nebeneinander zu stellen, weil einstweilen noch die Orientierung in der Literatur schwierig ist, solange eben nach verschiedenen Systemen gearbeitet wird, doch ist zu hoffen, daß man sich in absehbarer Zeit auf eine Grundeinteilung einigen wird.

Zuvor möchten wir im Hinblick auf die chirurgische Literatur noch eine frühere Einteilung KÜMMELLS anführen, an der er, obwohl sie, wie er selber sagt, vielleicht einer wissenschaftlichen Kritik nicht standhält, in praktisch-chirurgischem Sinne noch festhält. Zunächst scheidet er in

1. akute Nephritis,
2. chronische Nephritis,
3. medizinische Nephritis, Morbus Brightii.

Der 1. Gruppe rechnet er die Scharlachnephritis, die toxische Nephritis, Nephritis mit Eklampsie sowie die Nephritis apostematosa zu, endlich neueren Datums die Kriegsnephritis. Als chirurgisch wichtigste Vertreter der chronischen Form ist die Nephritis dolorosa, sodann die hämorrhagische Form zu nennen. Die 3. Gruppe betrifft den eigentlichen Morbus Brightii.

LICHTWITZ endlich hat jüngst in Einklang mit den Vorschlägen von VOLHARD, FAHR und ASCHOFF seinem Einteilungssystem den primären Angriffspunkt zugrunde gelegt.

Wir lassen jetzt die Hauptsysteme folgen und halten zur raschen Orientierung eine tabellarische Symptomatologie die Differentialdiagnose betreffend auch an dieser Stelle für wünschenswert, dabei dem VOLHARD-FAHRschen Einteilungsprinzip folgend. Im übrigen möchten wir auch dem Chirurgen die Lektüre einer der modernen Monographien über diesen Gegenstand empfehlen, hat doch oft auch in der Nephritisfrage der Chirurg das letzte Wort zu sprechen, und wenn er naturgemäß auch wohl meist die Fälle aus langdauernder interner Behandlung zugewiesen bekommt, so ist doch eigene Kenntnis und eigenes Urteil auch auf diesem ihm ferner liegenden Gebiete unbedingt geboten.

Für den Chirurgen sind im Gegensatz zu den doppelseitigen hämatogenen die einseitig auftretenden Nephritiden von besonderem Interesse, und so hat KÜMMELL in seiner vorerwähnten Einteilung der Nierenerkrankungen, vom praktisch-chirurgischen Gesichtspunkt geleitet, die Nephritis apostematosa, dolorosa und haemorrhagica beibehalten, je nachdem Eiterung, Schmerz oder Blutung als einseitig

Differenzialdiagnostische Übersicht. Schema von KNACK

Art der Erkrankung	Alter	Beruf	Ursache	Urinbefund: Eiweiß	Blut	Cylinder	Menge	Spez. Gew.	Reaktion	Bakteriol.
I. Nephrosen, akut				++	—	+	gering	1030/50	alk.	
„ chron.				++	—	+	—	1003/15	alk.	
II. Nephritiden										
Diffuse Glomerulonephritis, akut	in jedem Alter	kann von Bedeutung sein	manche Noxen rufen spezifische Nierenprozesse hervor	+	+	+	gering	1015/20	s.	manchmal Errreger im Urin
„ „ chron. ohne Niereninsuffizienz				+	(+)	+	—	gering	s.	
„ „ chron. mit Niereninsuffizienz				+	(+)	(+)	Polyurie	gering	s.	
Mischformen						diffuse Glomerulonephritis mit				
herdf. Glomerulonephritis, akut .				+	++	++	—	—	s.	
„ „ chron.				+	++	+	—	—	s.	
interstitielle Herdnephritis . . .				+	(+)	+	—	—	s.	
embolische Herdnephritis . . .				+	±	+	—	—	?	
III. Sklerosen.	Meist nur in höherem Alter			(+)	—	(+)	—	—	s.	
blande Hypertonie Kombinationsform				+	+	+	Polyurie	gering	s.	

+ = vorhanden. — = nicht vorhanden oder pathologisch verändert. alk. = alkalisch s. = sauer.

auftretendes Symptom operatives Handeln indiziert und in der Annahme, daß diese zum Teil früher mit anderen Namen belegten Erkrankungen Formen einer „Nephritis“ sind. Man hat auch von urinogenen Erkrankungen gesprochen, die, übrigens auch doppelseitig

Aus „Strauss, Die Nephritiden“.

Ödem	Herz	Blutdruck	Augenhintergrund	Wasserausscheidung	Konzentration	Kochsalzausscheidung	Reststickstoff	Urämie	Verlauf
++	—	—	—	verlangsamt	gut	gering	kann leicht erhöht sein	—	gut
±	—	—	—	gut	1013/15	?	normal	—	
±	—	anfangs erhöht	selten Retinitis	verlangsamt	gering	— (oder verlangsamt)	oft leicht erhöht	∓	meist gut
±	meist leicht hypertr.	meist erhöht	„	leichte Strömungen		— (oder verlangsamt)	meist normal	∓	kann jahrelang dauern ehe Übergang in +
±	hypertr.	hoch	häufiges Retinitis	Hyposthenurie		— (oder verlangsamt)	meist hoch	+	tödlich
nephrotischem Einschlag, Mischung der Symptome von I und II									
—	—	—	—	—	—	—	—	—	gut
—	—	—	—	—	etwas herabgesetzt	—	—	—	gut
—	—	—	—	—	—	—	—	—	abhängig von der Grundursache
—	—	—	embolische Prozesse	kann gestört sein		—	—	∓	„
—	hypertr.	hoch	manchmal arterioskler. Gefäße	—	gut	—	—	—	gut
±	hypertr.	hoch	häufig Retinitis	Hyposthenurie		verlangsamt	hoch	+	tödlich

hypertr. = Hypertrophie des l. Ventrikels. Nycturie kann überall vorkommen, wenn Herzinsuffizienz vorliegt.

vorkommend, ihre Entstehung aszendierenden Infektionsprozessen verdanken (vom Nierenbecken ausgehende Leiden nach Lichtwitz). Suter spricht von einem endogenen (hämatogen oder lymphogen fortschreitenden) und exogenen bzw. urogenen Infektionsweg. Neben den vorstehend erwähnten Formen kann man unter Ausschluß des Morbus Brightii auch folgende Einteilung der ein- und doppelseitig auftretenden Erkrankungen empfehlen.

1. Pyelitis acuta und chronica.
2. Stauungsniere ohne oder mit Infektion infolge Erkrankung der unteren Harnwege.
3. Pyelonephritis ascendens.
4. Eitrige Nephritis (Pyelonephritis apostematosa).
5. Pyelonephritische Schrumpfniere.

Auf die spezielle Symptomatologie vorstehender Krankheitsbilder einzugehen, würde die Grenzen dieser Schrift überschreiten.

Es folgen nunmehr die anerkanntesten Einteilungen der Nierenerkrankungen, sowie eine Tabelle der Symptome zu rascher Orientierung. (Seite 22 u. 23).

Pathogenetisches System der Brightschen Nierenkrankheiten (System von VOLHARD und FAHR).

A. Degenerative Erkrankung: Nephrosen bekannter Ätiologie, mit und ohne amyloide Entartung der Gefäße.
   - I. Akuter Verlauf.
   - II. Chronischer Verlauf.
   - III. Endstadium: Nephrotische Schrumpfniere ohne Blutdrucksteigerung.
     Unterart: Nekrotisierende Nephrosen.

B. Entzündliche Erkrankungen: Nephritiden.
   1. Herdförmige Nephritiden ohne Blutdrucksteigerung.
      a) Die herdförmige Glomerulonephritis.
         - I. Akutes Stadium.
         - II. Chronisches Stadium.

      b) Die (septisch) interstitielle Herdnephritis.
      c) Die embolische Herdnephritis.
   2. Diffuse Glomerulonephritiden mit obligatorischer Blutdrucksteigerung. Verlauf in drei Stadien.
      - I. Das akute Stadium.
      - II. Das chronische Stadium ohne Niereninsuffizienz.
      - III. Das Endstadium mit Niereninsuffizienz.

      Alle drei Stadien können verlaufen:

      a) ohne nephrotischen Einschlag,
      b) mit nephrotischem Einschlag, d. h. mit starker und diffuser Degeneration des Epithels („Mischform“).

C. Arteriosklerotische Erkrankung: Sklerosen.

I. Die blande gutartige Hypertonie = reine Sklerose der Nierengefäße.

II. Die Kombinationsform: Maligne genuine Schrumpfniere = Sklerose plus Nephritis.

System LICHTWITZ (AUFRECHT).

A. Primär epitheliale Leiden (Synonyme: Nephropathia epithelialis s. tubularis, Nephritis tubularis, Nephrose, tubuläre Nephrose, Epithelialnephrose).

I. Akuter Verlauf (febrile Albuminurie [akute Nephrose], Nephritis tubularis bei Diphtherie, Cholera u. a. m., nach Vergiftung mit Schwermetallen, Chrom u. a. m.).

II. Chronischer Verlauf (im Anschluß an I., bei Lues im Sekundärstadium, Diabetes mellitus, Morbus Basedowii, malignem Granulom, durch amyloide Degeneration.)

III. Schwangerschaftsniere.

(IV). Tubuläre Schrumpfniere (rein degenerative Schrumpfniere, nephrotische Schrumpfniere, Nephrocirrhosis tubularis.)

B. Primär glomeruläre Leiden.

I. Herdförmige.

a) Akutes Stadium.

b) Chronisches Stadium.

II. Diffuse.

a) Akutes Stadium.

b) Chronisches Stadium.

α) Nicht progredient.

β) Progredient.

γ) Endstadium (chronische Glomerulonephritis mit Niereninsuffizienz, sekundäre Schrumpfniere).

C. Primär vasculäre Leiden.

1. Orthostatische Albuminurie (funktionell).

2. Stauungsniere.
Stauungsschrumpfniere.

3. Embolische Schrumpfniere.

4. Nephrosclerosis arteriosclerotica initialis s. lenta (Arteriosklerose mit Beteiligung der Nieren, essentielle oder vasculäre Hypertonie, blande, gutartige Hypertonie, benigne Nierensklerose).

5. Nephrosclerosis arteriosclerotica progressa (genuine Schrumpfniere, maligne Nierensklerose).

D. Vom Nierenbecken ausgehende Leiden.
1. Aszendierende tubuläre Nephropathie (Harnstauungsniere).
2. Pyelonephritis simplex.
3. Pyelonephritis apostematosa.
4. Pyelonephritische Schrumpfniere.

Einteilung nach STRAUSS (verkürzt).

I. Diffuse Erkrankungen: a) degenerative Vorgänge an den Epithelien, Epithelialnephrose; b) entzündliche Vorgänge am Gefäßapparat. — Glomerulusnephritis.
a) Akute,
b) chronische Glomerulusnephritis.
1. Nephritis chronica anhypertonica (simplex).
2. Mischnephritis.
3. Nephritis chronica hypertonica (sekundäre Nephrosklerose).
c) Arteriosklerotische Vorgänge am Gefäßapparat.

II. Insuläre Erkrankungen (Herdnephritis).
1. Nephritische interstitielle Herdnephritis.
2. Eitrige metastatische Herdnephritis (Nephritis apostematosa).
3. Blande, embolische Herdnephritis.
4. Senile arteriosklerotische Schrumpfniere.

Gruppierung nach klinisch-ätiologischen Gesichtspunkten.

1. Formen von vorwiegend nephrotischem Charakter.
2. Formen mit vorwiegend vasculärem Charakter.
3. Die aszendierenden Nephritiden.

Die Funktionsprüfungen.

I. Die Funktionsprüfungen am Urin.

A. Prüfung durch Einführung körperfremder Substanzen („unphysiologische Proben“).

1. Farbstoffproben.

a) Die Methylenblauprobe.

Es verdient festgehalten zu werden, daß die Idee Methylenblau zur Prüfung der Nierenfunktion zu verwenden, auf KUTNER zurückgeht, der 1892 vorschlug, diesen Farbstoff einzuverleiben, um aus dem Auftreten der blaugrünen Verfärbung des Urins Aufschluß über die Ausscheidungsfähigkeit der Nieren zu bekommen, und zwar zunächst einmal ohne Cystoskopie. Aufgenommen wurde dieser Vorschlag von ALEXANDER, der ein Jahr später einige Mitteilungen über die Ausscheidung dieses Farbstoffes machte. Mit dieser Idee war die Grundlage zur funktionellen Nierendiagnostik gegeben, doch noch eines Jahrzehntes bedurfte es, bis sie in veränderter Form zu neuem Leben erwachte. Den Franzosen ACHARD und CASTAIGNE, GUYON und ALBARRAN gebührt jedoch das Verdienst, in den folgenden Jahren (1900) die Methylenblauprobe durch systematische Prüfungen kombiniert mit dem Ureterenkatheterismus zu einer festen Methode ausgearbeitet zu haben, die dann auch in Deutschland von vielen Seiten ausgeübt wurde. Dabei kamen höchst widersprechende Ergebnisse zutage. Zunächst war man sich nicht klar über die Art der Einverleibung. Der orale Weg wurde bald verlassen, da besonders die wechselnden Resorptionsverhältnisse des Magens die Ausscheidung beeinflussen können, und trotz des von Manchen gemachten Einwandes, das Mittel würde per os gegeben, in gleicher Zeit ausgeschieden wie bei subkutaner Einspritzung, standen die meisten Autoren, deutscherseits besonders v. MÜLLER, auf dem Standpunkt, den Weg der Injektion für den besseren zu halten. Diese Annahme scheint auch die richtige zu sein, wenn andererseits auch darauf hingewiesen werden muß, daß selbst bei subkutanen oder intramuskulären Einspritzungen unter Umständen Schwankungen der Resorption unvermeidlich sind, so etwa Verzögerungen durch Ödeme oder andere Veränderungen des Unterhautzellgewebes, wie Reichel nachweisen konnte. Dieser Einwand muß jedoch auch korrekterweise anderen Injektionsmethoden zur Last gelegt werden, mit Ausnahme der intravenösen. Wenn diesen Verhältnissen auch wohl keine ausschlaggebende Bedeutung zukommt, so müssen sie doch beachtet werden. Strauss konnte durch neurogene Momente bedingte Abweichungen feststellen. Die Ungleichheit der Resultate ist zum Teil auch durch die verschiedene Dosierung des Mittels erklärt. Während die Franzosen 0,05 ccm benutzen, hält Kapsammer 0,02 ccm für vollkommen genügend. Was den Ort der Ausscheidung des Farbstoffes angeht, so gehen die Ansichten auseinander. Nach v. Müller und anderen wird er im Blute reduziert, in Chromogen umgewandelt, in den Epithelien der Tubuli contorti und im aufsteigenden Teile der Henleschen Schleifen wieder teilweise oxydiert. Andere halten die Glomeruli für den Ort der Eliminierung. Lepine, Ehrlich, Kapsammer fanden bei Tieren, die während der Blauausscheidung getötet wurden, die Nierenrinde beträchtlich blau. Erschwert wird weiterhin die Frage dadurch, daß überhaupt gar nicht die Gesamtmenge des Farbstoffes zur Ausscheidung gelangt, sondern ein Teil als farbloses Chromogen, das sich in manchen Fällen gänzlich oder teilweise dem Nachweise entzieht. Diese Tatsache wird mit der Reaktion des Urins erklärt, indem einige Autoren der Ansicht sind, daß die Umwandlung des Methylenblaus in die Leukoverbindung durch alkalische Reaktion des Harns bedingt wurde (Linossier und Barjou, Lipmann, Wulf u. a.), wie sie nach Senator besonders in den Glomerulis nachweisbar ist, während die Epithelien der Harnkanälchen sauer reagieren.

Auch über den Verlauf der Methylenblauausscheidung variieren die Ansichten und Angaben sehr, teils wird dem Beginn Wert beigemessen, teils der Intensität der Farbe und der Dauer der Ausscheidung. Es läßt sich nun zunächst einmal feststellen, daß auch in normalen Fällen die Farbstoffausscheidung Schwankungen aufweist. Auch wir konnten uns davon überzeugen, daß der Zeitpunkt des Beginns des ersten Auftretens der Blaufärbung bei gesunden Nieren wechselte. Überblickt man die Angaben, so findet man Zeiten von 15—20 Minuten, bis $^3/_4$ Stunden als normal angegeben, so daß Albarran z. B. erst $^3/_4$ Stunden nach der Injektion die Beobachtung beginnt. Der Höhepunkt tritt etwa nach 3—4 Stunden auf, und erlischt nach 30—40 Stunden. Bei unseren Fällen begann die Farbstoffausscheidung zwischen 15 und 35 Minuten. Manche legen auf den Beginn weniger Wert als auf den Verlauf der Ausscheidung. Wir haben systematische Untersuchungen nicht ausgeführt, weil wir uns anderer Methoden zu bedienen pflegen, haben jedoch bei einzelnen Fällen sowohl einen intermittierenden Verlauf konstatieren können, wie auch gleichmäßiges An- und Abschwellen der Farbe. Von den Franzosen sind derartige Typen ebenfalls aufgestellt worden.

1. Verzögerter Beginn (bis zu 3 Stunden) und verlängerte Dauer der Ausscheidung = verminderte Durchlässigkeit (besonders beobachtet bei „interstitieller Nephritis").

2. Rasches Auftreten mit kurzdauernder Ausscheidungszeit = gesteigerte Durchlässigkeit („Parenchymatöse Nephritis").

3. Frühzeitiges Auftreten und verlängerte Farbstoffausscheidung.

4. Intermittieren.

Die dritte Form tritt nach ALBARRAN besonders als Zeichen kompensatorischer Hypertrophie in Erscheinung. Die gute und rasche Ausscheidung bei der sogenannten parenchymatösen Nephritis steht im Gegensatz zu KORANYIS Beobachtungen, der bei dieser Form gerade die schlechteste Funktion feststellte.

Rasches Auftreten des Farbstoffes erklärt v. MÜLLER damit, daß derselbe unter krankhaften Verhältnissen nicht nur durch die Tubuli, sondern auch durch die Glomeruli hindurchgehe, die Verzögerung bei der „interstitiellen Nephritis" als Folge der Einschränkung des normalen Nierenparenchyms durch den insulären interstitiellen Prozeß.

Verspätetes Auftreten, verringerte Intensität, Verlängerung der Ausscheidung sind ferner gefunden bei Schrumpfnieren (STRAUSS), Pyonephrose (ALBARRAN, KAPSAMMER). Anderen (WIDAL, LIPMANN, WULF, NESTI, DONATH) war auf Grund der Ausscheidung eine Differenzierung der Nephritiden nicht möglich, da die Resultate sich widersprachen.

Trotz der Fehlerquellen betonte 1902 auf Grund ausgedehnter Untersuchungen gemeinsam mit BOCKMANN und ASSFALG STRAUSS, daß unter Berücksichtigung eben dieser Fehler die Methode innerhalb bestimmter Grenzen einer gewissen Anwendung fähig ist. Namentlich konnte er auf Grund mehrerer obduzierter Fälle, bei denen klinisch kein Albumen nachweisbar war und bei denen die Sektion eine Granularatrophie aufdeckte, die Brauchbarkeit der Probe feststellen.

Interessant ist vielleicht auch die von gleichem Autor gemachte Beobachtung, daß Verzögerung und Verlängerung der Ausscheidung bei einer Reihe von Erkrankungen festzustellen war, die zur chronischen Nephritis disponieren, so chronischer Alkoholismus, Bleiintoxikation, worauf man eine frühzeitig nachweisbare latente Nierenschädigung erkennen zu können glaubte.

Was die Technik angeht, so gestaltet sie sich folgendermaßen: Entleerung der Blase. Injektion von 1 ccm einer Methylenblaulösung 1 : 20 = 0,05 des Farbstoffes intramuskulär. Danach wird einhalbstündlich Urin gelassen, später ein- bzw. zweistündlich. Feststellung des Beginns der Ausscheidung (eventuell zuerst mittels Katheters) sowie Dauer derselben. Normalerweise erscheint der Farbstoff nach 15 bis 30 Minuten längstens, die Dauer der Ausscheidung beträgt 35—50, höchstens 60 Stunden.

Im Hinblick auf die von Fr. v. Müller analysierten Leukoverbindungen muß in den Fällen, wo keine Farbstoffausscheidung erfolgt, auf diese gefahndet werden. Der Urin wird nach Ansäuren gekocht, um das Chromogen in Blau überzuführen. Zur Feststellung der absoluten Größe der Farbstoffausscheidung ist ein etwas umständliches Verfahren von Achard und Casteigne angegeben, das vollends entbehrlich ist.

Faßt man die Erfahrungen, die mit der Methylenblauprobe gemacht sind, zusammen, so kann man aus mäßiger Verzögerung des Beginns ebensowenig eine Schlußfolgerung auf eine Störung der Nierenfunktion machen wie aus geringgradigen Veränderungen der Ausscheidungsdauer oder der Farbstoffmenge, wenn eine solche geprüft wird. Erscheint die Färbung innerhalb der ersten halben Stunde, so kann man wohl im allgemeinen mit genügender Funktionstätigkeit der Nieren rechnen, während völliges Ausbleiben oder stark verminderte Blaufärbung für eine schwere Nierenschädigung spricht, wobei, wie hervorgehoben, immer an die Möglichkeit der Chromogenausscheidung gedacht werden muß. Eine Differenzierung einzelner Nephritisformen nach dem Ausfall der Probe ist nur mit größter Vorsicht gestattet. Bei solchen mit Niereninsuffizienz versagte die Methode sehr häufig, während eine verlängerte Ausscheidung bei der Schrumpfniere ziemlich konstant, aber mit Ausnahmen gefunden wird. Da wir nicht sicher wissen, wo der Farbstoff zur Ausscheidung gelangt, können wir die Probe zur topischen Diagnostik nicht verwerten. Ein weiteres Erfordernis ist fernerhin nicht erfüllt, wenn wir aus der Durchlässigkeit der Niere für einen Farbstoff einen Rückschluß auf ihre Funktion machen wollen, daß er nämlich die Nieren unverändert passiert. Angesichts der unsicheren Ergebnisse und der erhobenen Bedenken gegen das Methylenblau ist es nicht zu verwundern, daß es zur Prüfung der Nierenfunktion nicht ausgiebiger angewendet wurde. Auch von chirurgischer Seite ist der Probe kein allzu großer Wert beigelegt worden, auch, nachdem sie mit dem Ureterenkatheterismus kombiniert wurde. Die Bedenken sind natürlich die gleichen. Auch hier fand sich, daß bei schweren Störungen der Funktion die Resultate meist zuverlässig waren, während leichtere Schädigungen nicht entsprechend aufgedeckt wurden. So weitgehende Schlußfolgerungen, wie sie Bazy zieht, daß nämlich bei einseitiger Erkrankung die zweite Niere immer unbedingt gesund sei, wenn sie in normaler Weise den Farbstoff ausscheidet, sind wohl kaum berechtigt. Wird die Probe zusammen mit der Harnleitersondierung angewendet, so kann man lediglich den Beginn der Ausscheidung registrieren und verzichtet vernünftigerweise auf den weiteren Verlauf derselben, da es nicht angebracht ist, längere Stunden die Katheter liegen zu lassen, geschweige denn das Ende der Ausscheidung abzuwarten. Die Methylenblauprobe hat somit heute vor allem historisches Interesse, und wir sind nur deswegen ausführlicher darauf eingegangen, weil sie den ersten Anfang funktioneller Nierendiagnostik verkörpert. Eine praktische Bedeutung können wir ihr nicht mehr zuerkennen.

b) Die Rosanilinprobe.

Da das Methylenblau den Nachteil hat, gelegentlich als ungefärbtes und daher unsichtbares Chromogen ausgeschieden zu werden, wurde 1898 von LÉPINE der Vorschlag gemacht, statt dessen das Rosanilin zur Funktionsprüfung der Niere zu benutzen. Dieses Präparat, rosanilintrisulfosaures Natron, färbt den Urin rosa und soll keine Schwankungen bei der Ausscheidung zeigen, die nach Untersuchungen von PUGNAT und REVILLIOD auf einer aktiven Tätigkeit der Nierenepithelien beruht. Anscheinend haben sich nur die Franzosen mit dieser Probe beschäftigt, deutsche Angaben fehlen bis auf hier und da in der Literatur versprengte Notizen, die aber lediglich das Vorhandensein dieser Methode registrieren.

Die Technik gestaltet sich derart, daß 0,01 (nach anderen 0,05), also 1 ccm einer 1%igen Lösung subkutan injiziert werden. Die charakteristische Rosafärbung tritt normal $^1/_2$ Stunde später ein und ist innerhalb 24 Stunden beendigt, während sich Störungen in verspäteter oder ungenügender Ausscheidung äußern.

Wichtiger als ein verzögerter Beginn soll nach Angabe von DREYFUS die Verminderung der im Harn erscheinenden Farbstoffmengen sein, die auf kolorimetrischem Wege bestimmt wird, wobei alle Fälle, die weniger als 75% ausscheiden (doch kommen Schwankungen zwischen 65 und 95% vor), als krankhaft anzusprechen sind. Einzelne Nephritisformen versuchte man mittels der Prüfung zu differenzieren, so soll sich namentlich die „interstitielle Nephritis" durch verspäteten Beginn, verminderte und verlängerte Ausscheidungszeit, auszeichnen.

Zusatz von Salzsäure verstärkt die Färbung. Bleibt der Urin einige Zeit stehen, so kann er sich in der Luft verfärben. Die Vorteile gegenüber dem Methylenblau sind einmal das Fehlen der Leukoverbindung, sowie der Umstand, daß der Farbstoff in 24 Stunden ausgeschieden ist. Somit wird unter Umständen die Prüfung abgekürzt.

Die Rosafärbung des Urins kann zu mancherlei Fehlurteilen führen, wodurch der Wert der Methode herabgesetzt wird. Abgesehen von Blutbeimengungen, die freilich leicht durch einen Blick ins Mikroskop erkannt werden können, muß auch an anderen Möglichkeiten einer Rosafärbung des Urins gedacht werden, so durch Chrysophansäure, Rheum und Senna (bei alkalischer Reaktion), desgleichen durch Santonin.

In einem Falle sahen wir nach längerer Zeit fortgesetzten Darmeinläufen mit Campecheholz eine ausgesprochene Rosafärbung des Urins auftreten. Ferner sei an gleiche oder ähnliche Verfärbung erinnert, die in seltenen Fällen durch Urorosein hervorgerufen wird, sowie durch Uroerythrin, das nach reichlicher Nahrungsaufnahme und Alkohol, bei der Gicht, im Alter, nach starken Schweißen auftreten kann. Endlich wird nach Purgengebrauch Rotfärbung alkalischer Harne beobachtet, wie auch gelegentlich Indigorot in durch ammoniakalische Harngärung alkalisch gewordenem Urin festgestellt werden kann.

Die entbehrliche und deutscherseits kaum nachgeprüfte Methode wird wohl kaum noch praktisch ausgeübt, und es liegt auch kein Bedürfnis vor, sie neu zu beleben, da wir bessere Proben besitzen, mit denen wir uns in ausreichender Weise orientieren können.

c) Die Indigokarminprobe.

Die Indigokarminprobe wurde von VOELCKER und JOSEPH 1903 eingeführt. Ihre erste Publikation lautete: „Funktionelle Nierendiagnostik ohne Ureterkatheter". Die Autoren griffen dabei auf Untersuchungen HEIDENHAINS zurück, der gelegentlich von Versuchen, die er zur Klärung der Frage der Arbeitsteilung zwischen Glomerulus und Tubulus anstellte, bereits 1874 nachwies, daß Kaninchen, denen das Halsmark durchtrennt und der starken Blutdrucksenkung zufolge die Wasserabsonderung in den Glomerulis unterdrückt war, eine Speicherung des indigo-schwefelsauren Natrons in den Epithelien der gewundenen Harnkanälchen auftrat, sowie Ausscheidung in die Lichtung der Kanälchen, niemals in die Kapseln der Knäuel. Bei erhaltener Wasserausscheidung wird das Indigokarmin rasch vom Sekretstrom nach den Markstrahlen der Pyramiden geschwemmt. HEIDENHAIN erblickte darin einen Beleg für die BOWMANsche Theorie, daß nämlich Wasser und anorganische Salze durch die Glomeruli ausgeschieden werden, die spezifischen Harnbestandteile jedoch durch die Tubuli, wie das Indigokarmin. Einige Autoren, so NUSSBAUM, haben durch interessante Versuche diese Annahme gestützt, andere (PAUTINSKI, HENSCHEN) sie abgelehnt, indem sie vielmehr annahmen, daß der Farbstoff zunächst mit Wasser die Glomeruli passiert, in den gewundenen Kanälchen teilweise wieder resorbiert wird, und somit zum Teil in den Kapseln, zum Teil in den Kanälchen zu finden sei. Beiden Ansichten eine Brücke zu schlagen versucht GRÜTZNER, indem er die widersprechenden Beobachtungen durch verschiedene Zirkulationsverhältnisse erklärt. Die Versuche sind zum Teil am Frosch ausgeführt und es ist wichtig, darauf hinzuweisen, daß man an diesen Versuchstieren gefundene Ergebnisse nicht ohne weiteres auf den Menschen übertragen darf, da beim Frosch die Glomeruli von der Arterie, die Tubuli von der Pfortader versorgt werden. Jedenfalls beweist das Fehlen des Farbstoffes in den Glomerulis nichts gegen die Ausscheidung daselbst. OPPENHEIMER zeigte ferner experimentell, daß der Farbstoff durch die Nieren resorbiert werden kann. Wenn er denselben retrograd in den Ureter einbrachte, so fand er sich nach 10 Minuten in der anderen Seite wieder.

Sehen wir uns in der Literatur um, so finden wir zahlreiche Arbeiten, in denen zu der Probe Stellung genommen wird, von Chirurgen im allgemeinen in günstigem Sinne. Nur wenige Arbeiten früherer Jahre beschäftigen sich speziell mit der Indigokarminprobe, die meisten Angaben sind verstreut und werden nur zusammenfassend berücksichtigt.

Nach Petroff spricht das Fehlen der Farbstoffausscheidung nicht für volle Aufhebung der Nierenfunktion. 60—160 mg werden ohne Nachteil vertragen. Normalerweise erscheint nach 45 Minuten der Farbstoff. Petroff betont die Richtigkeit des Voelckerschen Grundprinzips, nämlich den Ureterenkatheterismus zu vermeiden. Mehrfach äußert sich Roth zu dem Thema und zieht von vornherein den Ureterenkatheterismus mit in die Debatte. Fehlende Ausscheidung beweist eine schwere Störung meist anatomischer, hin und wieder funktioneller Art, während der positive Ausfall nicht immer die Gesundheit der betreffenden Niere gewährleistet. Pyelitis, Tumoren, beginnende Tuberkulose zeigten unter seinen Fällen prompte Ausscheidung. Während Roth jedoch 1909 noch von einer wertvollen Bereicherung unserer diagnostischen Methoden spricht, nimmt er 2 Jahre später einen ablehnenden Standpunkt ein, da die Probe, von Steinen abgesehen, nur vorgeschrittene Krankheiten anzeige, Täuschungen vorkämen und auch normaler Verlauf der Ausscheidung nichts für die Gesundheit des Organs beweise. Er hält jedoch die Probe für brauchbar zur chirurgischen Indikationsstellung bei der Prostatahypertrophie, wenn auch entbehrlich. Nach Erich ist die Indigokarminprobe sehr brauchbar, besonders auch im Hinblick auf die einfache Technik und das erleichterte Auffinden der Harnleitermündungen. Casper lehnt die Probe für die Chromocystoskopie ab, bei dem Chromoureterenkatheterismus, um dessen Ausbildung er sich besonders verdient gemacht hat, sind seine Erfahrungen im ganzen recht befriedigende. Das Fehlen des Farbstoffes ist stets ein Zeichen schwerer Veränderung meist anatomischer, hin und wieder funktioneller Natur, es liefert die Indikation zu einem chirurgischen Eingriff (Entfernung oder Schutz vor weiterer Zerstörung). Leichte Unterschiede zwischen rechts und links entsprechen leichteren Störungen funktioneller Natur ohne größere klinische Bedeutung. Stärkere Unterschiede, die sich nicht ausgleichen, sind Zeichen schwerer Erkrankung. Spätere Ausscheidung als 20 Minuten kommt nur in pathologischen Fällen vor. Dagegen beweist die gleichzeitige und gleich starke Ausscheidung innerhalb der normalen Zeit nicht immer die Gesundheit beider Nieren. In dieser Hinsicht versagte die Methode z. B. bei Nierentuberkulose mehrfach. Nach Vogel leistet die Probe Ausgezeichnetes, hat sich als sehr zuverlässig bewährt und ist am wenigsten Fehlerquellen unterworfen. Er macht ausgedehnten Gebrauch davon, und zwar nicht, um den Ureterenkatheterismus zu umgeben, sondern gerade in Gemeinschaft mit ihm liefert sie die besten Resultate. SUTER hat ähnlich günstige Erfahrungen gemacht. In 93% schieden gesunde Nieren innerhalb 6—12 Minuten den Farbstoff aus, nur in 7% verzögerte sich der Beginn auf 15 Minuten. Auch BAETZNER spricht von durchaus brauchbarer Methode zur Feststellung der Funktion jeder einzelnen Niere. Trotz gewisser Einschränkungen bedeutet die technisch einfach auszuführende Prüfung eine wertvolle Bereicherung unserer Diagnostik. Andere Autoren äußern sich in ähnlichem Sinne. Besonders hervorzuheben ist jedoch schon hier die beinahe übereinstimmende Ansicht zahlreicher Untersucher, daß im Gegensatz zu den ursprünglichen Angaben gerade die Kombination mit dem Ureterenkatheter den Wert der Methode ausmacht (KÜMMELL, CASPER, ISRAEL und zahlreiche andere). Damit ist das Anwendungsgebiet der Indigokarminprobe eingeschränkt und in erster Linie für die chirurgische Diagnostik reserviert. Heute lesen und hören wir kaum noch vom Internisten etwas über diese Probe, oder höchstens Ablehnung, da er sich schon seit Jahren auf ganz andere Funktionsprüfungen eingestellt hat. Immerhin soll hier erwähnt werden, daß, soweit man aus den Angaben sieht, die akute Nephritis und chronische „parenchymatöse" Form gewöhnlich eine gute, oft beschleunigte Ausscheidung zeigt, im Gegensatz zu den interstitiellen Formen alter Nomenklatur. Als zweckmäßigste Menge des Farbstoffes wurden anfangs 4 ccm einer 4%igen Lösung injiziert, später wegen einer rascheren Resorption 0,08 pro dosi, denn Indigokarmin löst sich in destilliertem Wasser nur bis 0,4%, in physiologischer Kochsalzlösung noch weniger, d. h. es handelte sich bei der ersteren Dosis um eine Aufschwemmung im Gegensatz zur wirklichen Lösung. Wir benutzen im Handel befindliche Tabletten von Carminum coeruleum (Firma BRÜCKNER, LAMPE & Co.) und erzielen dadurch reizlose, ungiftige und gut zu sterilisierende Lösungen. Eine Tablette wird mit 20 ccm Aqua dest. kurz aufgekocht, dann entsteht eine 0,4%ige Lösung.

Damit der Urin möglichst konzentriert ist, lassen wir 4 Stunden vorher keine Flüssigkeit mehr nehmen. Die Injektion erfolgt an der Außenseite des Oberschenkels intramuskulär.

Handelt es sich um doppelseitige Erkrankung, so wird zweckmäßig gleichzeitig ein Katheter eingelegt, um über den Beginn der Ausscheidung Aufschluß zu bekommen. Die späteren Portionen werden spontan gelassen und etwa einviertel- oder einhalbstündlich aufgefangen. Will man jedoch genau auf die Minute den Beginn der Ausscheidung registrieren, so genügt auch der Blasenkatheter nicht, sondern es muß die Beobachtung im Cystoskop ausgeführt werden.

Normalerweise tritt die erste Blaufärbung des Urins innerhalb 5—12 Minuten nach der Injektion auf, erreicht ihren Höhepunkt nach 20 Minuten bis $^3/_4$ Stunden und ist nach längstens 12 Stunden beendet.

Nach einer Statistik von BROMBERG zeigte der abgesonderte Urin

Blaufärbung	bei normalen Nieren	bei kranken Nieren
innerhalb 5 Minuten	6%	0%
5—10 „	18%	0%
10—15 „	51%	12%
15—20 „	24%	9%
23—25 „	3%	15%
25—30 „	6%	9%
nach 30 „	3%	63%

Bisher wurde das Präparat durchweg intramuskulär einverleibt. Jüngst empfiehlt REINILE intravenös zu injizieren, und zwar 3 ccm einer durch Kochen hergestellten Lösung von 0,15 in 20 ccm Wasser, nachdem Patient 2 Glas Wasser getrunken hat. Die Höhe der Ausscheidung tritt 2 Minuten nach Beginn derselben ein, nach weiteren 3—5 Minuten ist die Hauptmasse bereits ausgeschieden, in 90 Minuten immer beendet, die letzten 70 Minuten bereits so gering, daß sie vernachlässigt werden kann. Es wäre somit eine wesentliche Abkürzung der ganzen Prozedur zu erreichen. Der beachtenswerte Vorschlag bedarf der Nachprüfung. — Nach Untersuchung von VOELCKER wurden nur ein Viertel der Farbstoffmenge ausgeschieden, während drei Viertel im Körper verschwinden. Schon dieser Punkt erschwert eine genaue kolorimetrische Bestimmung sehr, die von mancher Seite gefordert wird. Über den Verbleib des Farbstoffes weiß man nichts Sicheres (Übertritt in eine Leukoverbindung?). Nach Injektion in einen Absceß trat weder Blaufärbung des Urins ein, noch war 14 Tage später im Eiter noch eine Spur Blau nachzuweisen.

VOELCKER hat sodann eine etwas umständliche Methode zur kolorimetrischen Bestimmung des Indigocarmins im Urin angegeben, auf deren Beschreibung verzichtet werden kann, zumal eine derartige Bestimmung für die Zwecke der Chirurgie nicht notwendig ist, und somit komme ich auf die Bedeutung der Indigocarminprobe für den Chirurgen zurück. Die Erfinder haben mit ihrer Methode ursprünglich den Ureterenkatheterismus vermeiden wollen und gerade einen starken Aufschwung der Sondierungsdiagnostik erreicht. Sie wollten folgendes mit der Farbstoffinjektion erreichen:

1. Bessere Markierung der Harnleitermündungen.
2. Beobachtung des Typus der Kontraktionen und Entleerungen.
3. Die eigentliche funktionelle Prüfung.

Was den ersten Punkt anlangt, so ist es in manchen Fällen unstreitig eine große Erleichterung, ein schwer zu findendes Ureterostium auf diese Weise zu markieren, es ist jedoch nicht richtig, hierin den Hauptwert der Methode erblicken zu wollen. In der Regel gelingt die Auffindung der Mündungen auch ohne dieses Hilfsmittel, immerhin bleibt ein nicht unbeträchtlicher Rest von Fällen, wo uns der blaue Strahl in schöner Weise lenkt, wo wir aus ihm wenigstens das Vorhandensein einer funktionierenden Niere erkennen können, auch ohne den Ureter zu sondieren. Bei geschrumpfter Blase, Balkenbildung, Tuberkulose mit ihren Ulzerationen, Divertikeln, durch eine Blasenfalte kann die Mündung verdeckt sein, im Bereich des Sphincters liegen usw. Gesetzt den Fall, wir haben eine Seite sondiert und finden die andere nicht, so kann der blaue Strahl aus der Gegend des anderen Ostiums manchmal eine vorhandene und funktionierende zweite Niere anzeigen, wenn auch diese Feststellungen nur mit aller Vorsicht zu verwerten sind. Bei Ureterverschluß, wo der aus der anderen Seite stammende Urin völlig normal sein kann, ist der Nachweis, daß die kranke Seite tatsächlich keinen Urin absondert, häufig kaum zu erbringen. Wenn wir auch bei Beobachtung der betreffenden Mündung Kontraktionen vermissen, so kommen wir, da dieses Symptom inkonstant ist oder verdeckt sein kann, bisweilen erst mit Zuhilfenahme einer Farbstoffprobe zum Ziel. In diesem Sinne ist die Indigocarminprobe anderen Farbstoffen überlegen. Während so das Vorhandensein eines Blaustrahls den Rückschluß auf die Existenz einer Niere erlaubt, darf man umgekehrt aus dem Fehlen desselben nicht auch das Fehlen der Niere diagnostizieren. So können durch abnorme Lage der Mündung, Kompression des Harnleiters, Hindernisse aller Art wie Stein, Stenose, Knicke anurische Zustände vorkommen und die Blaufärbung ausbleiben. Wir können somit nur den positiven Ausfall der Probe aus dieser Art der Untersuchung, ohne Katheterismus, verwerten.

Sodann ist die Indigocarminprobe zum Studium der Entleerung des Ureters herangezogen worden, da der Farbstoff die genaue Betrachtung des Austrittsmanövers möglich macht, das ohne dieses Hilfsmittel bisweilen nur schwer, oder gar nicht zu erkennen ist. Daß die Entleerung aus dem Harnleiter, die Kontraktion, die Art des Sichöffnens der Mündung in verschiedener Weise vor sich geht, wird jeder cystoskopierende Beobachter finden können. Es erscheint jedoch bedenklich, für bestimmte Krankheiten bestimmte charakteristische Typen aufzustellen und noch bedenklicher, die Indikation zu einem operativen Eingriff darauf zu basieren. Gewiß deutet uns das sogenannte Leergehen des Ureters auf eine vorübergehende oder dauernde Stenose hin, bei Hydronephrose tropft oder strömt der Urin kontinuierlich ab, während die Rhythmen fehlen, wie auch sonst das Bild bei den Entleerungen ein recht wechselndes ist. Damit ist aber im allgemeinen diese Form der Diagnostik erschöpft und gestattet keine noch spezielleren

Schlußfolgerungen. Diese Dinge zu beobachten, ist ungemein interessant und lehrreich und zweifellos im Beginn der Untersuchung durch die Farbprobe erleichtert. Höchst lästig tritt jedoch die baldige Verfärbung und Trübung des Spülwassers in Erscheinung und ein längeres Beobachten ist dann sehr erschwert, wie es erforderlich ist, um die erwähnten Feinheiten zu verfolgen. Die gleichen Störungen stehen auch der dritten Forderung im Wege, nämlich die Funktion der betreffenden Niere aus der Beobachtung der Harnleiterostien abzulesen. Weder die Dichte des Urinstrahls, noch die Intensität der Farbe erlauben uns funktionelldiagnostisch sichere Rückschlüsse, da wir noch viel zu groben Täuschungen bei ihrer endoskopischen Beobachtung infolge wechselnder Durchsichtigkeit des Mediums, der Abhängigkeit von der Nähe der Lampe, dem Füllungszustand der Blase, dem Beobachtungswinkel u. dgl. ausgesetzt sind. Wenn man auch schwere Störungen in der Regel erkennen kann, so doch kaum feinere Veränderungen. Es ist beschrieben (CASPER u. a.), und auch wir konnten dies feststellen, daß bei einfacher cystoskopischer Beobachtung normal erscheinender Urin aus einer schwer kranken Niere abgesondert werden kann, der dem Auge den gleichen Anblick bietet wie der mit ihm verglichene Urin der anderen Seite. Selbst wenn der Urinstrahl auf beiden Seiten blau gefärbt ist, so ist damit noch nicht erwiesen, daß auch wirklich die Ausscheidung gleich stark ist. Die Farbstoffausscheidung kann im cystoskopischen Bilde einander gleich sein, wo uns der doppelseitige Ureterenkatheterismus deutliche Unterschiede zeigt. Selbst wenn auf der einen Seite der Blaustrahl schwächer erscheint, so ist damit noch nicht viel erreicht, denn es ist experimentell erwiesen, daß der Mechanismus der Urinentleerung auf beiden Seiten verschieden sein kann. In schwieriger Situation befinden wir uns bei der Tuberkulose Dürfen wir beide Seiten, also auch die evtl. gesunde, sondieren oder bedeutet das eine Gefahr für sie; besteht die Möglichkeit einer künstlichen Infizierung durch den Katheterismus? Während eine Reihe von Autoren auch für doppelseitigen Katheterismus eintreten, warnen andere davor. STÖCKEL spricht von einem Kunstfehler. Neuerdings ergreifen JOSEPH und KLEIBER nochmals das Wort und konzedieren den doppelseitigen Katheterismus nur ausnahmsweise, wenn die von ihnen bevorzugte Indigocarminprobe nicht zum Ziele führt, der sie eine weitgehende Bedeutung einräumen, und zwar im Sinne der Chromocystoskopie (also ohne Katheterismus). Die genannten Autoren schreiben, daß sie seit Jahren die Indigocarminmethode zur Indikationsstellung benutzen und sich, falls die Ausscheidung nicht ausreichend ist, um die Anwesenheit oder das Fehlen von Tuberkelbazillen in der zurückbleibenden Niere nicht weiter gekümmert, sondern lediglich verlangt haben, daß diese den Farbstoff rechtzeitig und genügend ausscheidet, daß die Harnleitermündung während der Ausstoßung sich gut öffnet, nach derselben sich gut schließt und geschlossen bleibt ohne zu klaffen, bis die nächste Peristaltikwelle kommt. Vielleicht sind die genannten Autoren erst unter dem Druck der beunruhigenden Mitteilung über die Möglichkeit der Infektion der zweiten Niere durch die Sondierung und die Unsicherheit der Deutung eines evtl. aus ihr stammenden positiven Bakterienbefundes zu dieser intravesicalen Beobachtungsmethode gelangt. KÜMMELL steht auch auf dem Standpunkt, auf die Sondierung der gesunden Niere zu verzichten, wenn wir mit dem Katheterismus der kranken Seite auskommen. Immerhin bleiben, wie schon beschrieben, eine Reihe von Fällen und nach unseren Erfahrungen nicht wenige und gerade die schwersten, wo wir auf diese Art der Beobachtungen verzichten müssen, weil sie einfach technisch unmöglich ist, wie allerdings dann auch meist die Sondierung.

Somit mag die bloße Betrachtung der Ausscheidung mit dem Cystoskop in einer Anzahl von Fällen als Funktionsprüfung genügen, in vielen anderen Fällen ist sie allenfalls zur groben Orientierung, nicht aber für die feinere Diagnostik ausreichend.

Damit kommen wir zur Anwendung der Probe bei dem Ureterenkatheterismus. In dieser Form wird die Methode in der KÜMMELLschen Klinik fast regelmäßig als einfache und gut brauchbare Funktionsprüfung bevorzugt, und hat stets befriedigt. Kurz nach der Injektion führen wir das Cystoskop ein und sondieren entweder beide Seiten direkt; ist dies nicht möglich oder unzweckmäßig, so suchen wir bei einseitigen Erkrankungen je nachdem die gesunde oder kranke Seite direkt zu katheterisieren, um dann den Urin der anderen Niere indirekt aufzufangen (Blase entleeren, auspressen derselben, Cystoskop sperren, ab und zu das sich ansammelnde Sekret auffangen). Wir sind uns bewußt, daß diese indirekte Methode nicht ganz einwandfrei ist, weil neben dem Katheter Urin vorbeifließen kann. Zu Fehlschlüssen könnte jedoch höchstens der eine Fall, nämlich die Sondierung der kranken Seite führen. Besser und sicherer ist natürlich der doppelseitige Katheterismus. Nur wenn uns auch die einseitige indirekte Methode nicht gelingt, begnügen wir uns mit der einfachen Inspektion, dürfen aber aus dem dabei gewonnenen Eindruck nur in vorsichtiger Weise Schlüsse ziehen. Wir legen Wert

1. auf Beginn,

2. auf Intensität der Ausscheidung, deren Dauer wir vernachlässigen, weil wir das Ende doch nicht abwarten können. Ebenso legen wir keinen Wert auf das ausgeschiedene Farbstoffquantum und verzichten auf umständliche Berechnungen.

Unsere eigenen Erfahrungen mögen an der Hand typischer Beispiele noch näher erläutert werden.

Normalausscheidung: Beginn 5—10 (12) Minuten. Ziemlich rasche Zunahme der Intensität, so daß schon nach 15—20 Minuten tiefblaue Verfärbung eingetreten sein kann. Bei eingelegten Ureterkathetern ist Beginn und Intensität annähernd gleich; auf geringfügige Differenzen in beiderlei Hinsicht ist kein Wert zu legen. Unter krankhaften Umständen kann

1. der Beginn sich verzögern, ein- und doppelseitig,
2. die Intensität ein- oder doppelseitig herabgesetzt sein,
3. die Blauausscheidung überhaupt fehlen,
4. intermittierend auftreten.

Der große Wert der Kombination mit dem Ureterenkatheter beruht auf der Möglichkeit des Vergleiches beider Sekrete.

Pyelitis: Eine große Reihe Pyelitiden wurde in allen möglichen Stadien geprüft, teils leichte Formen, Bakteriurien mit wenig Leukocyten, teils fieberhafte schwere Fälle. Die Blauausscheidung ist bei unkomplizierter doppelseitiger Erkrankung ungeachtet mäßiger Ungleichheit in der Stärke derselben in der Regel beiderseits gleich, sowohl was Beginn anlangt als was Intensität der Farbe betrifft. Differenzen finden wir in den Fällen, wo keine reine Formen vorliegen, sondern Pyelonephritis, sowie dann, wenn es sich um ungleiche einseitig schwerere purulente Prozesse handelte.

Typische Beispiele: Nr. 643. B., 31 J.

Doppelseitige Colipyelitis, mittelschwer, beide Seiten gleich stark beteiligt.

Indigocarmin: r. 8 Min., l. 8 Min., schwach blau, leicht getrübt.
r. 20 Min., l. 20 Min., tief blau, mäßig getrübt.

Sch. 14072 1919, männl., 18 J.

Colipyelitis, schwer, linke Seite kränker.

R.	L.
20 Min., blaßblau, trübe.	20 Min., blaßgrün-blau, trübe.

Es ist schon darauf hingewiesen, daß gelegentlich der Verlauf zyklisch sein kann. Nach Blum ist dieses Vorkommen charakteristisch für einseitige intermittierende Hydronephrose. Er sah den Farbstoff nach einigen Stunden verschwinden, dann wieder auftreten und dann wieder verschwinden, bisweilen drei- bis viermal in 24 Stunden, und erklärt diese Erscheinung folgendermaßen: Die einseitige Hydronephrose scheidet den Farbstoff verlangsamt und mit geringer Intensität aus als die gesunde Seite. Wenn diese nach mehreren Stunden den Farbstoff völlig eliminiert hat, befinden sich im dilatierten Nierenbecken der anderen Seite noch eine große Menge blau gefärbten Retentionsharns, der entsprechend den Ausscheidungsverhältnissen bei dieser Krankheit dann zyklisch entfernt wird.

Pyonephrosen gaben durchweg eindeutige Bilder, bei der kranken Seite verspätete, ganz schwach mißfarbene oder gar keine Ausscheidung, je nach dem Eitergehalt. Vielleicht ist in manchen Fällen das Nichtauftreten der Blaufärbung Folge starken Eitergehaltes, weniger einer Insuffizienz der Niere, da wir auch bei intaktem Parenchym und guter Diurese der betreffenden Niere eine Färbung häufig vermißten; in anderen Fällen ist sie Zeichen eines Funktionsausfalles. Aus zahlreichen derartigen Fällen einige Typen.

Daß trotz starker Eiterbildung Blauausscheidung erfolgen kann beweist folgende Beobachtung.

Sch., männl., 25 J. 25080/12.

	R.	L.
Harnstoff . . .	5,42	5,42
Indigocarmin .	blau, klar	blau mit trüben Flocken, die sich als dünner Eiter herausstellen
Albumen . . .	Ø	+
Leukocyten . .	vereinzelt	massenhaft
Erythrocyten .	beiderseits, links spärlich gran. und hyal. Cylinder, $\delta = 0{,}57$	

Nephrektomie l.

Niere zeigt zahlreiche kleine Absceßchen.

Anatomische Diagnose: multiple Nierenabscesse in geschrumpftem Nierengewebe.

Fall 871. M., männl., 52 J.

Pyonephrosis sin. Nephrektomie.

R.	L.
Normal blau	farbloser dicker Eiter

Präparat: sekundär infizierte Steinniere mit Abscessen durchsetzt und Pyonephrose. Rechte Niere gesund (Sektionsbefund).

Wichtig sind weniger eindeutige Fälle.

M., männl., 59 J., 1914 10652.

Pyonephrosis duplex.

	R.	L.
Indigocarmin:	20 Min., schwach blau, trübe	18 Min., schwach blau.

Diese Färbung bleibt unvermindert bestehen. Beiderseits reichlich Leukocyten im Mikroskop. Makroskopisch kein erkennbarer Eiter. Beiderseits Cylinder, $\delta = 0{,}60$, Nephrotomie beiderseits. Unter urämischen Erscheinungen Tod. Beide Nieren zeigen schwere Parenchymveränderungen neben erweitertem eiterhaltigen Nierenbecken. Andere Fälle, wo die Nieren in hydronephrotische Säcke umgewandelt waren, bei denen nur noch ein schmaler Parenchymrand vorhanden war, erschien erst nach einigen Stunden eine Spur Blaufärbung; unter solchen Umständen zeigt uns Fehlen oder Verschlechterung der Indigocarminprobe direkt den Funktionsausfall auf anatomischer Grundlage an. Man könnte einwenden, daß auch ohne die betreffende Prüfung durch den Harnleiterkatheterismus Aufschluß über den Zustand der betreffenden Niere zu erreichen sei. Das trifft in diesem Sinne doch nicht für alle Fälle zu. Gewiß kann aus der Beschaffenheit des Sekretes Art und Grad der Erkrankung mehr oder weniger erkannt werden. Ist aber z. B. bei einer Nephritis, bei einem Nieren- oder Ureterstein der Sekretbefund etwa auf einige rote Blutkörperchen, spärliche Cylinder, Leukocyten, Epithelien beschränkt, so können wir daraus wohl eine Erkrankung erkennen, nicht aber auch gleichzeitig ein Urteil über die funktionelle Beschaffenheit erlangen. Unbeschadet der Tatsache, daß man aus anderen klinischen Daten und Prüfungen dies feststellen kann, gilt es hier die Frage zu beantworten, ob die Indigocarminprobe dazu imstande ist; diese Frage kann bejaht werden.

Steine:

S., weibl., 54 J., 1909 5803.

R.	L.
Nach 20 Min. schwach blau	in 15 Min. tief blau
Viel weiße und rote Blutkörperchen	spärlich frische rote
Viel Epithelien	viel Epithelien.

Keine Cylinder beiderseits. Also schlechtere Funktion der r. Niere.

Diagnose: rechtseitige Uretersteine. Ohne die Indigocarminprobe hätte man nicht auf einen schlechten Funktionszustand schließen können, zumal auch die linke nicht intakt war. $\delta = 0{,}60$ bestätigte die schlechte Gesamtfunktion.

M., weibl., 39 J., 1912 24535.

Vereiterte Steinniere. Parallelismus l. mit der Harnstoffausscheidung.

	R.	L.
Harnstoff (U) . . .	2,0	19,5
Indigocarminprobe .	Farbe trüb gelb	tief blau
Albumen	+	—
Cylinder	—	—
Bakterien	Paratyphus A	steril

Trotz schwerer einseitiger Erkrankung mit schlechter Einzelfunktion gute Gesamtfunktion, $\delta = 0{,}57$.

Beispiel eines Nierensteines ohne Funktionsstörung.

L., männl., 52 J., 1910 2719.

	R.	L.
U	13,9	12,5
Albumen	Ø	Ø
	Frische rote Blutkörperchen	frische.
Indigocarminprobe .	nach 15 Min. tief blau	desgleichen,
	2 granulierte Cylinder.	

Wandernieren bieten normale Verhältnisse, sofern die Nieren als solche intakt sind.

Nephritis:

S., weibl., 38 J., 1912 24339.

Klinische Schrumpfniere, Dekapsulation.

	R.	L.
U	7,69	6,32
Albumen	+	+
Indigocarminprobe .	in 1 Stunde kein Blau, hellgelb	ebenso.

Beiderseits vereinzelt rote Blutkörperchen, keine Cylinder. $\delta = 0{,}61$. Unter urämischen Erscheinungen Tod.

Sektion: Schrumpfnieren.

In anderen Fällen wurde späte schwache Ausscheidung beobachtet, so auch in solchen mit urämischen Symptomen; auch hier also zeigte stets die Indigocarminprobe deutlich den anatomisch begründeten Funktionsausfall an.

Chronische Nephritiden im Sinne der diffusen Glomerulonephritis zeigen je nach der Krankheitsphase wechselnde Befunde, meist die Verzögerung der Farbstoffausscheidung. Da die Eingruppierung älterer Krankengeschichten in das neue System häufig Schwierigkeiten macht mangels heute uns wichtig erscheinender anderer Untersuchungen, konnte ein Teil der vielen früher auf der chirurgischen Abteilung behandelten Fälle, bei denen vielfach nur „Nephritis chronica“ notiert ist, nur mit Vorsicht beurteilt werden. Es sind deswegen hier nur eindeutige Fälle berücksichtigt. Bei Nephrosen (Nephritis parenchymatosa) fand sich teils leicht verzögerte, teils mäßig abgeschwächte, aber auch normal starke Ausscheidung, wie ja auch bekannt ist, daß in leichten Fällen die Funktion ungestört sein kann. In einem derartigen Fall schwerster Art, der letal verlief, war beiderseits beim Katheterismus keinerlei Farbstoffausscheidung nachzuweisen. Der Fall ist wichtig wegen der Ungleichheit beider Sekrete bei anatomisch gleicher doppelseitiger Erkrankung.

B., weibl., 45 J., 1910 4378.

	R.	L.
Menge .	3 ccm in 15 Min.	10 ccm in 10 Min.
Albumen	schwach positiv	stark positiv.
	Im Gesamturin bis 20%.	
Blut . .	vereinzelt Blutkörperchen	ebenso.
Cylinder	granulierte	keine.

Tod an Urämie.

Entsprechend fanden wir bei Amyloidniere (Amyloidnephrose) vollkommen normale Ausscheidung.

L., männl., 27 J., 1909 16778.

	R.	L.
U	8,36	12,5
Indigocarminprobe .	tief blau	tief blau
Albumen	positiv	positiv usw.

Amyloid am exzidierten Stück sichergestellt. Gute Diurese. Spezifisches Gewicht 1011—1023. $\delta = 0{,}56$.

Bei einer schweren chronischen hämorrhagischen Glomerulonephritis mit Verdacht auf Amyloidschrumpfniere konnten wir folgende Feststellungen machen:

B., männl., 17 J., 1919 14410.

Indigocarminprobe beiderseits blaß grünlichblau.

Jodkali nach 50 Min. ausgeschieden. Wasser- und Konzentrationsversuch 1320 ccm in 5 Stunden. Spezifisches Gewicht 1000. 450 ccm in den nächsten 5 Stunden. Spezifisches Gewicht 1008. R. N. 0,038%. U 0,065%. $\delta = 0{,}58$.

Um nicht den Eindruck der Gesetzmäßigkeit des Ablaufs der Indigocarminprobe und eines immer vorhandenen Parallelismus mit anderen Funktionsprüfungen zu erwecken, möchten wir einen weiteren Fall bringen, bei dem die klinische Diagnose Schwierigkeiten machte.

R., männl., 33 J., 1919 14210.

Schmerzen in der r. Niere, Pollakiurie, Nycturie, trüber Urin; letzthin Hämaturie, keine Ödeme.

Befund: Urin bluthaltig, steril, keine Tuberkelbazillen.

1. Cystoskopie. Indigocarminprobe weder rechts noch links in $^3/_4$ Stunden erschienen. U r. 2,0, l. 3,19, l. reichlich frische und alte rote Blutkörper, r. kein Blut. Beiderseits vereinzelt Leukocyten, reichlich Epithelien der Harnwege, Cylinder fehlen, Kultur steril beiderseits.

2. Cystoskopie nach 3 Wochen. Indigocarminprobe. Geringe Blauausscheidung erst nach $^1/_2$ Stunde. U r. 3,5, l. 5,0. Urin beiderseits trübe. Beiderseits Blut. Beiderseits Eiweiß. Beiderseits steril. Jodkali nach 56 Stunden ausgeschieden.

R. N. 0,029, Gesamtharnstoff 0,064, $\delta = 0{,}56$. Mangelhafte Konzentrationsfähigkeit, keine gute Wasserausscheidung. Cylinder teilweise fehlend, teilweise spärlich granulierte. Spezifisches Gewicht min. 1003, max. 1012.

Es handelt sich somit um einen atypischen Fall, der nicht recht unterzubringen ist. Angesichts der dauernden Schmerzen rechts wird eine Nephritis dolorosa haemorrhagica angenommen und dekapsuliert. Die Untersuchung eines herausgeschnittenen Nierenstückes ergibt akute Nephrose; andere Fälle der Nephritis dolorosa ergaben beiderseits tief blaue Farbstoffausscheidung in vorschriftsmäßiger Zeit.

Bei Tumoren wird der Ausfall der Indigocarminprobe abhängig sein von der Größe der Zerstörung von Nierensubstanz und Geschwülste, die große Teile der Niere intakt lassen, wie man es häufig bei Hypernephromen sieht, die geradezu einem Pol aufsitzen können, scharf gegen die völlig normale Niere abgegrenzt, zeigten stets gute Funktion, ebenso wie kleinere gut abgegrenzte Tumoren.

B., weibl., 44 J., 1912 21210.

	R.	L.
U	7,41	8,78
Indigocarminprobe .	blau, leicht trübe	wie r.
Albumen	Trübung	leichte Trübung.
Blut	frisch und Schatten	wie r.

Ausgedehntes Hypernephrom am oberen Nierenpol.

Tumoren, die die Niere weithin zerstören, werden entsprechend eine negative oder schlechte Indigocarminprobe aufweisen. Wenn gleichzeitig ein nephritischer Prozeß vorliegt, muß sich dies nach den obigen Ausführungen ebenfalls in der Funktionsprüfung dokumentieren.

M., männl., 42 J., 1917 6931. $\delta = 0,58$.
R. N. 0,022%.

	R.	L.
U	5	7,5
Indigocarminprobe .	dunkelrot	tief blau, klar.
Blut	massenhaft Tumorzellen	0

Nephrektomie r. Papillom des Nierenbeckens.

Wegen der Seltenheit soll auch ein Befund bei kongenitaler Cystenniere Platz finden. Hier ergab die Indigocarminprobe r. eine ganz mattblaue Flüssigkeit und auch l. nur eine Andeutung von Blaufärbung.

Interessante Ergebnisse liefern die Tuberkulosen. Zunächst aus mehreren hundert Fällen einige Typen:

S., weibl., 31 J., 1915 19218.

L. nach $^1/_2$ Stunde noch keine Spur Absonderung, auch aus der r. Niere in $^1/_2$ Stunde Farbstoffe noch nicht erschienen. L. Tuberkelbazillen positiv, zu wiederholten Malen. $\delta = 0,62$. Nephrektomie. Die l. Niere stellt einen erheblich vergrößerten Eitersack dar ohne jedes Parenchym. Exitus nach 3 Tagen. Sektion: Nephritis und Nephropyelitis; Tuberkulose der zurückgebliebenen Niere, doppelseitige Uretertuberkulose. Hier zeigt die fehlende Indigocarminausscheidung, die aus der rechten „gesünderen" Seite stammte, eine schwere Gesamtfunktionsstörung an, die zusammen mit dem schlechten Gefrierpunkt eine Kontraindikation zur Nephrektomie hätte bilden müssen.

Sch., männl., 50 J., 1921 12527.

Siehe Abb. 3. R. überhaupt keine Ausscheidung. Tuberkelbazillen positiv. L. normal nach 6 Min. R. Eiter, Blut, Cylinder. $\delta = 0,59$. Uranin nach 45 Stunden negativ. Blutdruck 135. R. N. 0,033. Wasser- und Konzentrationsversuch ergibt verminderte Funktion. Renovasculin nach 3 Stunden negativ. Ektomie. Präparat: Erheblich zerstörte Niere mit Kavernen, Tuberkulose und Abscessen.

In vorstehenden Fällen ist der schlechte Ausfall der Indigocarminprobe durchaus anatomisch begründet, und das sehen wir in zahlreichen Fällen, wo es sich um ausgesprochene Zerstörungen handelt. Besonders bemerkenswert sind nun aber solche Formen, wo die anatomischen Veränderungen geringfügiger Natur sind, wo es sich um beginnende Tuberkulose handelt; hier finden wir ganz auffallenderweise häufig ebenfalls einen schlechten Funktionsausfall, der sich auch bei Prüfung mit der Indigocarminprobe deutlich erkennen läßt.[1])

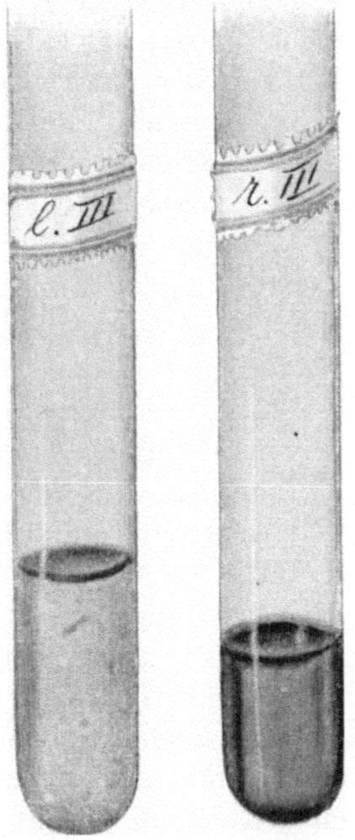

Abb. 3 Indigokarminprobe. Links: negativ, rechts: positiv.

Bei W., männl., 1918 16807, fand sich l. keinerlei Ausscheidung (gegenüber einer schönen blauen Färbung r.), wo die histologische Untersuchung „inzipiente Tuberkulose" ergab. Eine nähere Beschreibung fehlt leider.

Bei einer Krankenschwester, wo die Diagnose auf linkseitige Nierentuberkulose gestellt war, war auf der erkrankten Seite, die Spuren Eiweiß, wenig weiße und rote Körperchen und Tuberkelbazillen ausschied, nach 20 Min. nur schwach angedeutete hellblaue Farbe festgestellt. Die bei der Operation herausgenommene Niere zeigt eine beginnende Tuberkulose, in Form einer kleinen Anzahl Tuberkeln in den Markkegeln. $\delta = 0,56$. Also ein einseitiger Funktionsausfall. Ich glaube, daß man diese auffallenden Befunde nur erklären kann, wenn man derartigen infektiösen Prozessen eine toxische Einwirkung auf den Sekretionsapparat beimißt, eine Giftwirkung, die die nervösen Elemente lähmt. Dieses Mißverhältnis zwischen anatomischem und funktionellem Verhalten haben wir übrigens bislang nur in so ausgesprochener Weise bei der Tuberkulose feststellen können, während bei Erkrankungen anderer Erreger Coli, Staphylo-

[1]) Anmerkung bei der Korrektur: Auf dem diesjährigen Chir. Kongr. (23) wurde die gleiche Beobachtung von unseren Autoren mitgeteilt.

kokken, Streptokokken die Indigocarminprobe erst schlecht ausfiel, wenn ausgedehnte Veränderungen vorlagen oder anzunehmen waren. Somit scheint der Tuberkelbacillus eine besonders intensive toxische Schädigung auf die Niere ausüben zu können, wenn er sich in ihr festsetzt und sie krank macht, während rasches Durchpassieren diese Wirkung vermissen läßt. — So hoch wir die Bedeutung der Indigocarminprobe veranschlagen, so sind wir doch überrascht, daß namhafte Autoren die Indikation zur Entfernung der tuberkulösen Niere von einem ganz eng begrenzten auf Minuten präzisierten Ausfall abhängig machen. JOSEPH (zitiert nach WOSSIDLO) rät zur Exstirpation in Fällen, wo noch keine Blasen- oder Harnleitertuberkulose feststellbar ist, und wo die kranke Niere nur eine Verminderung der Funktion von 2 Minuten gegenüber der gesunden Niere aufweist. WOSSIDLO betrachtet als unterste Grenze („bei der wir noch eine Alttuberkulinbehandlung versuchen können") ein Nachlassen der Nierenfunktion bis unter 10 bis 12 Minuten gegenüber der gesunden Seite von 6 Minuten, also eine Verzögerung um das Doppelte. Es soll hier auf die jüngst von WOSSIDLO empfohlene konservative Behandlung nicht weiter eingegangen werden, sondern nur gesagt werden, in welcher Weise hocherfahrene Autoren die Indigocarminprobe würdigen und verwerten. Um unseren persönlichen Standpunkt in dieser Frage zu kennzeichnen, so haben wir so weitgehende Schlußfolgerungen bislang niemals gezogen, und werden dies auf Grund unserer Erfahrungen auch wohl kaum in Zukunft tun. Nach unseren obigen Ausführungen möchten wir es doch nicht für ganz unbedenklich halten, allein auf Grund der so ausgelegten Indigocarminprobe eine Indikation von so einschneidender Bedeutung zu stellen. Möglich, daß genannte Autoren auch noch andere Funktionsprüfungen heranziehen, was aus den Ausführungen nicht hervorgeht. Geringgradige Verzögerungen von einigen Minuten sieht man sowohl unter krankhaften wie ganz normalen Verhältnissen so häufig, daß unseres Erachtens zur Indikationsstellung doch größere Differenzen notwendig sind.

Aus vorstehenden Ausführungen geht wohl zur Genüge die große Bedeutung der Indigocarminprobe in Kombination mit dem Harnleiterkatheterismus hervor. Weniger Bedeutung ist ihrer Anstellung am Gesamturin zuzuweisen. Es ist schon erwähnt, daß die Internisten auf die Farbstoffprobe wohl meist ganz verzichten, obwohl sie auch in dieser Hinsicht nicht so schlecht ist, wie die Beispiele der Nephritis zeigen; dahingegen wird sie von manchen Chirurgen gern herangezogen zur Prüfung der Nierenfunktion, bei der Prostatahypertrophie. Zahlreiche Arbeiten zeigen die weitgehende Anwendung bei dieser Erkrankung, vielfach wird die Indikation zur Entfernung von ihr abhängig gemacht. Im allgemeinen wird weniger Wert auf den Beginn und die

Intensität als auf die Dauer der Ausscheidung gelegt, doch fehlt es nicht an Stimmen, die auf die Probe verzichten und andere für geeigneter halten. Es unterliegt keinem Zweifel, daß uns die Indigocarminprobe in erwähnter Hinsicht Dienste leisten kann. Es kommt hier nicht auf eine Separation beider Nierensekrete an; es fragt sich freilich, ob man nicht überhaupt bei der Prostatahypertrophie die Urinanalyse aufgibt zugunsten der des Blutes. Wir möchten bei den bekannten Folgezuständen dieses Leidens das Hauptgewicht auf die N.-Retention und die Blutkryoskopie legen, und benutzen Ausscheidungsproben höchstens zur Unterstützung und Vervollständigung des klinischen Bildes. Unter diesen Gesichtspunkten kann die Indigocarminprobe Gutes leisten, namentlich auch in Hinblick auf die häufige Polyurie bei dieser Erkrankung, die uns eine gute Funktion quoad Wasser vortäuschen kann. So sehen wir, daß tagelang gelegentlich intermittierend der Farbstoff ausgeschieden wird, bis zu 8 Tagen konnten wir dies beobachten. Eine Indikation zur Operation machen wir von der Probe nicht abhängig.

Überblicken wir noch einmal die Beobachtungen an unserem großen Material, so kommen wir zu dem Ergebnis, daß die Indigocarminprobe eine wertvolle Methode für die chirurgische Diagnostik ist; Versager in dem Sinne, wie sie in der Literatur zu lesen sind, daß etwa schwer kranke Nieren gut ausscheiden, oder ein ungenügender oder negativer Ausfall bei gesundem Organ irregeführt hätte, konnten bei der Durchsicht sämtlicher urologischer Krankenblätter seit 1903 niemals festgestellt werden. Normalerweise wird der Farbstoff mit großer Regelmäßigkeit, wie oben geschildert, ausgeschieden. Dahingegen möchten wir zusammenfassend noch einmal betonen, daß wir nicht empfehlen würden, weitgehende Schlußfolgerungen zu ziehen aus

1. geringer Verzögerung des Beginns (um einige Minuten). Wir befinden uns da im Gegensatz zu den jüngsten Veröffentlichungen von Wossidlo;

2. geringen Differenzen zwischen rechts und links (wenn der Harnleiterkatheterismus ausgeübt ist), was Beginn und Intensität anlangt, da auch normalerweise leichte Schwankungen vorkommen können;

3. mäßiger Verlängerung der Ausscheidung um wenige Stunden. Letztere Erscheinung pflegen wir überhaupt meist zu vernachlässigen, wenn es sich um einseitige Erkrankung handelt; bei Nephritis, Prostatahypertrophie ist auch darauf zu achten.

Voraussetzung ist gutes frisch und nur kurz aufgekochtes Präparat; alte und zu lange gekochte Lösung büßt an Wirkung ein. Der Ort der Injektion ist ferner zu untersuchen auf lokale Veränderungen, die den Ablauf der Probe beeinflussen könnten. Unter Berücksichtigung dieser Faktoren bedeutet eine Verzögerung des Beginns etwa vom Doppelten der Norm an, also von ca. 20 Minuten an, wohl stets eine funktionelle Schädigung. Völliges Ausbleiben oder nur schwach angedeutete

Probe zeigt stets ein funktionell schwer geschädigtes Organ an, in der Regel auf Grund anatomischer Veränderungen. Die Indigocarminprobe ist zusammen mit dem Ureterenkatheterismus wertvoll und auch ohne denselben von Bedeutung.

d) Phenolsulfophthaleinprobe. (Phthaleinprobe).

Es ist ein Dezennium her, seit die amerkanischen Physiologen ROWNTREE und GERAGHTY 1910 einen neuen Stoff zur Prüfung der Nierenfunktion in die Wissenschaft einführten, das Phenolsulfophthalein. YOUNG und CABOT haben ihn zuerst in Verbindung mit dem Ureterenkatheterismus angewandt. Es handelt sich um einen roten Farbstoff, der durch die Nieren wieder ausgeschieden wird und uns so gestattet, Rückschlüsse auf die Funktion derselben zu machen, eine Methode, die nur dadurch sich von anderen Farbstoffproben unterscheidet, daß die Ausscheidung eines bestimmten Quantums in einer bestimmten Zeit verlangt, mithin den Nieren eine bestimmte Aufgabe gestellt wird. Nach Ansicht der Erfinder findet die Ausscheidung des Stoffes hauptsächlich im Epithelialapparat statt, eine Auffassung, der sich eine Reihe von Autoren, DEUTSCH, SCHMÜCKLER, FRENKEL, UHLMANN, anschließt.

Die Erfinder der Probe glaubten auf Grund ihrer ausgedehnten Untersuchungen berechtigt zu sein, die Methode wärmstens zu empfehlen, in der Annahme, daß mit ihr hinreichend Aufschluß über die Leistung der Niere zu erhalten sei. Diesen Ansichten entsprechend wurde die Methode, die wir der Kürze halber und historisch richtig mit ihrem Originalnamen Phthaleinprobe nennen, von vielen Forschern aufgenommen, und es sind zahlreiche zustimmende Angaben in der Literatur zu finden, wir stoßen jedoch auch auf manchen Widerspruch. Die Differenzen drehen sich um Fragen der Technik, der Ausscheidungszeit und Dauer derselben, sowie der prozentualen Werte des im Urin erscheinenden Farbstoffes. Auch prognostische Schlüsse wurden gezogen. Ziehen wir das Fazit, so hat die Methode im großen und ganzen trotz mancher voneinander abweichenden Anschauungen jedenfalls von deutscher Seite keine strikte Ablehnung erfahren. Die Originalmethode, wie sie die Erfinder uns beschrieben haben, besteht darin, daß 6 mg Phenolsulfophthalein, die unter Alkalizusatz in 1 ccm Wasser gelöst sind, subkutan, intramuskulär oder intravenös eingespritzt werden, nachdem der Patient 3—400 ccm Wasser getrunken hat und die Blase entleert ist. Nach Ablauf der 1. und 2. Stunde wird der Urin aufgefangen, und zwar in Gläsern, die mit 10 ccm einer 25%igen Natronlauge beschickt sind. Die ausgeschiedene Menge wird mit einem Kolorimeter bestimmt. Nach den Angaben der Verfasser erscheint der Farbstoff nach 5—10 Minuten und es werden dann in der 1. Stunde

60%, in der 2. 12—25%, in der 3. nur noch geringe Reste ausgeschieden.

Diese Angaben wurden teils bestätigt, teils sind andere Werte gefunden, auch sonst Änderungen vorgenommen. DEUTSCH nimmt 5%ige Natronlauge und verdünnt jede Portion auf 1 l. Nach seiner Ansicht gelingt es mit der Methode Nierenerkrankungen verschiedener Art zu erkennen. Die Störungen der Ausscheidung entsprechen den anatomischen und funktionellen Schädigungen. Auch SEHRT konnte die Angaben der Amerikaner bestätigen. Von großer Bedeutung sind die Feststellungen von FROMME und RUBNER. Sie fanden bei intramuskulärer Einverleibung des Präparates so ungleiche Resultate, daß sie schon 1912 den später zur Forderung erhobenen intravenösen Weg als den einzig richtigen vorschlugen. Außerdem wollen sie die Beobachtungszeit auf 3 Stunden ausgedehnt wissen. VOGEL hält das haltbare und gleichmäßig wirkende Mittel wegen seiner schnellen und vollständigen Ausscheidung für sehr geeignet, während ALBRECHT sich ablehnend äußert, da die Resultate schwankend seien und er in zwei Drittel der Fälle Werte weit unter denen von den Erfindern angegeben fand. Auch EICHMANN empfiehlt intravenöse Anwendung. ERNE verlangt bei jeder Albuminurie die Ausführung der sehr zuverlässigen Probe. Nach der 1. Stunde sollen 45, nach der 2. 70% ausgeschieden sein. ROTH erklärt die verschiedenen Resultate der Untersucher mit der Verschiedenheit der Präparate. Er konnte durch Vergleiche nachweisen, daß die Ausscheidung bei deutschen Präparaten um 18—20% niedriger war als bei amerikanischen. Er betont ferner die Berücksichtigung des Restharnes und hält außerdem die Methode für nicht anwendbar bei gynäkologischen Leiden und Graviden. In einer weiteren Arbeit gibt derselbe Autor absolute Zahlen: Er fand, daß in der 1. Stunde 40%, in der 2. 60% ausgeschieden wurden. Schlechte Werte zeigen ausnahmslos schlechte Funktion an, wie an experimentell erzeugter Nephritis erhärtet werden konnte. Auch BERENROTH und FRANK kommen auf Grund von Tierversuchen zu günstiger Beurteilung. Bei künstlich erzeugter Urannephritis war stets starke Verminderung der Ausscheidung festzustellen. BACHRACH und LÖWY beschäftigten sich mit dem Ausscheidungsort des Präparates, den sie in den tubulären Apparat verlegen. Verzögerung der Ausscheidung läßt auf Erkrankung dortselbst schließen. Desgleichen nehmen DEUTSCH und SCHMUCKLER an, daß die Tubuli den Farbstoff sezernieren. Je mehr Nierengewebe zugrunde geht, um so weniger Phenolsulfophthalein wird abgesondert, nicht nur der Gewebsverlust wird erkannt, sondern auch die Arbeitsfähigkeit des nierengesunden Anteils. Die Methode ist nach ihrer Ansicht den SCHLAYERschen Proben gleichwertig. Nach FRENKEL und UHLMANN bekommt man nur ein Bild von dem augenblicklichen Funktionszustand der Nieren. Der

Nutzen bei den verschiedenen Nephritisformen ist ungleich. Bei hydropischen Zuständen muß auch die Kochsalzausscheidung geprüft werden. Beginn 3—15 Minuten. GOLDBERG fand die von ROWNTREE angegebenen Zahlen und Fristen zu inkonstant und daher nicht verwertbar. WARE spricht ihr sogar jeden Wert ab, wie auch Tierexperimente EISENBREYS ein Versagen der Methode bewiesen. WROBEL hat die Probe an chirurgischen Fällen ausprobiert, aber keine eindeutigen Resultate gewonnen, sie erscheint ihm ungeeignet, besonders im Verein mit dem Cystoskop. An einer großen Versuchsreihe von 300 Fällen hat HESS seine Erfahrungen gesammelt, die er dahin zusammenfaßt, daß die Probe eine wertvolle Bereicherung unserer Methoden darstellt, einfach und ungefährlich ist, wenn auch einige Unklarheiten bestehen. Nach seinen Ergebnissen werden 40% in der 1., 50% in der 2. Stunde ausgeschieden. Ebenfalls über eine große Versuchsreihe berichtet LOHNSTEIN, dem sich die Methode bei der Begutachtung von Nierenkranken und Rekonvalenszenten bewährt hat. Prognostisch lasse sie sich nicht verwerten. Weiterhin haben sich noch günstig geäußert: KEYES, SCHMIDT, CHRISTELLER, GARDNER, KRETSCHMER. Was den Vergleich mit anderen Methoden angeht, so halten BLUM und GREEN die Phloridzinprobe für sicherer. Nach HESS, KEYES, STEVENS besteht Übereinstimmung mit der Harnstoffausscheidung, nach KRETSCHMER, GOLDBERG eine solche mit dem Blutgefrierpunkt. HESS stellte eine solche mit Reststickstoff fest, wie auch FRENKEL und UHLMANN, sowie einen Parallelismus mit der Chlor- und Jodausscheidung, sowie der Diastase. DEUTSCH und SCHMÜCKLER kombinierten ebenfalls mit Jod und Milchzucker. CHRISTIAN stellte fest, daß bei starker Stickstoffretention eine schlechte Farbstoffausscheidung stattfand. v. MONAKOW ist der Ansicht, daß eine schwere Störung der Ausscheidung auch eine schwere Störung der Nierenfunktion bedeutet. Nierengesunde schieden in 2 Minuten mindestens 50% aus und nach 3, spätestens 4 Stunden ist die Ausscheidung beendet. Andererseits sah er auch starke Schwankungen. Endlich nehmen noch zwei Arten der jüngsten Zeit Stellung zur genannten Probe, von WALTHARD und LEMBCKE, auf die wir noch zurückkommen werden.

Über die Dosierung ist nicht viel zu sagen, da gebrauchsfertige Präparate zur Anwendung kommen, die sich durch lange Haltbarkeit und Konstanz auszeichnen sollen. Wir benutzen ein amerikanisches Präparat, haben aber den Eindruck gewonnen, daß mit der Zeit ein Nachlassen der Wirkung eintritt. Ampullen aus Schachteln, die wir 1914 benutzten, gelangten nach dem Kriege überhaupt nicht mehr zur Ausscheidung. Das Mittel ist gebrauchsfertig in Ampullen bei HELLIGE & Co., Freiburg, zu beziehen. Ein deutsches Präparat bringt die Ranke-Apotheke, Berlin (Dr. SALZMANN), in den Handel. Es ist zu berücksichtigen, daß nach der Feststellung einiger Autoren ein zum Teil beträchtlicher Unterschied zwischen deutschen und amerikanischen Präparaten besteht, ROTH fand eine 18—20% niedrigere Ausscheidungszahl beim deutschen. Nach LOHNSTEIN enthält das deutsche Präparat 5% weniger Farbstoff. WALTHARD sah ganz unbrauchbare Lösungen, was sich auch mit unseren persönlichen Erfahrungen deckt. Ein Teil, wenn nicht die meisten der widersprechenden Angaben finden sicher in der Ungleichheit der Präparate ihre Erklärung. Von großer Bedeutung ist auch die Art der Anwendung. Die ursprüngliche Angabe der Erfinder lautete intramuskulär, aber schon bald gab es Autoren, die wegen der Unsicherheit der Ausscheidung bzw. der Inkonstanz derselben die intravenöse Anwendung empfahlen. Speziell RUBNER und FROMME bekamen bei der intramuskulären Injektion so wechselnde Resultate, daß sie diese Form der Einverleibung strikte ablehnten zugunsten der intravenösen, da bei Injektion in die Blutbahn stets große Gleichmäßigkeit der Ausscheidung festzustellen war. Andere Untersucher, so LEMBCKE u. a., schließen sich auf Grund ihrer Beobachtungen an großem Material an. Es fanden sich bei intramuskulärer Injektion:

Eintritt zwischen 7—11 Minuten
Ausscheidung in 1 Stunde 36—76, im Mittel 50,8%
in 2 Stunden 17—40, „ „ 26,8%
Gesamtausscheidung . . . 62—93, „ „ 77,0%.

Bei intravenöser Injektion:

Eintritt zwischen 2,4—6 Minuten
Ausscheidung in 1 Stunde 57—82, im Mittel 70,9%
in 2 Stunden 45—20, „ „ 12,0%
Gesamtausscheidung . . . 76—87, „ „ 82,9%.

RUBNER und FROMME stellten Differenzen zwischen 24 und 78% fest, und nehmen nach EISENBREYS Tierversuchen eine verschiedene Resorptionsfähigkeit der Muskeln an. Wir glauben auch, daß bei einer so subtilen Probe wie dieser, wo es auf jeden Tropfen der Flüssigkeit ankommt, auch nur geringe Abweichungen des Gewebszustandes nötig sind, um nennenswerte Störungen der Ausscheidung zu veranlassen und möchten in dieser Hinsicht auch Anasarka, Zirkulationsstörungen, ja schon Ödembereitschaft nennen. Wir müssen gerade immer im Hinblick auf die nachfolgende kolorimetrische Bestimmung möglichste Konstanz der Ausscheidung zu erreichen suchen und diese gewährleistet am besten die intravenöse Einspritzung, allerdings auch nur dann, wenn sie technisch glatt gelingt.

Der intravenöse Weg hat außerdem den Vorzug, daß er die Dauer der Prozedur abkürzt. Aus allen, wie auch eigenen Untersuchungen geht hervor, daß der Farbstoff bei intravenöser Anwendung viel schneller zur Ausscheidung gelangt. Die Substanz erscheint bereits nach 3 bis 5 Minuten im Urin.

In der ersten 1/2 Stunde können bereits bis 65% ausgeschieden und schon nach 1 Stunde kann die Ausscheidung bis 80% betragen. Das bedeutet einen ganz wesentlichen Vorteil für den Fall, daß der Ureterenkatheterismus angewandt wird; denn das stundenlange Liegenlassen der Sonden, darüber sind sich wohl alle einig, ist für den Patienten nicht gleichgültig. Wir sehen somit, daß der Ausscheidungsmodus sich nach der Art der Injektion richtet. Einigkeit herrscht darüber, daß bei dieser Funktionsprüfung im Gegensatz zu anderen Farbstoffproben wie Indigocarmin usw. eine genaue Bestimmung des ausgeschiedenen Quantums unerläßlich ist, was durch die relativ rasche Ausscheidungsdauer erleichtert wird. Von Vorteil ist auch, daß die Menge des Urins auf das Farbstoffquantum keinen Einfluß ausübt. Dem widersprechen allerdings Beobachtungen von STRAUSS, aus denen hervorgeht, daß die Menge der gleichzeitig aufgenommenen Flüssigkeit doch nicht ganz ohne Einfluß auf den Ablauf der Probe ist. Er gibt deswegen einheitlich 1/2 Stunde vor der Einspritzung, die er im übrigen intramuskulär vornehmen läßt, 300 g Tee und ein Brötchen und sperrt in den nächsten 2 Stunden jegliche Nahrungs- und Flüssigkeitsaufnahme. Nun zeigen sich bisweilen bei Nierengesunden bereits Schwankungen, die zu einer Beanstandung der Methode geführt haben. Wir wissen jedoch, daß auch im physiologischen Ablauf der Nierensekretion Schwankungen vorkommen. Die Tätigkeit der Nieren ist von mannigfachen Einflüssen abhängig, so daß man sie niemals wird in ein bestimmtes Schema bringen können. Bewegen sich diese Schwankungen in der Ausscheidung in gewissen Grenzen, so ist man nicht berechtigt, bereits auf eine Funktionsstörung zu schließen. Sehen wir die Literatur über die Phenolsulfophthaleinprobe durch, so erfahren wir nun allerdings schon in normalen Fällen ganz beträchtliche Differenzen. Die Erfinder der Methode sprechen von Unterschieden in der 1. Stunde zwischen 38 und 60%, 60—85% in der 2. Stunde. ERNE fand bis 45% in der 1., bis 70 in der 2. Stunde HESS bis 40 in der 1., bis 50 in der 2. Stunde. FROMME und RUBNER sahen Differenzen zwischen 24 und 78 in 2 Stunden, GOLDMANN 50—70, ebenfalls wechselnde Resultate erhielten ALBRECHT, EICHMANN, WALTHARD. Von 32 Untersuchungen war 26mal der Beginn innerhalb 10 Minuten, 6mal nach 15 Minuten.

In der 1. Stunde betrug die Ausscheidung	24,5	bis	74%
„ „ 2. „ „ „ „	1	„	20%
in anderen Gruppen „ „ „			20%
zusammen in 2 Stunden	60,5%		
„ 3 „	68,5%		
JONES „ 1 Stunde	30	bis	40%.

LEMBCKE (intramuskuläre Injektion):
Eintritt in 7—10 Minuten
Ausscheidung in 1 Stunde 36—76%
„ „ 2 Stunden 17—40%.

Bei intravenöser Injektion:
Eintritt 2,4—8 Minuten
Ausscheidung in der 1. Stunde 70,9%
„ „ „ 2. „ 12,6%.

VOGEL sah bei demselben Patienten nach einem anfänglichen Abfall ein Wiederabsteigen der Ausscheidungskurve. Für besonders bemerkenswert in dieser Hinsicht möchte ich hier einen von WALTHARD beobachteten Fall erwähnen, den er ausführlich mitteilt:

Der 39 Jahre alte Patient bot, abgesehen von einem Leistenbruch, ein in jeder Hinsicht normales Verhalten, insbesondere niemals irgendwelche krankhaften Nierenbefunde. Die Phenolsulfophthaleinprobe ergab exorbitant niedrige Ausscheidungswerte:

In der 1. Stunde 9%
„ „ 2. „ 55%
„ „ 3. „ 6%

also Werte, wie sie sonst nur bei schwersten Nierenerkrankungen beobachtet werden. Wir sehen also zum Teil so hochgradige Differenzen, die einen so weiten Spielraum lassen, daß schwere Bedenken gegen die Probe berechtigt erscheinen. Eine Reihe dieser auffälligen Unterschiede kann man zu erklären versuchen. Wir haben schon darauf hingewiesen, daß es bei der Art der Methode, bei der eine kolorimetrische Bestimmung ausgeführt wird, besonders darauf ankommt, auch wirklich die Gesamtmenge zu bekommen. Es muß daher Wert darauf gelegt werden, daß die Blase restlos entleert wird und aller Urin zur Bestimmung verwandt wird. Die Präparate müssen berücksichtigt werden, ferner bei intramuskulärer Injektion die Möglichkeit gestörter Resorption innerhalb der Gewebe. Schließlich kann durch nervöse Einflüsse die Tätigkeit der Nieren beeinflußt werden. Es ist wiederholt darauf aufmerksam gemacht und auch nach unseren Erfahrungen erwiesen, daß psychische und nervöse Faktoren auffallende Störungen der Nierenfunktion zur Folge haben können. Bei den sehr geringen Quanten des Präparates, das zum Einspritzen verwandt wird, spielen alle diese Faktoren, denen wir selbstverständlich auch bei anderen Injektionsproben Rechnung tragen müssen, eine größere Rolle, als wenn die eingespritzte Flüssigkeitsmenge größer ist (beim Indigocarmin z. B. das 20fache). Andere Versager, die bei der Phenolsulfophthaleinprobe häufiger sind als es für eine günstige Kritik der Methode wünschenswert wäre, müssen einstweilen ungeklärtbleiben.

Trotz dieser Einschränkungen halten manche Autoren an dem Wert der Methode fest, insofern als der positive Ausfall stets eine funktionstüchtige Niere anzeigen soll, während umgekehrt aus verminderten Ausscheidungswerten keine sicheren Schlüsse gezogen werden dürfen, sondern weitere Untersuchungsmethoden heranzuziehen sind. Auf eine wichtige Fehlerquelle möchten wir weiter hinweisen, die in der Natur der Kolorimetrie begründet ist. Bekanntlich beruht die Methode darauf, zwei gefärbte Lösungen miteinander zu vergleichen. Der Begriff der Farbgleichheit wie der Farbe überhaupt ist ein individueller, durchaus subjektiver, und es ist erwiesen, daß verschiedene Personen verschiedene Resultate ablesen können. Solange stets ein und derselbe Untersucher beobachtet, können die Ablesungen als einwandfrei gelten. Es wurden auf diese Weise erhebliche Fehler festgestellt. Es ist uns durchaus wahrscheinlich, daß ein Teil der Differenzen so zu erklären ist (vgl. das Kapitel über Kolorimetrie). Ein gewisser Nachteil der Methode ist der, daß gelegentlich der Farbstoff vorgetäuscht werden kann, so insbesondere durch Blut, doch wird im allgemeinen diese Fehlerquelle leicht auszuschließen sein. Auch andere Farbstoffe können gelegentlich die Farbe verdecken, so schon die Eigenfarbe des Urins. Im übrigen wird auf die unter dem Kapitel „Rosanilinprobe" gemachten Ausführungen verwiesen. Daß die rote Verfärbung nur im alkalischen Urin auftritt, wurde schon erwähnt. Wird der Gesamturin in Gläsern aufgefangen, schickt man 10 ccm einer 10%igen Natronlauge vor, in die zum Auffangen des Ureterurins benutzten Reagenzgläser genügt es, 1 ccm der Natronlauge vorzulegen. Es ist bereits darauf hingewiesen, daß die Urinmenge auf die Menge des ausgeschiedenen Farbstoffes kaum Einfluß hat, somit eine vorherige Dosierung der Flüssigkeitszufuhr nicht notwendig ist. Um aber die Sekretion rascher zu gestalten, lassen wir gern vor der Untersuchung Wasser trinken. Auf eine besondere Diät vor der Probe braucht nicht geachtet zu werden.

Wollen wir eine Orientierung der Gesamtfunktion der Nieren erreichen, so wird der in einer bzw. zwei Stunden gelassene oder katheterisierte Urin kolorimetrisch bestimmt. Im Verein mit dem Ureterenkatheterismus wird der in einer beliebigen Zeit nach intravenöser Injektion aus beiden Nieren stammenden Urin aufgefangen, bestimmt und beide Werte in Vergleich gesetzt. Die Sonden brauchen keineswegs stundenlang liegen zu bleiben, da wir nur vergleichen wollen und uns in diesen Fällen die Gesamtausscheidung weniger interessiert. Das übermäßige Verweilen der Sonden in den Harnleitern muß möglichst vermieden werden. Keyes und Stevens schlagen vor, den Katheter nur 15 Minuten liegen zu lassen und jede Minute abzufangen: 1% in der Minute soll normal sein. Die technischen Schwierigkeiten solchen

Vorgehens sind groß, und oft arbeiten die Ureteren nicht gleichmäßig genug, um diese Form der Untersuchung exakt durchführen zu können. Es war vorher schon darauf hingewiesen worden, daß aller zur Ausscheidung gelangender Urin zur Untersuchung verwandt werden muß. Beim Harnleiterkatheterismus liegen die Dinge nun so, daß es mit Hilfe der Sonde im allgemeinen nicht gelingt, die Gesamtmenge des Urins zu erhalten, es läuft je nach der Dicke des Katheters immer etwas Urin nebenher in die Blase. Es ist empfohlen worden, diesem Übelstand dadurch abzuhelfen, daß man möglichst dicke Katheter benutzt (7 bis 8 Charriere). Abgesehen davon, daß derartig dicke Sonden eher Belästigungen und Störungen hervorrufen können wie die üblichen Nummern 5—6, so gewährleisten sie trotzdem keine absolute sichere Vermeidung des erwähnten Fehlers.

Auch bei Nichtnierenkranken wurde die Probe ausgeführt. DEUTSCH fand bei Diabetes insipidus in der 1. Stunde keine Ausscheidung, in der 2. 48%. CABOT, YOUNG, ROWNTREE erzielten bei Diabetes mellitus normale Werte, GODMANN Verschlechterungen. Nach PALLIN sind die Werte beim Typhus herabgesetzt, desgleichen bei Pneumonie. Was die Nephritiden anlange, so kann man zusammenfassend etwa folgendes sagen: Die degenerativen Erkrankungen im Sinne VOLHARDS, FAHRS, nach STRAUSS die tubulären, zeichnen sich durch eine gute oder wenig gestörte Ausscheidung des Farbstoffes aus. Bei den entzündlichen Prozessen, vor allem bei Niereninsuffizienz, fällt die Probe schlecht aus. STUBENRAUCH sah auch Verschlechterung der Ausscheidung bei Herzinsuffizienz und ebenfalls bei Hypertonie mit Niereninsuffizienz. Bei bewußtlosen Kranken konnte man rasch den Grad der bestehenden Niereninsuffizienz ermitteln. Eine starke Herabsetzung der Ausscheidung oder völlige Aufhebung kann ein Signum mali ominis sein. Bei echter Urämie ist die Ausscheidung am schlechtesten, auch bei Schrumpfniere meist schlecht und verzögert.

Andererseits hat die Methode bei akuten Nephrosen, aber auch bei Glomerulonephritiden im Stich gelassen und schwere und schwerste Fälle können sich durch normale Ausscheidung des Farbstoffes auszeichnen, eine Tatsache, die noch der Aufklärung bedarf. Indessen kann die Probe mit Erfolg zur Differenzierung urämischer und pseudourämischer Zustände verwandt werden. Eine besondere Bedeutung spricht ihr ferner LOHNSTEIN bei der Beurteilung von Nephritisrekonvaleszenten zu, wo ihm die Probe an über 1000 Fällen von Nutzen war.

Kommen wir zu den einseitigen Erkrankungen, so liegt der Schwerpunkt der Methode in der Kombination mit dem Ureterenkatheterismus mit seiner Vergleichsmöglichkeit. Einseitig verzögerte, stark verminderte oder aufgehobene Ausscheidung wird uns in der Regel, wie oben gezeigt ist, eine Erkrankung der einen Niere dann anzeigen, wenn die andere Seite gut ausscheidet. Scheiden beide Seiten schlecht aus, so braucht keine doppelseitige Erkrankung voranliegen. Bei dieser Unsicherheit der Ergebnisse möchten wir doch dazu raten, von dem Ausfall dieser Probe allein die Indikation zu einer Nephrektomie nicht abhängig zu machen, sondern noch andere Methoden gleichzeitig anzuwenden, wenn auch bei quantitativ ungenügender Ausscheidung ohne nachteilige Folgen die Nephrektomie ausgeführt wurde, selbst als der Wert nur 23,5% in der 1. Stunde betrug. So sollte die Probe zweckmäßigerweise nicht allein maßgeblich sein, sondern nur dann, wenn andere Funktionsproben entsprechend übereinstimmende Werte ergeben. Vielfach konnte eine derartige Übereinstimmung festgestellt werden, so mit der Indigocarminprobe, der Harnstoffausscheidung u. a. Bei starken Stickstoffretentionen fällt auch die Phenolsulfophthaleinprobe gewöhnlich schlecht aus. Bei Nephrolithiasis wurde, ähnlich wie wir es bei anderen Proben sahen, schlechte Ausscheidung beobachtet, die sich nach der Operation wieder besserte.

Überblicken wir das Gesamtbild, das uns die Beobachtung der Phenolsulfophthaleinprobe bietet, so kommt man zu dem Urteil, daß sie nur mit großer Vorsicht angewendet werden sollte und unter strenger Berücksichtigung aller Umstände, die ihren Ablauf stören könnten. Trotz vieler eindeutiger Befunde hat man doch den Eindruck der Unsicherheit, die, wie schon erwähnt, zum mindesten die gleichzeitige Anwendung von Parallelproben zur Pflicht macht. Dann fragt es sich aber, ob man auf die immerhin etwas umständliche, ziemlich viel Zeit beanspruchende Methode verzichten kann. Andererseits dürfen wir nicht an den sich auf große Untersuchungsreihen beziehenden günstigen Erfahrungen kritischer Autoren vorübergehen (LOHNSTEIN berichtet über Untersuchungen an über 1000 Fällen), Zahlen, mit denen die vieler anderer Autoren wie auch die unsrigen in keiner Weise konkurrieren können. Angesichts dieser günstigen Erfahrungen sind wir wohl nicht berechtigt, die Methode aufzugeben.

Anhang: Die Kolorimetrie.

Die Bestimmung des Farbstoffgehaltes einer Flüssigkeit kann in verschiedener Weise vorgenommen werden. Man kann z. B. die zu untersuchende Flüssigkeit in ein Reagensglas tun, in ein zweites eine Normallösung desselben Körpers und letzteren so lange in meßbarer Weise verdünnen, bis beide dem Augenschein nach gleich gefärbt sind. Auch folgende Methode wird angewandt: 100 ccm der zu untersuchenden Flüssigkeit werden in ein 18 cm hohes Zylinderglas gegossen und die Färbung der durch die ganze Flüssigkeit hindurchgehenden Lichtstrahlen verglichen mit den Farbtönen, die in mehreren anderen ebenso hohen und weiten Zylindern zu gleicher Zeit durch Lösungen derselben Substanz von bestimmten, voneinander verschiedenen Konzentrationen hervorgerufen werden. Die Bestimmungen können auch einfacher und genauer mit zwei graduierten und mit seitlichem Abflußhahn versehenen Zylindern ausgeführt werden; in den einen kommt die zu untersuchende Flüssigkeit, in den anderen die Vergleichslösung von bekanntem Gehalt. Die Farbengleichheit wird in der Weise hergestellt, daß von der bei durchfallendem Lichte dunkler erscheinenden Flüssigkeit so lange aus dem seitlichen Hahn abgelassen wird, bis Gleichheit erzielt ist. Aus dem Verhältnis der beiden Flüssigkeitshöhen zueinander und dem bekannten Gehalt der Vergleichsflüssigkeit kann dann der Gehalt der zu bestimmenden Flüssigkeit berechnet werden. Da alle die Methoden was Genauigkeit anlangt, zu wünschen übrig lassen und nur Annäherungswerte liefern, zumal das Auge nur imstande ist auf diesem Wege gröbere Unterschiede wahrzunehmen, war man bemüht, exaktere Methoden auszuarbeiten. Dies führte zu der Ausbildung bestimmter Apparate, der Kolorimeter. Die Bestimmungen gewinnen an Genauigkeit und Leichtigkeit der Ausführung, wenn man die beiden zu vergleichenden Flüssigkeiten möglichst nahe beieinander anordnet. Und nicht nur das. Die Untersuchungen sind immer dann besonders schwierig und leiden an Exaktheit, wenn die beiden Flüssigkeiten nacheinander betrachtet werden. Es galt das Problem zu lösen, beide Lösungen gleichzeitig und unmittelbar nebeneinander zu beobachten. In diesem Sinne sind die Kolorimeter gebaut, deren es verschiedene gibt, von DUBOSQ, STAMMER, KOLST, AUTENRIETH.

Wir benutzen das Instrument von DUBOSQ, das kurz beschrieben werden soll (Abb. 4 und 5). Ein Spiegel, welcher von dem Fuß des Instrumentes getragen wird und welchen man nach Belieben neigen kann, erlaubt die zwei Flüssigkeitssäulen, die verglichen werden sollen, gleichmäßig zu beleuchten. Die beiden Lösungen sind in zwei senkrechten Glasröhren enthalten, welche unten durch zwei planparallele Glasscheiben geschlossen sind. Um die Höhe der Flüssigkeitsschicht, welche das Licht durchstahlen soll, beliebig verändern zu können, sind in den Röhren zwei zylindrische Tauchröhrchen angebracht, die oben offen, unten ebenfalls durch planparallele Glasplatten verschlossen sind. Diese beiden Tauchröhrchen können mit ihrer unteren Fläche in Berührung mit den Böden der Flüssigkeitsbehälter gebracht und davon mehr oder weniger entfernt werden, indem man die horizontalen Träger der Tauchröhrchen in zwei senkrechten Schlitzen verschiebt. Eine an diesen Schlitzen angebrachte Einteilung erlaubt mit Genauigkeit die Höhe der Flüssigkeitssäulen zu messen, welche sich zwischen den Tauchröhrchen und dem Boden der Flüssigkeitsbehälter befindet. Unter die Zylinder können gefärbte Gläser gebracht werden, um nach Bedarf die Färbung der Lichtstrahlen zu verändern.

Senkrecht über den beiden Tauchröhrchen befinden sich zwei Glasprismen P und P, welche die beiden aus den Tauchröhrchen kommenden Strahlenbündel durch zweimalige Reflexion zu unmittelbarer Berührung führen. Diese Strahlenbündel werden dann mit Hilfe eines kleinen Fernrohres A beobachtet. Im Gesichtsfeld erhält man einen Kreis, dessen eine Hälfte das Licht durch den einen Flüssigkeitszylinder, dessen andere solches durch den anderen Zylinder vom Spiegel M zugesendet erhält. Die Ausführung gestaltet sich folgendermaßen: Man stellt zunächst den Spiegel M, indem man durch das Fernrohr schaut, so ein, daß die beiden Hälften des kreisförmigen Gesichtsfeldes in gleicher Helligkeit erscheinen. Die Rohre

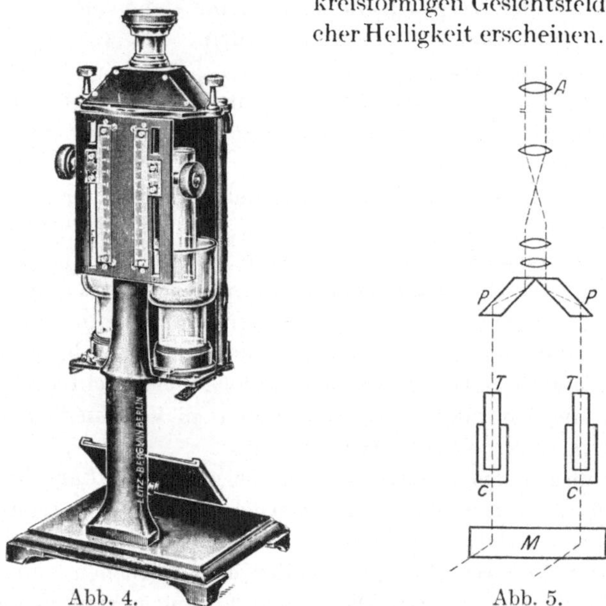

Abb. 4. Abb. 5.

Abb. 4 und 5. Kolorimeter von Dubosq.

müssen leer und gut gereinigt sein. Dann gießt man die Lösungen in die beiden Glasröhren C C, und zwar in die eine Normallösung mit bekanntem Gehalt, in die andere die Lösung, deren Gehalt bestimmt werden soll. Die Tauchröhre, die sich in der Normallösung befindet, wird in eine bestimmte Höhe eingestellt und sodann die zweite Tauchröhre in solche Höhe gebracht, daß die beiden Hälften des Gesichtsfeldes wieder dieselbe Helligkeit zeigen. Man liest dann an den beiden Einteilungen die Höhe der Flüssigkeiten ab. Das umgekehrte Verhältnis dieser Höhen ergibt das Verhältnis der in beiden Flüssigkeiten enthaltenen Mengen an färbender Substanz, woraus sich der Farbstoffgehalt der betreffenden Lösung berechnet. Ist C die Konzentration der zu bestimmenden Lösung, C_1 die Lösung bekannten Gehalts und bezeichnet man die Schicht mit s und s_1, so ist $c : c_1 = s_1 : s$, wobei s und s_1 vom Apparat abgelesen werden kann. Es ergibt sich somit die kolorimetrische Gleichung: $c = \frac{c_1 \cdot s_1}{s}$. Die Lösung mit dem bekannten Farbstoffgehalt stellt man sich selber für den speziellen Zweck her. Bei anderen Kolorimetern (AUTENRIETH) werden für verschiedene Zwecke mit Farblösung gefüllte Behälter mitgeliefert, sowie eine Eichungstabelle, die den Berechnungen zugrunde zu legen ist. Dieser Apparat besitzt außerdem für die eine Versuchsflüssigkeit einen Trog, also unveränderliche Schichtdicke. Die Veränderung der Schichtdicke der anderen Lösung erfolgt dadurch, daß man einen Keil, der mit der betreffenden Lösung gefüllt wird, vor einem Sehschlitz hin und her bewegen kann, bis die Tiefe der Färbung gerade der durch einen daneben gelegenen Schlitz beobachteten Tiefe der Färbung der anderen Lösung entspricht. Einzelheiten der Technik bei den verschiedenen Apparaten sind aus den entsprechenden Anweisungen zu entnehmen. Stellt man sich selber Lösungen her, so ist die einfachste Art die, daß Lösungen bestimmter Konzentration desselben Stoffes, der bestimmt werden soll, in gleicher Weise behandelt werden wie die Versuchslösungen, daß durch Vergleich der Intensität der in der Versuchslösung erzeugten Färbung mit der der Vergleichslösung von kekanntem Gehalt die Konzentration der ersteren an dem gesuchten Stoff festgestellt wird. In diesem Fall muß auch die Färbung der Vergleichslösung jedesmal frisch hergestellt werden; oder man stellt sich aus bekannten farbechten Substanzen eine Lösung her, die genau dieselbe Farbintensität aufweist wie eine Lösung bestimmter Konzentration des zu prüfenden Stoffes. Als Lichtquelle wird Tageslicht, Mattbirne oder Nernstlampe benutzt. Bei ungefülltem Apparat müssen beide Teile des Gesichtsfeldes absolut gleich, die Farblösungen völlig klar sein.

Auf eine Fehlerquelle muß noch hingewiesen werden. Der Begriff der Farbengleichheit ist individuell verschieden, und so kann es kommen, daß verschiedene Untersucher verschiedene Resultate bekommen. Diese Differenzen bleiben zwar immer konstant, wenn ein und dieselbe Person die Bestimmung vornimmt, können aber bei Wechsel des Untersuchers zu Fehlern führen. Es ist wohl möglich, sogar wahrscheinlich, daß die ganz auffallenden Differenzen, wie sie z. B. bei der Phthaleinprobe mitgeteilt sind, hierin ihre Ursache haben.

e) Die Uraninprobe. (Fluoresceinprobe.)

Die Uraninprobe hat wenig Anhänger gefunden trotz ihrer Einfachheit und trotzdem sie uns eine gute Orientierung über die Nierenfunktion gestattet, wenn wir uns auf den Standpunkt der Anerkennung von Farbstoffproben für diesen Zweck stellen. Wenn auch ihr Wert für die Bedürfnisse der inneren Medizin als beschränkt angesproch wird (MACHWITZ, ROSENBERG), da auch hier die Möglichkeit ein topischen Diagnostik fehlt und wir lediglich ein Bild von der Durc lässigkeit der Nieren bekommen, so zeigen die bei zahlreichen chiru gisch-urologischen Fällen gewonnenen Befunde, daß wir auch in dies Probe ein verläßliches diagnostisches Hilfsmittel haben.

Das Verhalten des Fluoresceinnatrium im Körper ist von P. EHRLIC 1882 genauer untersucht worden. Es wurde als eine Substanz erkannt die außerordentlich rasch nach der Einnahme diffundier und wieder ausgeschieden wird, wobei es zu einer meh oder weniger intensiven Gelbfärbung kommt. Außer zu nierendiagnostischen Zwecken wird die Reaktion von Physiologen und Augenärzten benutzt, welch letztere aus dem Ausbleiben der Verfärbung im Auge bei Glaukom gegenüber der Iritis sowie bei anderen entzündlichen Prozessen im Auge differentialdiagnostische Schlüsse ziehen (FEHR, HAMBURGER). FRIEDEMANN wies nach, daß Fluorescein aus wässeriger Lösung sehr leicht, aus eiweißhaltiger fast gar nicht diffundiert. HAMBURGER zeigte in der Sitzung der Physiologischen Gesellschaft in Berlin ein Kind, dem per os eine große Menge des Mittels verabfolgt war und das so hochgradig gelb grüne Verfärbung der Haut wie beim stärksten Ikterus zeigte, ohne jegliche Beschwerden und rasch zurückgehend. Nicht alle, wohl aber die meisten Patienten, denen wir Uranin verabfolgten, zeigten diese oft mehrere Tage anhaltende zeitweise schon rascher verschwindende Gelbsucht, die jedoch niemals die oft so unangenehmen Begleiterscheinungen des echten Ikterus zeigten.

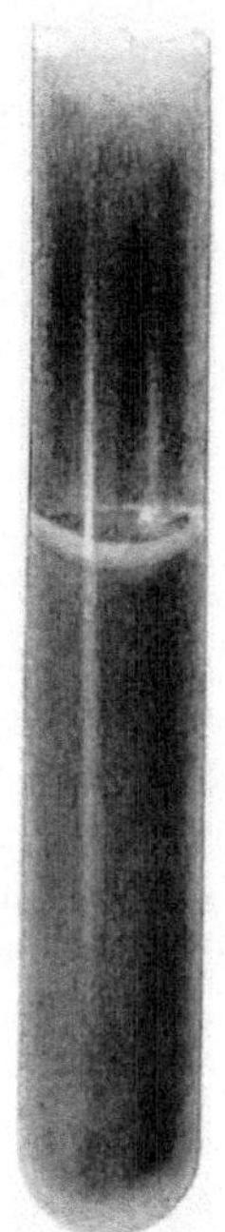
Abb. 6. Uraninprobe von H. STRAUSS.

Als Funktionsprobe ist die Uraninprobe von H. STRAUSS 1913 eingeführt. Gibt man per os 1 g des Mittels, so erscheint es normalerweise nach 10—20 Minuten im Harn. Dieser zeigt dann ein ausgesprochenes Fluoreszieren (siehe Abb. 6), nach 40 Stunden ist die Ausscheidung beendet. Nierenkranke zeigen häufig eine Verspätung des Eintritts und Verschwindens; und zwar nach STRAUSS häufiger Patienten mit vasculären und Mischformen als solche mit tubulären Prozessen. Bei der Niereninsuffizenz fand er sehr verschleppte und in der Stärke geringfügige Ausscheidung.

Die Probe wurden von uns in zahlreichen Fällen angewandt, nachdem wir uns zuvor vergewissert hatten, daß bei Nierengesunden mit großer Regelmäßigkeit die Fluorescenz innerhalb von 10 Minuten im Harn auftritt und etwa nach 40 Stunden erloschen ist. Es mußte ferner geprüft werden, ob etwaige Störungen des Magen-Darmkanals die Probe beeinflussen könnten, da das Mittel per os gegeben wird. STRAUSS konnte bei zahlreichen Untersuchungen feststellen, daß dies nur dann der Fall ist, wenn offenkundige Funktionsstörungen im Verdauungskanal vorliegen, die dem Arzt aber niemals entgehen, so daß diese Fehlerquelle leicht auszuschließen ist. Wir fanden in einem derartigen Fall ebenfalls völlig normale Ausscheidungswerte, und zwar bei einer schweren Mageninsuffizienz mit täglichem Erbrechen, Anacidität usw. Die Uraninprobe war nach 10 Minuten stark positiv, nach 36 Stunden erloschen, immerhin ist die Möglichkeit einer Veränderung der Ausscheidung durch verschiedene Resorptionsverhältnisse im Magen zu berücksichtigen. Es wurde zunächst die Probe am Gesamturin in zahlreichen Fällen angewandt. Pyelitis:

G. R., männl., 21 J. 1921 14235.

Uraninprobe. Beginn: 10 Min. Ende: 38 Stunden.

R. N. 0,038. Wasser- und Konzentrationsversuch o. B.

Cystopyelonephritis:

Sch., männl., 64 J. 1921 18367.

Uraninprobe. Beginn: 30 Min. Ende: 8 Tage. $\delta = 0{,}70$.

Der Fall verlief unter septischen Erscheinungen tödlich, keine Urämie.

Da wir sonst nicht Gelegenheit hatten, reine Formen des Morbus Brightii zu untersuchen, mögen einige von STRAUSS untersuchte Fälle hier eingeschoben werden. Er fand bei chronischer Glomerulonephritis: Uraninprobe. Beginn: 10 Min. Ende: 70 Stunden, verlängerte Wasserausscheidung. R. N. 36,5 mg.

Akute Glomerulonephritis. Beginn: 10 Min. Ende: 92 Stunden. R. N. 71,4, verminderte Wasserausscheidung, Herabsetzung der Verdünnungskraft.

Genuine Nephrosklerose. Beginn: 10 Min. Ende: 52 Stunden. R. N. 79,8. Verzögerung der Wasserabscheidung, Herabsetzung der Verdünnungs- und Konzentrationskraft.

Sekundäre Nephrosklerose.

Beginn: 1 Stunde. Ende: noch nicht nach 4 Tagen. R. N. 147 mg. (Torpor renalis). STRAUSS sah häufig Verlängerung der Ausscheidung in der Rekonvaleszenz von akuten Kriegsnephritikern, wenn andere Funktionsstörungen schon zurückgegangen waren. Diese Fälle mögen genügen, um zu zeigen, daß auch bei den medizinischen Nierenerkrankungen die Uraninprobe mit Erfolg angewendet werden kann und weitgehende Übereinstimmung mit anderen Proben zu verzeichnen sind. Die Zweckmäßigkeit, mehrere Partialprüfungen zu kombinieren, da die Nierentätigkeit sich ebenfalls aus Teilfunktion zusammensetzt, ist ja schon einmal betont worden. STRAUSS verbindet die Uraninprobe meist mit dem Akkommodationsversuch, indem er am

Vortage nachmittags das Präparat gibt. Wir haben oft, um keine Zeit zu verlieren, die Probe mit dem Wasserversuch kombiniert.

Chirurgische Fälle.

Str., 30 J., männl. 1921 314.

Nierenquetschung mit Hämaturie.

Uraninprobe. Beginn: 10 Min., schwach. Ende: 48 Stunden. Also leichte Verzögerung des Endes, zögernder Beginn von Intensität der Fluorescenz, hervorgerufen durch die durch Quetschung veranlaßte Funktionsstörung einer Niere bei guter Gesamtfunktion. $\delta = 0{,}57$.

Tuberkulose. Sch., 50 J., männl. 1921 12527.

Linkseitige Tuberkulose, mittlere Zerstörung, Ektomie. Uraninprobe: Beginn: 10 Min., schwach, Ende: 45 Stunden. R. N. 33 mg. $\delta = 0{,}59$, also leichte Verzögerung, ebenfalls leichte Verzögerung der Ausscheidung bei verdächtigem Gefrierpunkt. Die Indigocarminprobe beim Ureterenkatheterismus ergab Fehlen der Blauausscheidung auf der kranken Seite.

Nierensteine: N., 37 J., männl. 1921 611.

Zwei kleine Steinschatten im Bereich der Niere bei guter Nierenfunktion. Uranin: Beginn: 10 Min. Ende: 40 Stunden. $\delta = 0{,}56$.

Sehr instruktiv ist folgender Fall:

St., 55 J., männl. 1921 3569.

Spontanabgang eines Nierensteines nach viertägiger Anurie. Bei der Aufnahme ins Krankenhaus war der Stein gerade unter Blutabgang und heftigen Schmerzen abgegangen, die schwere akute Funktionsstörung war nachgewiesen. VOLHARDscher Versuch:

9^h	180 ccm	Spez. Gew.	1014
10^h	210 ,,	,, ,,	1001
11^h	110 ,,	,, ,,	1006
12^h	50 ,,	,, ,,	1006

550 ccm in 4 Stunden, 280 in 7 Stunden (1011—1018), $\delta = 0{,}60$. Uranin. Beginn: 20 Min. Ende: 49 Stunden. Nach 8 Tagen war die Funktion wieder zur Norm zurückgekehrt.

Am häufigsten haben wir die Uraninprobe bei Prostataerkrankungen angewandt, um zu sehen, ob uns hier in der Probe ein einfaches Hilfsmittel zur Feststellung der konsekutiven Nierenschädigung und Insuffizienz geboten werden könne.

In Fällen leichter Cystitis fiel die Probe normal aus. Handelt es sich um länger bestehende Folgezustände peripherer Verengerungen (Strikturen), Prostatahypertrophien, so konnte in allen Fällen ein hinausgeschobenes Ende der Probe, wenn auch oft nur um wenige Stunden festgestellt werden. Wir möchten deswegen an der 40-Stundengrenze festhalten. Die Probe hat in ihrem Auslauf einen viel kleineren Spielraum wie etwa die Indigocarminprobe, deren Ende wir meist gar nicht abwarten. Bei der Uraninprobe kommt es hauptsächlich auf das Ende an. Aus der Doppelseitigkeit der rückläufigen Nierenschädigung erklärt sich, daß hier die Probe oft ein feineres Reagens ist als bei den einseitigen Erkrankungen, wo auch bei schwerer Zerstörung meist die andere Niere die Gesamtfunktion übernimmt, und sich so trotz schwerer anatomischer Veränderungen die Farbstoffausscheidung im Gesamturin in mäßig verzögerten Grenzen bewegen kann.

In allen Fällen von Cystitis, Blasencarcinom, Blasenstein, Strikturen mit Folgezuständen war der Beginn der Ausscheidung 10 Minuten nach Aufnahme des Präparates zu notieren In keinem Fall war dieselbe in 40 Stunden beendet, sondern betrug 42 bis ca. 60 Stunden je nach der Schwere der Erscheinungen von seiten der Harnwege.

T., 52 J., männl. 1921 16077.

Harnröhrenstriktur mit Folgen, Residualharn, Eiweiß, Blut, Infektion. VOLHARDscher Versuch: 480 ccm.

8^h	50 ccm	1013
9^h	220 „	1001
10^h	110 „	1000
11^h	50 „	1008
12^h	50 „	1010

Einzelportionen bis 7 Stunden nachmittags 50—80 ccm (1010—1012). $\delta = 0{,}59$. R. N. 0,036.

Uranin. Beginn: 10 Min. Ende: 50 Stunden; also Übereinstimmung verschiedener Prüfungen.

G., 39 J., männl. 1921 16905.

Infizierter Blasenstein und Folgen:

Uranin. Beginn: 10 Min. Ende: 57 Stunden, aber bei guter Verdünnungs- und Konzentrationsarbeit. In den meisten Fällen wiesen jedoch Wasser- und Konzentrationsversuch ebenfalls Störungen auf, sogar gelegentlich verhältnismäßig stärker als der Ausfall der Uraninprobe hätte vermuten lassen.

B., 58 J., männl. 1921 5743.

Harnröhrenstriktur mit Retention; wiederholter Katheterismus. Uraninprobe. Beginn: 10 Min. Ende: 45 Stunden, Wasser- und Konzentrationsversuch sehr schlecht; in 4 Stunden 520 ccm in kleinen Einzelportionen. Spez. Gew. 1012 in 7 Stunden 360 ccm, spez. Gew. 1015.

In zahlreichen Fällen wurde die Probe in den verschiedensten Stadien der Prostatahypertrophie angewandt. Nur einmal fand sich ein völlig normaler Wert.

J., 73 J., männl. 1921 19885.

Beginn: 10 Min. Ende: 40 Stunden.

Wasserversuch überschießend, gute Konzentration, $\delta = 0{,}56$. Blutdruck 165. Es handelt sich um ein verhältnismäßig frühes Stadium der Erkrankung mit akuter Retention, guter körperlicher Verfassung.

In allen anderen Fällen waren Störungen zu verzeichnen, und zwar durchweg hinausgeschobenes Ende, mehrfach auch verzögerter Beginn; in der Mehrzahl jedoch lag der Beginn auch bei stark verzögertem Ende bei 10 Minuten. Einen Grund haben wir hierfür nicht finden können und so erlaubt diese Beobachtung keine differentialdiagnostischen Schlußfolgerungen. Selbstverständlich muß bei Patienten, die nicht spontan urinieren können, der Katheter zur Anwendung kommen. Unter Ausschluß dieses Retentionsfehlers konnten wir einige Male einen Beginn von 20 Minuten, niemals unter 30 feststellen; noch späteres Erscheinen haben wir nicht beobachtet. Die Dauer der Ausscheidung betrug, um einige Zahlen zu nennen, 44, 49, 70, 82, 132, 158 usw. Stunden. Gelegentlich trat Intermittieren auf, in allen Fällen mit schlechtem Ausfall der Uraninprobe handelte es sich um die bekannten Folgezustände in mehr oder weniger schwerer Form (Retention, Residualharn, Infektion, Hypertonie usw.).

Die längste Ausscheidung, die wir sahen (158 Stunden), war bei einem Fall von letal verlaufendem Prostatacarcinom.

M., 71 J. 1920 22654.

Residualharn 1000, sehr schlechter Wasserversuch, $\delta = 0{,}58$.

Übereinstimmung speziell mit dem Wasser- und Konzentrationsversuch konnte meist festgestellt werden, während nicht immer, z. B. in vorstehendem Fall, bei besonders schlechtem Ausfall der Probe auch ein schlechter Gefrierpunkt gefunden wurde, wie das ja auch nicht immer notwendig ist, da keineswegs auch, wenn das partielle Ausscheidungsvermögen etwa für Farbstoff herabgesetzt ist, auch stets eine Niereninsuffizienz vorzuliegen braucht. Die Uraninprobe läuft nach unseren bisherigen Beobachtungen anders ab, als etwa die Indigocarminprobe, bei der die Ausscheidung überhaupt ausbleiben kann; dieses Vorkommen haben wir persönlich nie beobachtet.

Wegen ihrer Einfachheit ist die Probe auch geeignet, wiederholt angewendet zu werden; etwa vor und nach einer Prostatektomie oder zwischen Akten derselben bei zweizeitigem Vorgehen. So sehen wir mit zunehmender Besserung des Zustandes auch die Uraninprobe sich bessern.

D., 69 J., männl. 1920 21488.

Schwere Retentionserscheinungen, Blutdruck 160, $\delta = 0{,}60$.

Uraninprobe. Beginn: 10 Min. Ende: 82 Stunden.

Nach Vorbehandlung mit Dauerkatheterismus $\delta = 0{,}57$.

Uraninprobe. Beginn: 10 Min. Ende: 70 Stunden, Blutdruck 140

4 Wochen nach der einzeitigen Ektomie.

Uraninprobe. Beginn: 10 Min. Ende: 49 Stunden.

Vorstehende Untersuchungen wurden am Gesamturin ausgeführt. Kombiniert mit dem Ureterenkatheterismus kann die Uraninprobe ebenfalls in ähnlicher Weise angewandt werden, aber beschränkter, und zum Auffinden der Ostien und Beurteilung, ob eine Niere überhaupt absondert, ist die Probe ungeeignet, weil sich in der Blase der Farbstoff zu wenig differenziert.

Sondiert man, so kann man den Beginn feststellen, sowie ob der Farbstoff überhaupt auftritt. Das Eintreten pflegt normalerweise wie oben gezeigt, außerordentlich präzise zu sein. Unsere Fälle zeigen, daß auch bei Schädigung der Niere nur vereinzelt eine Verzögerung des Beginns festzustellen ist, somit ist, auch was die feine Farbtönung anlangt, die stets in ihrer schwächsten Form unverkennbar ist, bei Vergleich beider Seiten die Uraninprobe der Indigocarminprobe unterlegen. Wir möchten im allgemeinen davon abraten, die Uraninprobe mit dem Harnleiterkatheterismus zu kombinieren und hier stets die Indigocarminprobe anzuwenden.

Hier dürfte noch das Ergebnis der Probe bei einer doppelseitigen Cystenniere von Interesse sein:

K., 56 J., männl. 1920. 6986.

Uranin. Beginn: 20 Minuten. Ende nach 216 Stunden (9 Tage !).

Beide Urine boten vollkommen gleiches Verhalten in der Intensität des Farbtones und boten fast normale mikroskopische Verhältnisse, so daß die Diagnose Nierentumor (man fühlte eine Geschwulst) zweifelhaft gewesen wäre, wenn nicht ein Gefrierpunkt von 0,59° auf eine schwere Funktionsschädigung hingedeutet hätte. Freilegung und spätere Sektion zeigte die ziemlich gleichmäßige Zerstörung beider Seiten.

Technik: Ein Pulver zu 1 g wird in einem Becher Kaffee, der dadurch eine grünlich schillernde Farbe erhält, getrunken. Genau 10 Minuten danach läßt man urinieren. Normalerweise ist der Farbstoff dann bereits deutlich auch in kleinen Urinquanten zu erkennen. Liegt ein Katheter, wird dieser zweckmäßig bei Einnahme des Pulvers gestöpselt. Vor der Probe ist die Blase zu entleeren. Ist nach 10 Minuten noch keine Fluorescenz zu bemerken, so wird von 5 zu 5 oder 10 zu 10 Minuten Urin aufgefangen, bis die Probe positiv ist; wie gesagt, ist nur in seltenen Fällen der Beginn verzögert, die Intensität nimmt dann rasch zu. Nun braucht man sich erst wieder in 40 Stunden um die Probe zu kümmern. In der Zwischenzeit wird der Urin nicht anders als sonst aufgefangen, gemessen usw. Wir haben oft die Probe mit dem Wasserversuch kombiniert. In der 40. Stunde wird geprüft, ob die Probe schon negativ wird, wenn nicht, wird von Stunde zu Stunde nachgesehen bzw. der Patient instruiert, daß jede Einzelportion im besonderen Glas aufgehoben wird. Schwächere oder zweifelhafte Proben werden zweckmäßig mit einigen Tropfen Ammoniak versetzt, dann kommt die

Fluorescenz besser heraus. Um das normale Ende der Probe bei Tageslicht erreichen zu können, haben wir das Mittel gewöhnlich morgens nüchtern gegeben, dann ist das Ende der Probe normalerweise am übernächsten Nachmittag; sonst muß die Probe für Tageslicht zurückgestellt werden. Den nächsten Tag braucht man sich um den weiteren Verlauf nicht zu kümmern, sondern erst am übernächsten wieder Einzelportionen aufzufangen. Verzögerungen unter 30 Minuten haben wir an unserem Material nicht beobachtet. STRAUSS bis 40 Minuten. Die betreffenden Fälle zeichneten sich gegenüber anderen nicht durch besondere Schwere aus. Die Phase von 40—50 Stunden bezeichnet STRAUSS als verdächtig. Wir möchten alle Werte über 40 Stunden schon für pathologisch halten, denn in allen diesen Fällen lagen auch auf anderem Wege nachweisbare Schädigungen der Niere ein- oder doppelseitig vor. Bei den einseitigen Erkrankungen muß bemerkt werden, daß die Ausscheidung normal sein kann, wenn die zweite Niere gesund ist bzw. funktionell intakt ist, so daß aus dem Ausfall der Probe im Gesamturin in solchen Fällen Schlüsse nur bedingt zulässig sind.

So engt sich das Anwendungsgebiet ein, zumal die Probe beim Harnleiterkatheterisieren weniger leistet als die ziemlich zuverlässige Indigocarminprobe. Bei den einseitigen Erkrankungen ist also nicht der positive, sondern der negative Ausfall der Probe entscheidend. Den Hauptwert möchten wir jedoch bei doppelseitigen Erkrankungen erblicken, besonders geeignet erscheint sie uns bei den Prostataerkrankungen und ihren Folgezuständen, und hier möchten wir der einfachen und weder an Patienten noch Personal besondere Anforderungen stellenden Probe Anerkennung verschaffen.

f) Die Ferrocyanprobe.

Gelegentlich seiner histochemischen Untersuchungen über die Funktion der Niere und Leber verwandte LESCHKE auch das Ferrocyan und konnte auf dem Kongreß für innere Medizin in Wiesbaden 1914 über gemeinsame mit BUNGE gemachte Erfahrungen berichten, aus denen eine Eignung der Probe für die Zwecke der Nierenfunktionsbestimmung hervorging. Es ist in der Literatur der nächsten Jahre nichts darüber zu finden, ob und mit welchem Erfolg die Methode sonst noch angewandt wurde. Erst 1921 lesen wir eine beiläufige Notiz in einer längeren Arbeit von WOLFF über geschlossene kavernöse Nierentuberkulose aus dem BUNGEschen Krankenhause in Bonn, daß die Methode sich bestens bewährt habe. Es wird auf eine spezielle Publikation hingewiesen, die bislang nicht erfolgt ist.

Die Probe wird in der Weise angestellt, daß 2 ccm einer 20%igen Lösung von Natrium ferrocyanatum purissimum intramuskulär eingespritzt werden. An den in Pausen gefangenen Urinportionen wird die

Berlinerblaureaktion durch Zusatz von Eisenchlorid und HCl geprüft. Nach 8 Stunden soll die Ausscheidung beendet sein und eine Verzögerung für eine Schädigung der Tubuli sprechen, da diese als Ausscheidungsort des Ferrocyan angesprochen werden. Bei Urämie soll die Ausscheidung ganz fehlen können. Von BUNGE und WOLFF ist die Probe als Chromocystoskopie angewandt werden. Es ist bei Besprechung der Indigocarminprobe (siehe diese) ausführlich von dieser Form der Diagnostik die Rede gewesen, und darauf hingewiesen, daß die bloße Betrachtung der Harnleitermündungen das Vorhandensein des Farbstoffstrahls und sein Verhalten uns in vielen Fällen gute Aufschlüsse über das Vorhandensein und Funktionieren einer Niere zu geben vermögen. Doch keineswegs in allen, und so geben auch überzeugte Anhänger dieser Versuchsmethode zu, daß es Fälle gibt, bei denen man doch zu einer Sondierung schreiten muß. Immerhin können wir an den Feststellungen verschiedener Beobachter über die Möglichkeit der Infektion einer gesunden Niere durch die Sondierung (WILDBOLZ, HOLLAENDER, JOSEPH, KLEIBER, STÖCKEL) nicht achtlos vorübergehen, und auch wir verzichten, wie KÜMMELL schon früher betont hat, auf die Sondierung der gesunden Seite, wenn wir mit dem Katheterismus der kranken Seite auskommen. Hier hilft dann die indirekte Methode ohne Sondierung im Verein mit der Indigocarminprobe recht gut. BUNGE und WOLFF sind mit ihr weniger zufrieden und haben gute Erfahrungen mit der Ferrocyanprobe auch in dieser Beziehung gemacht. Nach den bisherigen Feststellungen wird Ferrocyan auch bei Zerstörungen schwerster Art, bei denen nur noch minimale Reste von Nierenparenchym übriggeblieben sind, ausgeschieden, im Gegensatz zum Indigocarmin und Phenolsulfophthalein, wenn auch stark verspätet und in sehr geringer Konzentration, so doch in einer Stärke, daß die Sekretion bei Füllung der Blase mit verdünnter saurer Ferrisalzlösung an der außerordentlich empfindlichen Berlinerblaureaktion beim Einfließen des Urins in die Blase erkannt werden kann. Weitere Erfahrungen bleiben abzuwarten.

2. Die Phloridzinprobe.

Das Phloridzin wurde 1855 von KONINCK als ein aus der Wurzelrinde von Apfel-, Birn-, Kirsch- und Pflaumenbäumen herzustellendes Glykosid entdeckt. 1885 stellte VON MERING fest, daß dieser Substanz die Fähigkeit innewohnt, beim Menschen mit größter Regelmäßigkeit eine Zuckerausscheidung hervorzurufen. Es hieß nun zunächst die Frage beantworten, ob die Phloridzinglykosurie darauf beruht, daß im Körper vorhandener Zucker durch gesunde Nieren durchgelassen wird, durch kranke aber nicht, oder ob der Zucker in der Niere selbst gebildet wird, schließlich ob die Ausscheidung die Folge einer Hyperglykämie ist. Alle drei Möglichkeiten haben ihre Verteidiger gefunden. v. Mering vertrat die Ansicht, daß die Zuckerausscheidung im Urin ohne gleichzeitige Hyperglykämie verlaufe und konnte feststellen, daß der Blutzuckergehalt normal oder gelegentlich sogar erniedrigt war. Nach Cysper handelt es sich nicht nur um eine bloße Ausscheidung, wie z. B. bei den Farbstoffen, „denn man spritzt Phloridzin ein, und Zucker wird ausgeschieden.“ Die Nieren müssen also den Zucker aus dem vorbeifließenden Blut extrahieren, da das Blut nach der Einspritzung des Stoffes nicht mehr Blutzucker enthält als vorher. Quinkaud, Minkowski, Casper, Richter, Löwi und andere nehmen an, daß die durch das Phloridzin geschädigten oder spezifisch gereizten Nierenepithelien den im Blut vorhandenen Zucker durchtreten lassen. Im Gegensatz dazu vertreten eine Reihe von Autoren die Ansicht, daß ein infolge der Phloridzininjektion entstandener Zuckerüberschuß im Urin eliminiert wird, während wieder andere Forscher die Zuckerproduktion in die Nieren selbst verlegen (Zuntz, Klemperer, Delamare, Schlesinger). Zuntz führte folgenden Versuch aus: Einlegen einer Kanüle in den Ureter, Einspritzen von Phloridzin in eine Nierenarterie. Es trat der Zucker in großer Menge aus der injizierten Niere aus. Die Schlußfolgerungen aus Versuchen von Magnus Levy, daß allemal aus gesunden wie kranken Nieren Zucker ausgeschieden werde, erklärt sich wohl daraus, daß dieser Forscher hohe, geradezu toxische Mengen (1 g und mehr) verabfolgt hat, Dosen, die mit ihrer extremen Wirkung ungeeignet sind, wenn man die Reaktion eines Organs auf einen Reiz prüfen will, wobei es, wie Casper ausdrücklich betont, auf Schwellenwerte ankommt. Nach den namentlich von Minkowski, Zuntz, Brody, Bian und anderen vorgenommenen exakten Tierversuchen unterliegt es wohl keinem Zweifel, daß in den Nieren der Ort der Phloridzinzuckerbildung zu suchen ist und ohne ihre Tätigkeit keine Glykosurie entsteht.

Des weiteren mußte die Frage interessieren, in welchem Teil der Niere die Zuckerbildung stattfindet, was für die topische Diagnostik von großer Bedeutung wäre. Leider haben hier die experimentellen Forschungen noch kein übereinstimmendes Resultat gezeitigt, die einen verlegen die Bildung in die Tubuli contorti (Seelig, Martuse, Kossa, Mering) und andere in die Glomeruli (so Nussbaum bei seinen berühmt gewordenen Froschversuchen; Hellin, Spiro, von Haberer, Senator und andere). Nachdem gefunden war, daß bei Nierenkrankheiten die Ausscheidung des Zuckers bzw. seine Bildung gestört ist, wurde die Methode zur Prüfung der Nierenfunktion ausgebaut, anfangs von den Franzosen, besonders Achard und Delamare, die in zahlreichen Fällen die Phloridzinausscheidung studierten, und die Quantität wie auch den Verlauf der Zuckerausscheidung berücksichtigten. Von deutscher

Seite haben sich besonders CASPER, RICHTER und KAPSAMMER um die Probe verdient gemacht, die ersteren mit dem Ureterenkatheterismus verbunden. Letztgenannte Autoren sind eifrige Verteidiger der Methode geworden, die sie zu den sichersten Funktionsbestimmungen rechnen Diese Ansicht ist nicht unwidersprochen geblieben. Speziell ISRAEL ist in scharfer Polemik dagegen aufgetreten.

Nach CASPER und RICHTER bietet die Probe einen Maßstab, wie groß die funktionsfähige Substanz der Niere ist, sie mißt die Menge des vorhandenen arbeitenden Parenchyms und damit auch die Größe der Nierenarbeit. Die genannten Autoren sind sich dabei allerdings der Einschränkung bewußt, daß die Nierenarbeit nur an einer einzigen, unter normalen Verhältnissen der Niere fremden Funktion bestimmt wird, deren Feststellung aber sofort an Wert gewinnt, wenn man beide Nierensekrete miteinander vergleicht. Im Gegensatz zu anderen Funktionsprüfungen, die sich mit der Einverleibung fremder Substanzen befassen und bei denen die Nieren lediglich als Ausscheidungsorgan fungieren, wird bei der Phloridzinprobe der Niere eine bestimmte Aufgabe gestellt, die Epithelien zu aktiver Tätigkeit veranlaßt. Daß wir damit in die Lage versetzt sind, überhaupt funktionelle Rückschlüsse zu machen, unterliegt keinem Zweifel. Die Phloridzinprobe zielt auf eine sekretorische Tätigkeit der Nieren ab, die allerdings nur an einem Stoff gemessen wird, sie ist aber der Ausdruck einer wirklichen Leistung der Nieren.

Von den Autoren, die sich zugunsten der Methode eingesetzt haben, ist ferner zu nennen KNORR, TANAKA, BEER, KATZ und zahlreiche andere. Sie halten die bloße zeitliche Bestimmung des Eintritts der Ausscheidung jedoch nicht für genügend zuverlässig, da auch normalerweise Retardationen der Ausscheidung vorkommen, während VON EISELSBERG gerade mit der Zeitmethode günstige Resultate erzielte. Ebenso KROTTOSCYNER und LIECK. Nach ROTH leistet die Methode Vorzügliches. Die Versager beruhen auf Versuchsfehlern. Er betont die Abhängigkeit von der Nahrungsaufnahme; Fehlen des Zuckers ist ein ernstes Warnungssignal vor der Nephrektomie. Demgegenüber stehen jedoch auch Ansichten, die die Methode für unsicher halten und sie ablehnen, während eine Reihe Autoren sie zwar anwenden, aber lediglich in Kombination mit anderen Methoden. So bestreiten BLUM und PRIGL, daß das als normal bezeichnete Auftreten von Zucker die anatomische und funktionelle Intaktheit der Nieren beweist. Auch LENK steht der Probe skeptisch gegenüber, sah wiederholt verhängnisvolle Täuschungen. Nach SELIG sind die Resultate inkonstant. VOGEL betont die Wichtigkeit des Vergleichs beider Seiten. SALOMON kommt auf Grund seiner Tierexperimente zur Ablehnung. Nach Nierenresektion zeigte sich, daß weder der Vergleich der Prozente, noch die Zeitmethode die anatomische Läsion der Niere anzeigte, selbst wenn die Gewebsreduktion 60% der Norm betrug. Bessere Resultate ergebe der Vergleich der absoluten Zuckerwerte, die SALOMON mit Hilfe direkter Uretersonden erzielte, doch auch hier sah er große Irrtümer. Nach BUNGE, CLAIRMONT, HABERER und anderen sind „alle Methoden“ heranzuziehen.

Zwei Verfahren stehen sich gegenüber, die sich an die Namen KAPSAMMER einerseits und CASPER-RICHTER andererseits knüpfen.

Der von KAPSAMMER 1908 gemachte Vorschlag, kurzweg Zeitmethode genannt, gipfelt darin, zur Funktionsprüfung der Niere die Zeit des Auftretens der Zuckerausscheidung zu verwerten und nicht die prozentuale Menge, wie CASPER und RICHTER verlangen. Es zeigte sich nämlich eine Reihe von Ausnahmen, die von der Forderung letztgenannter Autoren abweichen, nämlich daß diejenige Niere, die den höheren Prozentgehalt an Zucker aufweist, die besser funktionierende sei. Es wurden Fälle gefunden, wo gerade die bessere Niere geringere Zuckermengen ausschied. KAPSAMMER erklärt diese Ausnahme vor allem durch die durch den Ureterkatheter ausgelöste sogenannte reflektorische Polyurie, bei der sich zeigt, daß nur die Wasserfiltration gesteigert ist, während die Sekretion der festen Bestandteile damit nicht gleichen Schritt hält. Um brauchbare Resultate zu erzielen, müssen deswegen die absoluten Zuckermengen bestimmt und verglichen werden, wie auch ISRAEL, ALBARRAN u. a. verlangen. Es kommt also auf eine genaue Messung der zu gleicher Zeit ausfließenden Urinmengen hinaus, die beim Ureterenkatheterismus oft Schwierigkeiten macht. Im Gegensatz dazu ist die Eruierung des Beginns der Zuckerausscheidung auch in diluiertem Urin möglich. Eine eventuelle Polyurie spielt keine nennenswerte Rolle. Nach KAPSAMMERS zahlreichen Untersuchungen findet nach subkutaner Einverleibung des Phloridzins normaliter die Ausscheidung mit großer Gesetzmäßigkeit nach ca. 15 Minuten statt. Jedes verspätete Auftreten bedeutet eine Schädigung der Funktion. Je hochgradiger die pathologischen Veränderungen, desto größer die Verspätung im Auftreten des Zuckers.

Trotz Anerkennung dieser Grundsätze weist der Hauptverfechter der Methode, CASPER, ihnen keine ausschlaggebende Bedeutung bei, sondern beharrt bei der prozentualen Bestimmung neben der der allerdings ebenso wichtigen Zeit des Eintritts. Normales Auftreten der der Zuckerausscheidung bedeutet normale Funktion. Ist dieselbe gestört, so wird das Eintreten der Reaktion hinausgeschoben, in schwersten Fällen kommt es überhaupt nicht zur Ausscheidung. Nun geht aus den Literaturangaben hervor, daß diese vermeintliche Gesetzmäßigkeit doch Ausnahmen zeigt. Es gibt zweifellos Fälle mit normaler Zuckerausscheidung, wo die sonstige Untersuchung des Urins eine deutliche Schädigung der Niere erkennen läßt. Wir wissen andererseits, daß gelegentlich Fälle zur Beobachtung kommen, wo die Funktion des Organs gut sein kann, trotz anatomischer Läsion derselben. Auch bei anderen Funktionsprüfungen können wir dies feststellen, ohne daß wir deswegen berechtigt sind, eine Methode ohne weiteres abzulehnen, die ja nichts weiter sein soll als eine „Funktions"prüfung. Funktionelles und anatomisches Verhalten braucht nicht parallel zu gehen. Es wird einstweilen bei allen Methoden einzelne Versager geben, die wir uns nicht erklären können.

Eine Sonderstellung nehmen die Nephritiden ein. Fassen wir die bei dem Morbus Brightii gewonnenen Beobachtungen zusammen, so ist allerdings der Schluß zulässig, daß die Phloridzinprobe für medizinische Zwecke entbehrt werden kann, da bei der Mehrzahl ihrer Erkrankungsformen normale Ausscheidung, meist Zeit und Menge betreffend, gefunden wird. Sowohl die Nephrose und die Glomerulonephritis, diffus oder herdförmig, zeigten ungestörte Glykosurie, wie auch die arteriosklerotische Form. Erst wenn eine stärkere Verödung von Parenchym stattgefunden hat, wie etwa bei der genuinen Schrumpfniere, ist die Zuckerausscheidung herabgesetzt oder ganz aufgehoben. Obwohl der Satz aufgestellt wurde: „jede gesunde Niere scheidet Zucker aus", sind andererseits absolut sichere Fälle beobachtet worden (CASPER, ISRAEL, ROVSING, KAPSAMMER), wo bei sonst in jeder Beziehung intakt erscheinenden Nieren die Zuckerausscheidung ausblieb. CASPER führt diese Tatsache auf die von WARSCHAUER gefundene diuretische Eigenschaft des Phloridzins zurück. Auch andere Beobachter haben gesehen, daß gelegentlich $^1/_4$—$^1/_2$ Stunde nach der Injektion eine starke Harnflut einsetzt. Vielleicht ist diese Polyurie mit der sogenannten reflektorischen in diesen Fällen identisch.

Ferner kann unter gleichen Bedingungen, wie verschiedentlich betont wurde (LICHTENSTEIN u. a.) das Zuckerquantum stark schwanken. Es kommt nicht auf die absoluten Zahlen an, sondern nur das Plus der einen Seite gegen das Minus der anderen Seite gestattet Schlüsse. Es muß unter diesen Umständen damit gerechnet werden, daß die erwähnte Kombination stark diluierter Urine und geringe Zuckerausscheidung, die rasch verschwindet, vielleicht den Nachweis verhindert. Ob die Nahrungsaufnahme die Phloridzinglykosurie nur wenig beeinflußt, wird ebenfalls bezweifelt. Polyurie sahen ferner nach Phloridzingabe: LÖWI, HELLIN, SPIRO, SCHLESINGER und VON HABERER. Ungleichheit des Fabrikates wird ebenfalls zur Erklärung der verschiedenen Resultate erwähnt, ferner kann das Ergebnis der Untersuchung beeinflußt werden durch echten Diabetes, alimentäre Glykosurien. SALOMON fand in 3—5% Fehlen der Ausscheidung und als Grund Herabsetzung des Blutzuckergehaltes, desgleichen bei Carcinom, Arteriosklerose, Nervenleiden, Lebererkrankungen. Nach TEISSIER hängt die Phloridzinglykosurie auch von der Leberzellentätigkeit ab. KARO sah bei Thyreoidismus Verstärkung der Reaktion, Verminderung trat auf nach Gaben von Antipyrin (DELAMARE), Natrium salicylicum (GOLEM). Bei Wiederholung der Probe wurde ebenfalls Verstärkung der Reaktion festgestellt.

Es ist mehrfach darauf hingewiesen, daß die Phloridzinprobe besonders im Verein mit dem Ureterenkatheterismus ihre Anwendung finden soll. Sie kann jedoch auch ohne denselben zur Beurteilung der Gesamtfunktion der Nieren benutzt werden. Wenn der Gesamturin in der vorgeschriebenen Zeit, 10—15 Minuten, Zucker aufweist, so bedeutet das nach KAPSAMMER die gute Funktionsfähigkeit mindestens einer Niere. Erscheint der Zucker erst nach 30 Minuten, so liegt eine wesentliche Funktionsstörung beider Nieren vor und wird $^3/_4$ Stunden später kein Zucker ausgeschieden, so liegt eine so schwere Funktionsstörung vor, daß eine Nephrektomie ausgeschlossen erscheint. Wir geben diese Thesen wieder, wenn auch mit einer gewissen Zurückhaltung. Das Auftreten von Zucker besagt unseres Erachtens nichts weiter, als daß überhaupt noch funktionsfähiges Nierengewebe vorhanden ist, ob dies aber von einer Niere geliefert wird bei Erkrankung der anderen, oder sich beide Organe bei Doppelseitigkeit des Leidens darin teilen, können wir nicht daraus entnehmen. Gewagt erscheint es uns ferner, angesichts der vorerwähnten Ausführungen die Indikation zur Nephrektomie von dem Ausfall der Probe allein abhängig zu machen. KAPSAMMER selbst hat einen Fall durch Nierentod verloren, trotzdem die zurückbleibende Niere nach 30 Minuten Zucker ausschied. Der von ihm als äußerste Grenze angegebene Zeitpunkt von 40 bis 50 Minuten müßte danach als zu weit herausgeschoben betrachtet werden. Nach den bisherigen Erfahrungen sollte keinesfalls bei einer verspäteten Ausscheidung eine geplante Nephrektomie aufgegeben werden.

So kann uns die Probe vor einer Operation eine schlecht funktionierende Niere offenbaren, darf uns andererseits nicht von einer Operation abhalten, die vielleicht trotz bestehender Funktionsschwäche der anderen Seite Aussicht auf Erfolg hat. Nach allem Gesagten ist in der Beurteilung der Probe Vorsicht geboten, immer bedeutet uns aber der schlechte Ausfall ein Warnungszeichen und zugleich die Aufforderung, die möglichen Zweifel durch Heranziehung weiterer Prüfungsmethoden zu beheben. Es ist gegen die Methode geltend gemacht, daß gelegentlich trotz schlechter oder fehlender Zuckerausscheidung eine Nephrektomie glatt überwunden wurde und die Betreffenden ohne Schädigung weiterlebten (besonders ISRAEL und ROVSING). Nach CASPER sollen dies jedoch Ausnahmen sein, wenn er auch zugibt, daß „mangelnde Zuckerausscheidung und Fortbestehen des Lebens nicht unvereinbar sind". Er betont aber die Gefährlichkeit des Unternehmens und fordert strikte Indikation.

Ob die Probe so fein ist, daß sie, wie behauptet wird, uns Störungen angibt, wo die sonstigen Untersuchungen im Stich lassen, darüber fehlen uns die Erfahrungen. Wir wissen ja, daß relativ kleine herdförmige Erkrankungen beträchtliche Funktionsstörungen zur Folge haben können und wenn diese mit Hilfe der Phloridzinprobe aufgedeckt werden können, so würde die Probe an Wert gewinnen. Zahlreiche Fälle, die histologisch kontrolliert werden konnten, scheinen diese Annahme zu bestätigen, wie auch Tierversuche. VON HABERER kommt auf Grund seiner Beobachtungen zu dem Schluß, daß die Phloridzinprobe im wesentlichen nicht den Herd nachweist, sondern nur die Funktionsstörungen des ganzen Organes, den Herd nur dann, wenn er bereits die Funktion der ganzen Niere geschädigt hat. In manchen Fällen konnten durch die Phloridzinprobe allerdings Störungen der Nierentätigkeit aufgedeckt werden, wo die üblichen anderen Untersuchungsmethoden des Urins normale Verhältnisse vermuten ließen, so in Fällen von Cystenniere, Hydronephrose u. dgl.

Überblicken wir die Einwände, die gegen die Methode besonders von ISRAEL, ALBARRAN, ROVSING, ZUCKERKANDL und LICHTENSTERN erhoben sind, so sind es die folgenden: Verspätete Zuckerausscheidung oder Ausbleiben derselben bei sogenannten gesunden Nieren, Beobachtungen von normaler Ausscheidung bei Nieren, die klinisch oder autoptisch sich krank erwiesen, Wechsel im Auftreten der Ausscheidung bei verschiedenen Untersuchungen, erfolgreiche Nephrektomie trotz schlechter oder fehlender Ausscheidung. Was den ersten Punkt anlangt, so wurde schon oben darauf hingewiesen, daß sich anatomische und funktionelle Intaktheit nicht zu decken brauchen. Herdförmige Erkrankungen können bereits eine funktionelle Störung zur Folge haben, wo das sonstige Verhalten des Urins auf Gesundheit schließen läßt. Selbst eine Probeexzision aus der Niere kann hier täuschen, der strikte Beweis ist erst erbracht, wenn die ganze Niere durchforscht wird. Das wird in vielen Fällen gar nicht möglich sein. Sowohl bei intrarenalen Tumoren, wie herdförmigen Nephritiden und vor allem der Tuberkulose gibt es doch immer wieder Fälle, wo bei der Operation auch bei Exzision und Einschnitten in das Nierengewebe kein krankhafter Befund erhoben werden kann und erst bei genauer Durchforschung des exstirpierten Organs der Krankheitsherd gefunden wird. Wir haben umgekehrt gelegentlich als nephritisch angesprochene Kranke gesehen, mit Eiweißausscheidung, Zylindern im Urin, Ödemen, Anurie, vasculären Erscheinungen, wo der Anatom uns die Antwort schuldig blieb.

Was den Wechsel in der Ausscheidung angeht, so liegen verschiedene Beobachtungen vor, die erkennen lassen, daß schon normalerweise der jeweilige Funktionszustand der Niere wechseln kann. So lassen sich auch derartige Unregelmäßigkeiten in der Ausscheidung erklären und der Satz „je mehr funktionsfähiges Parenchym, um so besser die Zuckerausscheidung und umgekehrt" ist nicht für alle Fälle bindend. Speziell KAPSAMMER beschäftigt sich mit den gegen die Methode gemachten Einwendungen sehr eingehend, sucht sie zu entkräften und spricht die Ansicht aus, daß bei gebührender Berücksichtigung aller Umstände die Widersprüche schließlich ganz verschwinden würden, wenn auch noch manche Klärung notwendig sei. Die großen Erfahrungen, die die Vorkämpfer der Methode, CASPER, RICHTER, KAPSAMMER, gesammelt haben und die Wärme, mit der sie sich konsequent für sie eingesetzt haben, machen es notwendig, ihren Gedankengängen zu folgen und auch die von ihnen ausgearbeitete Technik anzuwenden Was unsere eigenen Erfahrungen mit der Probe angeht, so wurde die Zeitbestimmung bevorzugt, d. h. nur der Zeitpunkt des Auftretens des Zuckers bestimmt bzw. festgestellt, ob überhaupt eine Glykosurie auftritt. Einige Beispiele mögen dies illustrieren:

Fall 146. Abgang von Blut und Eiter, gelegentlich Schmerzen in der rechten Niere. Röntgen: Steinschatten.

Cystoskopie .	L. spärlich Eiweiß	R. stark Eiweiß
	U 19	U 6
Phloridzin. .	20'	1 Stunde! $\delta = 0{,}60$—61.

Fall 314. Intermittierende Hydronephrose r. Pyelonephritis.
L. klar, eiweißfrei, ohne Formelemente, U 15,3.
R. rote Bl., reichlich Leukocyten, kein Albumen, U 12,8.

	R.	L.
Phloridzin nach 15 Min.	—	+
30 „	+	+
45 „	+	+

$\delta = 0{,}61$ (nach Dekapsulation auf 0,57 zurückgehend).

Fall 436. Doppelseitige Pyonephrose †.
$\delta = 0{,}60$. Indigocarmin (ohne Cystoskopie).
Beginn: 30 Min., fast 2 Tage anhaltend.
Phloridzin: überhaupt keine Zuckerausscheidung.

Nach CASPER soll nun zweckmäßigerweise auch die Menge beider Seiten in Vergleich gesetzt werden. Ferner ist gleichzeitig die Indigocarminprobe anzuwenden empfehlenswert. Wir folgen seiner Technik. Doppelläufiges Cystoskop (um gleichzeitig gelieferte Werte zu erhalten). Dünne Katheter, die nicht weiter als ca. 10 cm eingeführt zu werden brauchen. Übliche Vorsichtsmaßregeln. Die zuerst abgetropfte Flüssigkeit nicht benutzen. In Portionen auffangen. Tropft der Urin gut ab, so spritzt man 0,01 Phloridzin (1 ccm einer 1%igen, frisch aufgekochten Lösung) intramuskulär ein und einige Minuten darauf 0,08 Indigocarmin subkutan ein. Beobachtung des Beginns der Färbung, sowie des Beginns der Zuckerausscheidung. In den ersten Gläschen (nachdem man zuvor zur sonstigen bakteriologischen usw. Untersuchung etwas abgefangen hat) den Urin von 15 Minuten an auffangen. Dann werden in neuen Gläschen weitere Urinmengen von jeder Seite aufgefangen. Quantitativ wird der Zucker mit einer der üblichen Methoden bestimmt, Polarisation, Fehling, Gärungssaccharometer.

Schema bei gesunden Nieren:

	R.	L.
Indigocarmin .	8 Min.	8 Min.
Zucker	1,3%	1,4%
	1,31	1,28

oder auf zwei Portionen berechnet:

	R. I	R. II	L. I	L. II
Aussehen .	klar		klar	
Menge . .	6	15	10	8
U	0,65	0,45	0,62	0,50
Zucker . .		1,40		1,45
Δ	1,16	0,52	1,0	0,50

K r a n k h a f t e r F a l l.

Pyonephrosis calculosa sin.

	R. I	R. II	L. I	L. II
Aussehen . .	klar		trüb	
Menge . . .	13	19	12	17
U	2,0	2,0	0,2	0,3
Saccharum .		2,4		0,3
Δ	1,64	1,32	0,43	0,41

usw.

So bestechend die CASPER entlehnten Paradigmen sind, so verläuft doch die Sekretgewinnung keineswegs immer so glatt und man kann Fälle erleben, wo man froh ist, nach langer Zeit einige dürftige Kubikzentimeter oder noch weniger erhalten zu haben, eben für die notwendigsten Feststellungen ausreichend. Über Gebühr lange kann man die Prozedur auch nicht ausdehnen. I n d i e s e n F ä l l e n m u ß m a n s i c h m i t d e r e i n f a c h e r e n Z e i t b e s t i m m u n g b e g n ü g e n, die ebenfalls verwertbare Resultate ergibt. Wenn CASPER mit Recht immer wieder eine „absolut gleichzeitige Entnahme“ fordert, so ist das in nicht wenigen Fällen ein unerreichbares Ziel. Wir sind dann hinsichtlich der Phloridzinprobe auf die Ausscheidung im Gesamturin angewiesen.

Abgesehen von der gleichzeitigen Anwendung der Indigocarminprobe, kann auch, wie auch die Beispiele zeigen, Δ, U usw. bestimmt werden, sofern genügend Urin zur Verfügung steht. Wenn auch die verschiedenen Methoden nicht ohne weiteres in Parallele gesetzt werden können, so ist doch, wie wohl allseitig anerkannt wird, die Verwendung möglichst mehrerer Funktionsprüfungen anzustreben, um so umfassender wird das Gesamtbild werden. Von den zur Verfügung stehenden Methoden halten manche Autoren die Phloridzinprobe für die feinste, die sogar bei normalem Ausfall anderer Bestimmungen Störungen der Funktion aufdecken können und mit Sicherheit auf eine Verödung von Parenchym hinweisen. Rechnen wir die Beschränkung ab, die mehr oder weniger jeder Funktionsprüfung anhaften, und sind wir uns der Grenzen des Erreichbaren bewußt, so können wir die Phloridzinprobe als wertvolle Methode bezeichnen.

3. Die Schlayerschen Funktionsprüfungen.

Bezüglich dieser von SCHLAYER und seinen Mitarbeitern angegebenen Methoden können wir uns kurz fassen, da sie in erster Linie das Interesse der Internisten in Anspruch nehmen und für die Chirurgie von weniger großer Bedeutung sind. Auf der 81. Versammlung deutscher Naturforscher und Ärzte 1909 hat SCHLAYER zuerst über seine Beobachtungen an experimentell erzeugten Nephritiden berichtet. Die von genannten Autoren eingeführten Proben, die Jod- und Milchzuckerausscheidung betreffend, sollen nicht zur Prüfung der Nierenfunktion schlechthin dienen, sondern zur Differenzierung der verschiedenen Formen des Morbus Brightii, zur Feststellung, ob eine überwiegende Beteiligung der Nierengefäße (vasculäre Form) oder der Nierenkanälchen (tubuläre Nephritis) vorliegt, also zur topischen Diagnostik. Die Heranziehung der Jod- bzw. Jodkaliprobe zur Prüfung der Nierenfunktion ist übrigens schon älteren Datums. 1902 haben PUGNAT und REVILLIOD nachgewiesen, daß Jod durch die Glomeruli gehe. Schon 1893 hat sich LAFAYE mit der Frage beschäftigt und bei Nephritis Behinderung der Jodausscheidung gefunden.

Wir erwähnen ferner BAGINSKY, NOË, SIMONELLI, MONTEFUSCO, DERPREZ, BARD und BONNET, die das gleiche Thema behandelten.

Es ergab sich, daß die Ausscheidung des Kochsalzes bei Zerstörung der gewundenen Harnkanälchen schwer geschädigt wird, Jodkali wird verlängert ausgeschieden, während die Ausscheidung des Milchzuckers selbst durch hochgradigste Zerstörung der Tubuli ebensowenig geändert wird wie durch Zerstörung der Markkegelkanälchen. Sobald aber die Nierengefäße funktionell geschädigt sind, ist die Milchzuckerausscheidung verlängert und zwas um so stärker, je hochgradiger die Schädigung ist. Also: Verzögerung der Jodausscheidung (Tubulusschädigung) = Störung der Kochsalzausscheidung. Verzögerung der Milchzuckerausscheidung (Gefäßschädigung) = Störung der Wasserausscheidung. Dies die ursprünglichen Feststellungen. Es sind dann in der Folge wohl von allen Kliniken ausgedehnte Nachuntersuchungen angestellt worden und wie so oft widersprechende Resultate zu verzeichnen, weitgehende Zustimmung bis zur völligen Ablehnung. Ohne auf Einzelheiten eingehen zu können, wird, soweit zu übersehen, von der Mehrzahl der Autoren der Standpunkt eingenommen, daß unter voller Würdigung der SCHLAYERschen verdienstvollen Arbeiten trotz mancher Einschränkungen wertvolle Resultate bezüglich der Diagnose und Prognose zu gewinnen sind, wenn man sich vom Schematisieren und von strengerTrennung der beiden Formen fernhält, ferner, wenn man nicht ohne weiteres die an Tierexperimenten ausgeübte Methode auf die menschliche Nierenpathologie überträgt. Bei der experimentellen Nephritis werden gleichmäßig mehr oder weniger diffuse Erkrankungen der Nieren erzeugt, während sich beim Menschen viel häufiger der Krankheitsprozeß herdförmig abspielt, mit Inseln intakteren Gewebes, das kompensatorisch die Funktion übernimmt, so daß die Proben trotz doppelseitiger ausgedehnter Erkrankung gelegentlich durch Überfunktion dieser relativ unversehrten Partien normale Werte geben können. So sind sich die meisten Autoren darüber einig, daß aus dem Ausfall der Ausscheidung nicht ohne weiteres auf den anatomischen Zustand der Niere geschlossen werden darf, vor allem auch, daß es Fälle gibt, die sich den SCHLAYERschen Methoden gegenüber nicht bestimmen lassen, endlich, daß praktisch eine rein tubuläre Nephritisform sehr selten zu beobachten ist. So wurde von manchen gefunden, daß, wenn die Jodausscheidung gestört ist, auch meist die Milchzuckerausscheidung verlängert ist und Fälle verlängerter Jodausscheidung bei normaler Milchzuckerprobe äußerst selten sind. Während bei schweren Nephritiden fast immer beide Proben schlecht ausfallen, sind andererseits diese normal befunden bei sicher nephritisch kranken Nieren usw.

Parallelismus mit der Kochsalzausscheidung wird äufig, nicht immer, gefunden.

Ein völliges Versagen der Milchzuckerausscheidung wird als prognostisch übles Zeichen angesprochen, obwohl Besserungen möglich sind. Auf weitere Einzelheiten möchten wir verzichten, da sie das speziellere Interesse des internen Klinikers angehen.

Im allgemeinen aben sic für die Methode ausgesprochen TREUPEL, BAUER und HABETIN, CON7EN, FRANK und BERENROTH, FRENKEL und UHLMANN, BACHRACH und LÖWY u. a.

In einschränkendem oder ablehnendem Sinne Heubner, v. Monakow, Widal, Adler, v. Müller, Volhard u. a. Namentlich letzterer erhebt gegen die Methode zahlreiche Einwände.

Auf der letzten Tagung der Berliner Urologischen Gesellschaft März 1921, ergreift Schlayer selber nochmal das Wort zu einer nochmaligen Rechtfertigung seiner Anschauungen, die wiederholt irrig aufgefaßt seien. Die Proben mit körperfremden Stoffen sind nach seiner Ansicht für sich allein weder geeignet zur Erkennung der anatomischen Art der Erkrankung noch zur Erkennung der Niereninsuffizienz. Ziel und Ausgangspunkt seiner Forschungen war, den vasculären Teil der Nierenarbeit vom tubulären zu trennen. Die Proben seien für praktische Ziele an sich gar nicht gedacht gewesen, sondern höchstens als indirekter Weg zur Erreichung von solchen. Für die praktische Bewertung kommen sie nach Schlayer nur insoweit in Betracht, als sie ein gewisses Urteil über die Ausdehnung der Schädigung erlauben, nur gemessen an der betreffenden Substanz, für die nicht ohne weiteres die evtl. an gleicher Stelle ausgeschiedene körpereigene Substanz substituiert und in Parallele gesetzt werden darf. Auch als einfacher Indikator prognostischer Art soll z. B. die Milchzuckerausscheidung nicht benutzt werden Sorgfältige Berücksichtigung des ganzen klinischen Bildes, insbesondere der körpereigenen Stoffe ist notwendig. So präzisiert Schlayer nochmals seinen Standpunkt.

Wenn wir uns für unsere chirurgischen Zwecke unter Berücksichtigung vorstehender Ausführungen lediglich auf den Standpunkt stellen, die Schlayerschen Proben als unterstützende Methode bei der Beurteilung der Nierenfunktion aufzufassen, so können wir sie mit Erfolg verwenden, wenn auch nicht für die speziell chirurgische Fragestellung.

Die Jodkaliprobe.

Der Patient bekommt 0,5 g Jodkali in Kapsel per os. Nach Ablauf von ca. 30—36 Stunden wird der Urin in zweistündlichen Pausen bis zum Verschwinden der positiven Jodprobe untersucht. Die Ausscheidung ist durchschnittlich in ca. 50 Stunden beendigt. Die Angaben der einzelnen Autoren wechseln etwas, so hat Schlayer selbst als oberste Grenze 60 Stunden angegeben, Strauss 45 Stunden, doch faßt er eine solche von 55 Stunden noch nicht unbedingt als pathologisch auf. Andere fanden 40 Stunden, 50 Stunden usw.

Manche Autoren, so v. Noorden, wollen auch den Beginn der Ausscheidung berücksichtigt wissen, der im Urin nach ca. 12—15 Minuten beobachtet wird. Letzterer läßt gleichzeitig die Ausscheidung im Speichel feststellen, die ca. 8—12 Minuten nach der nüchternen Einnahme nachweisbar wird. Er benutzt dazu die bekannte Blaureaktion (Stärkekleisterpapier wird mit Speichel und rauchender Salpetersäure befeuchtet). Bei schweren Funktionsstörungen verzögert sich der Beginn der Ausscheidung sowie ihr Ende mehr oder weniger beträchtlich, bis zu 200 Stunden.

Der Nachweis des Jods im Urin wird am besten mit der sehr feinen SANDOWschen Probe geführt. Wir stellen sie folgendermaßen an: Zu 5 ccm Urin kommen 2 ccm 5%ige Schwefelsäure. Dazu wird 1 ccm einer 0,2%igen Lösung von Natrium nitrosum hinzugefügt. Sodann läßt man durch das Gemisch tropfenweise Chloroform durchfallen. Bei Anwesenheit von Jod sinkt das Chloroform in prachtvoll rotschillernder Farbe zu Boden.

Die Milchzuckerprobe ist wesentlich einschneidender für den Patienten und umständlicher für den Untersucher, indem ein verhältnismäßig großes Quantum (20 ccm) einer 10%igen Milchzuckerlösung intravenös eingespritzt wird.

Schüttelfröste, Fieber, nachteiliger Einfluß auf eine bestehende Nephritis sind vereinzelt beobachtet, von anderen nie gesehen worden.

Sorgfältigste Sterilisation ist notwendig, da die Milchzuckerlösung zu Schimmelpilzbildung besonders neigt.

Untersucht wird Dauer der Ausscheidung, sowie die Größe der Zuckermenge.

6 Stunden lang, bzw. bis zum Verschwinden des Zuckers wird in einhalb- oder einstündigen Abständen Urin aufgefangen und qualitativ (Nylander) sowie quantitativ (Polarisation) die Zuckerbestimmung vorgenommen. In 5 bis längstens 7 Stunden ist normalerweise die Ausscheidung beendet. Nach ca. 4—5 Stunden sind bereits 90% ausgeschieden. Nach SCHLAYER ist der Ablauf der Probe von Polyurie, Oligurie, Fieber unabhängig, doch liegen auch andere Beobachtungen vor.

Die Probe ist somit ziemlich umständlich.

WECHSELMANN hat ein handliches Präparat herstellen lassen, das Renovasculin (chemische Fabrik Güstrow), dessen Verwendung sich empfiehlt. Gebrauchsanweisung liegt der Ampulle bei. Uns hat sich die Anstellung der Probe mit diesem Präparat mehrfach bewährt.

4. Pharmakologische Proben, Diureseversuche.

Zunächst einmal kann ein „Diureseversuch“ in der Weise angestellt werden, daß man prüft, wie die Nieren auf ein größeres Wasserangebot reagieren. Da es sich hierbei um alimentäre Belastungsversuche handelt (experimentelle Polyurie, VOLHARDS Wasserversuch), wird erst später hierauf eingegangen werden. An dieser Stelle interessieren die pharmakologischen Diureseversuche, d. h. die Feststellung, in welcher Weise gesunde und kranke Nieren auf bestimmte als Diuretika bekannte

Mittel reagieren. Die Nieren werden dadurch zu übermäßiger Tätigkeit angeregt und es lag nahe, aus dem Ausfall der Probe, vor allem aus einem mangelhaften Ansprechen auf den betreffenden Sekretionsreiz, auf funktionelle Schädigung zu schließen.

Wenn auch nach den bisherigen Versuchen, die sich in dieser Richtung bewegen, keine brauchbare Probe bislang sich hat finden lassen, so glauben wir doch nicht fehlzugehen, wenn wir den Wert dieser Bestrebungen besonders unterstreichen und die Hoffnung aussprechen, daß es gelingen wird, einmal eine solche Probe zu finden, besonders auch die geeignete Methodik, denn an Mitteln fehlt es im genannten Sinne nicht. So ist die Koffeindiurese bekannt, Diuretin usw. benutzt worden. BLUM will die maximale Arbeitsleistung der gesamten Niere messen, durch Wecken der latenten Reservekraft. Er benutzte Euphyllin, ein Diuretindoppelsalz, das er intramuskulär oder intravenös zu 1 ccm einspritzte und zunächst an Tieren erprobte. Die normale menschliche Niere reagiert in folgender Weise: 5 Minuten lange Anurie, dann exzessive ca. $^3/_4$ Stunden dauernde Polyurie, wo selbst der durstende Mensch das Zehn- bis Fünfzehnfache ausscheidet. BLUM teilt charakteristische Kurven von Gesunden und Kranken mit, brach aber wegen am Tier, beobachteter starker Blutdrucksenkung seine vielversprechenden Versuche ab. Von der „experimentellen Polyurie“ unterscheidet sich die Euphyllindiurese dadurch, daß bei letzterer trotz hochgradiger Polyurie fast keine Senkung der molekularen Konzentration und des spezifischen Gewichtes auftritt, also neben dem Wasser auch eine Vermehrung der Salz- und Harnstoffausscheidung. So wird Glomerulus- wie Tubularapparat gleichzeitig betroffen und BLUM schließt daraus, daß die Injektion einen maximalen sekretorischen Nierenreiz darstellt.

Ein ähnliches Diureseverfahren beschrieb MEZÖ. Jüngst berichtet BRUNN über Versuche, die er mit Pituitrin angestellt hat, und zwar in gegenteiligem Sinne wie die vorerwähnten Diureseversuche, indem er nämlich einen pharmakologischen Konzentrationsversuch anstrebt.

Der Ausfall des Konzentrationsversuchs kann durch renale oder extrarenale Faktoren gestört sein, z. B. Ödeme. Es ist aber wichtig, trotzdem eine höhergradige Einschränkung des Konzentrationsvermögens zu erkennen bzw. auszuschließen. Pituitrin zwingt, injiziert, die Niere durch einige Stunden zur Ausscheidung eines hochkonzentrierten Harns, wenn die Niere anatomisch intakt ist. Es besteht somit ein Parallelismus zwischen Durstversuch und Pituitrinversuch. Normalerweise erfolgt Ansteigen des spezifischen Gewichtes im Anschluß an die Injektion selbst nach Trinken von 1 l Wasser bis 1020 und 1029. Erreicht ein Nierenkranker ein spezifisches Gewicht von 1020—1022, so kann nach VOLHARD hochgradige Niereninsuffizienz dann ausgeschlossen werden, wenn das Wasserausscheidungsvermögen nicht gestört ist, wobei es nicht darauf ankommt, ob die Niere ihre Konzentrationsarbeit unter Einwirkung von Trockenkost oder Pituitrin geleistet hat. Wird der Pituitrinversuch mit Trinken größerer Wassermengen verbunden, so sehen wir nach Abklingen der Wirkung in etwa 4 Stunden, wenn keine Ödembereitschaft vorliegt, sogar noch ob der Kranke verdünnen kann. Denn jetzt haben wir Gelegenheit, die Ausscheidung des anfangs getrunkenen Wassers, die durch Pituitrin nur verschoben war, zu beobachten. Der Durstversuch ist überlegen, da viel höhere Konzentrationen schon normalerweise erzielt werden und er feinere Störungen aufdecken kann. Der Pituitrinversuch soll ihn auch nicht ersetzen, sondern ergänzen, wo der Durstversuch nicht zum Ziel führt, da endogenes Wasserangebot ihn illusorisch machen kann, also besonders bei Ödemen.

Wir halten den weiteren Ausbau pharmakologischer Proben zu Funktionsbestimmungen der Nieren für besonders aussichtsreich (siehe Anhang).

B. Prüfung an physiologischen Substanzen.

1. und 2. Die Bestimmung des Harnstoffes und des Kochsalzes.

Die Harnstoffbestimmung im Urin gehört mit zu den ältesten Versuchen, die absolute Größe der Nierenarbeit festzustellen. Ausgehend von der Tatsache, daß wir im Harnstoff den Hauptrepräsentanten der Endprodukte des Eiweißabbaues vor uns haben, dachte man aus seiner quantitativen Bestimmung Rückschlüsse auf die Nierenfunktion machen zu können. Speziell ISRAEL, ROVSING, TÜFFIER maßen dem Harnstoff in diesem Sinne große Bedeutung bei und es wurde schon eine geringe Verminderung der 24stündigen Harnstoffmenge als Zeichen einer Funktionsstörung aufgefaßt, ein Heruntergehen unter die Hälfte des normalen Ausscheidungswertes sogar als Kontraindikation gegen eine Nephrektomie. Die normale Durchschnittsmenge beträgt in 24 Stunden bei gemischter Kost bis zu 4% (33 g), schwankt zwischen 24 und 40), bei Hunger und stickstofffreier Diät 15—20, bei reichlicher Eiweißkost bis 100 g. ALBARRAN berechnete, daß eine normale Niere in 2 Stunden 1,20—1,80 g ausschied. Zweistündige Ausscheidung unter 0,75 g muß als schlechte Leistung aufgefaßt werden. Während eine ganze Reihe früherer Untersucher, FLEISCHER, BOND, LIPSCHÜTZ, MARAGLIANO, BARTELS, ASCOLI u. a., bei Nephritis Verminderung der Harnstoffausscheidung feststellen konnte, gelangten andere (TELEGEN, KORNBLUM) zu einem gegenteiligen Resultat, oder fanden keine Differenzen zwischen Ein- und Ausfuhr (KÖHLER). Diese widersprechenden Ergebnisse finden nun ihre Erklärungen in der Art der Untersuchungsbedingungen. Es kommt naturgemäß darauf an, welche Kost der zu Untersuchende vorher zu sich genommen hat. Schon CASPER und RICHTER haben sich ausgiebig mit diesen Dingen beschäftigt und treten mit aller Schärfe den irreführenden Vorstellungen entgegen, daß die 24stündigen Harnstoffmengen für die Frage der Suffizienz der Nierenleistung von entscheidender Bedeutung sei, die sie für absolut wertlos halten ohne sorgfältigen Stoffwechselversuch, aber auch mit ihm für durchaus unsicher und unzureichend für die Feststellung einer hinlänglichen Nierenfunktion. Die gestellten Fragen: kann bei Zurückbleiben der U-Ausfuhr hinter der Einfuhr auf Retention geschlossen werden, sowie: ist diese eventuelle Retention ein Beweis für mangelhafte Funktion der Nieren, werden unter Anführung diskutabler Gründe verneint.

Auch KÖVESI und ROTH-SCHULZ versprechen sich nichts von der Harnstoffbestimmung im Urin selbst im Stoffwechselversuch. Auf eine Reihe von extrarenalen Umständen, durch welche die Harnstoffausscheidung mit bestimmt wird, macht besonders VON NOORDEN aufmerksam. So wird z. B. weniger Harnstoff ausgeführt, wenn Eiweiß im Organismus angesetzt wird. Fieber, Kachexie haben Einfluß auf die Größe der Ausscheidung. Weiter kommt die Ausfuhr des Stickstoffes durch den Schweiß in Betracht; alle diese Momente müssen berücksichtigt werden. Nachgewiesene Retention beweist noch nicht ohne weiteres Insuffizienz der Nieren. Bei chronischen Nephritiden können Perioden von Harnstoffretention und solche normaler Ausscheidung unvermittelt abwechseln und dieses unberechenbare Verhalten der Stickstoffausscheidung drückt nach VON NOORDEN dem Stoffwechsel der Nierenkranken den bezeichnenden Stempel auf. Demgegenüber wird von vielen anderen Autoren, insbesondere den Internisten, auf die Harnstoffbestimmung im Urin Wert gelegt, und zwar, wie plausibel, nach vorheriger Gabe einer Kost bekannten Gehaltes, also als regulärer Stoffwechselversuch, wobei meist gleichzeitig auch andere Stoffe geprüft werden. So pflegt STRAUSS, in seinem Akkommodationsversuch die Feststellung von Partialfunktionen in einem einheitlichen Versuch erstrebend, die Wasser-, Kochsalz- und Harnstoffausscheidung zu prüfen, wobei er relativ einfach auszuführende Verfahren bevorzugt.

Die Bedeutung derartiger Bestimmungen für die Bedürfnisse der inneren Medizin sind ohne weiteres zu erkennen, namentlich auch, wenn fortgesetzten Untersuchungen keine Schranken gesetzt sind, wie es allzuoft in der Chirurgie der Fall ist. Für den Chirurgen sind alle derartigen Methoden trotz aller Vereinfachungen, wie sie angestrebt werden und z. B. jüngst von LICHTWITZ ausgearbeitet sind, doch noch zu umständlich und zu zeitraubend. Man würde dies vielleicht in den Kauf nehmen, wenn sie für chirurgische Zwecke eine größere Sicherheit bedeuten würden, als einfachere Verfahren.

Dies scheint nicht der Fall zu sein, Fehler werden im großen und ganzen zugestanden. Der Chirurg muß wohl auf diese Art Bilanzversuche verzichten und wir versagen es uns deswegen, auf die verschiedenen Methoden der Harnstoffbestimmung einzugehen. Ähnlich verhält es sich mit den Belastungsproben mit Kochsalz und Harnstoff, die zum Teil in obige Versuche einbezogen werden, die allerdings den Anspruch erheben können, echte Funktionsproben zu sein, indem der Niere die bestimmte Aufgabe gestellt wird, in vorgeschriebener Zeit ein vorgeschriebenes Pensum körpereigener Substanz zu verarbeiten. von Monakow wies nach, daß 20 g U per os gegeben von normalen Nieren als Mehrbelastung innerhalb 24 Stunden ausgeschieden werden. Es erfolgt eine ziemlich charakteristische Kurve mit steilem Anstieg bis zum Maximum und langsamen Abfall. Bei kranken Nieren kann bei plötzlicher Belastung mit erwähntem Quantum fast völlige Retention eintreten, bei allmählicher Belastung findet nach anfänglichem Stocken der Ausscheidung ein allmählicher Ausgleich statt. Da wahrscheinlich der Harnstoff (wie das Wasser) in der Hauptsache von den Glomeruli ausgeschieden wird, würde dadurch eine Partialstörung in ihnen nachzuweisen sein. Vielfach hat man jetzt auf die Bestimmung des Harnstoffs verzichtet zugunsten der Reststickstoffbestimmung im Blut. Auf letztere, sowie die Ambardsche Konstante wird an anderer Stelle eingegangen werden. Wie schon angedeutet, lag es nahe, auch die Kochsalzausscheidung, die normalerweise zwischen 11 und 15 g in 24 Stunden beträgt, mit und ohne Belastung heranzuziehen. 10 g Kochsalzzulage sollen normalerweise in 24—36 Stunden ausgeschieden werden. Unter Umständen für den Patienten nicht ungefährlich, finden sich auch bei dieser Probe nicht immer eindeutige Ergebnisse, wenn sich der Stoffwechsel nicht in Gleichgewichtslage befindet, drohende oder verschwindende Hydropsien vorliegen u. dgl. mehr. Nach Monakow finden sich bei der im übrigen vom Internisten viel angewandten Bestimmung Fälle isolierter Kochsalzstörung, wir haben auch hier die Möglichkeit der Aufdeckung einer Partialstörung der verhältnismäßig selteneren tubulären Erkrankungen.

Ohne eine solche Belastung muß die Bestimmung der Chloride als Funktionsprüfung bei den schon normalerweise vorkommenden Schwankungen und den Veränderungen, die durch die Nahrungsaufnahme und bei gewissen Erkrankungen, Diarrhöe, Exsudaten, im Hunger, bei Fieber usw. zu verzeichnen sind, für chirurgische Zwecke aussichtslos erscheinen. Wohl aber haben wir noch die Frage zu erörtern, ob die genannten Proben in spez. chirurgischer Hinsicht zur Diagnostik zu gebrauchen sind, nämlich im Verein mit dem Ureterenkatheterismus. Dies muß hinsichtlich des Harnstoffes bejaht werden. An der Kümmellschen Klinik wird in dieser Form die Harnstoffbestimmung seit langem angewandt. Da es hierbei nicht auf absolute bestimmte Zahlenwerte ankommt, sondern auf die Differenz zwischen beiden Seiten, so fallen die obenerwähnten Momente nicht ins Gewicht, die selbstverständlich das Sekret beider Seiten betreffen würden, das, wie an anderer Stelle ausgeführt, im großen und ganzen qualitativ übereinzustimmen pflegt. Zahlreiche Untersuchungen verschiedener Autoren, CASPER, STRAUSS u. a., sowie auch eigene Beobachtungen haben diese Tatsache auch hinsichtlich des Harnstoffes zur Genüge erkennen lassen. Daß KAPSAMMER im Hinblick auf die von ihm gern in die Debatte geführte reflektorische Polyurie die Methode auch in dieser Form ablehnt, soll erwähnt werden. Bei uns hat sich in vielen Fällen das Verfahren bewährt, und zwar bedienen wir uns der Methode, die ESBACH angegeben hat, die verhältnismäßig wenig bekannt ist, dabei als Vergleichsmethode hervorragend geeignet, einfach und rasch ausführbar, sowie keine umständlichen Apparate benötigend. Sie hat daneben den Vorzug, der gerade bei dem Ureterenkatheterismus ins Gewicht fällt, daß man jederseits nur 1 ccm Urin zur Untersuchung braucht, sowie daß sie in wenigen Minuten ausführbar ist. Wir möchten diese anscheinend sonst wenig ausgeübte Methode besonders empfehlen. Bei Abschluß der Arbeit finden wir unsere Ansicht über den Wert dieser Bestimmung von PFLAUMER vollauf bestätigt. Man braucht zu der Bestimmung:

1. eine graduierte Glasröhre von 1 ccm Lichtung (s. Abbildung 7). Es handelt sich um eine Spezialröhre für diese Probe.

2. Bromlauge nach ESBACH (Liqu. natr. caust. 60, Aqua dest. 50, Brom 2,0). Die Lösung hält sich lange, muß aber kühl und dunkel aufbewahrt werden.

3. Die Ablesungstabelle von ESBACH (s. nebenstehend).

4. Vorher ist ein Gefäß mit so viel Wasser zu füllen, daß die Hand völlig eintauchen kann. Die Probe wird — wie aus der Abbildung hervorgeht — folgendermaßen ausgeführt: Anfüllen der Röhre mit Bromlauge bis 70, Überschichten mit destilliertem Wasser bis 140. Aus einer Pipette wird 1 ccm Urin darübergeschichtet, sofort der mit Gummifinger armierte Daumen aufgedrückt, mehrmals das verschlossene Gefäß hin und her geschwenkt, bis sich keine Blasen mehr bilden. Es findet im Innern des Röhrchens nun eine lebhafte Gasentwicklung durch Trennung des Harnstoffes statt. Nun öffnet man unter Wasser den Daumen von der Mündung des Röhrchens, worauf ein Ausgleich des Druckes stattfindet und so viel Flüssigkeit aus dem Röhrchen entweicht, als dem Volum des entwickelten Gases bei dem jeweiligen Luftdruck entspricht. Dieser Wert wird an der Röhre abgelesen und entspricht dem Harnstoff in Prozenten. Die ESBACHsche Tabelle gestattet in einfacher Weise die Ablesung unter Berücksichtigung des Barometer-

standes. Es ist schon vorher erwähnt worden, daß bei den Nephritiden ebenso wie in der Norm sehr differierende Harnstoffwerte gefunden

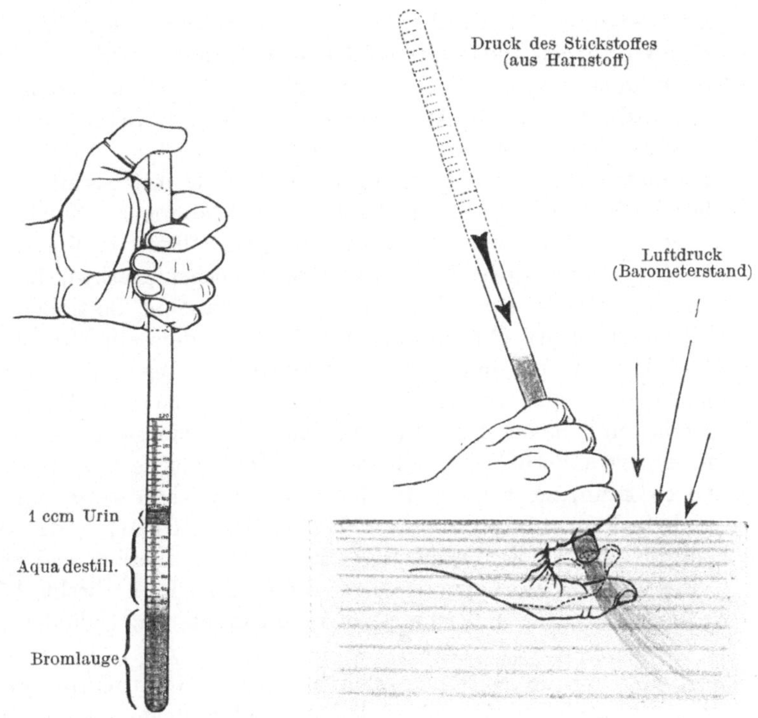

Abb. 7. Harnstoffbestimmung nach ESBACH.

werden. Dies gilt naturgemäß auch für die Prüfung nach ESBACH, wie bei Durchsicht zahlreicher Krankenblätter des Eppendorfer Materials festgestellt werden konnte. Dies ist keineswegs verwunderlich, da

Tabelle: Harnstoff pro Mille.

Barometerstand		75	74	73	72	71	70	69	68	67	66	65	64	63	62	61	60
Durch Stickstoff verdrängte Gradteile	10	2,90	2,86	2,82	2,78	2,75	2,71	2,67	2,63	2,59	2,55	2,52	2,48	2,44	2,40	2,36	2,32
	11	3,19	3,15	3,11	3,07	3,02	2,98	2,94	2,90	2,86	2,81	2,77	2,72	2,68	2,64	2,59	2,56
	12	3,77	3,73	—	—	—	—	—	—	—	—	—	—	—	—	—	3,02

sämtliche Fälle ohne Rücksicht auf die vorherige Kost und unvorbereitet untersucht wurden, hängt außerdem — das ist eine Eigenart der Methode — vom jeweiligen Barometerstand ab. Es wird jedesmal nur eine bestimmte zufällige Phase der Nierenfunktion getroffen. So ist aus gefundenen Werten im allgemeinen nicht allzuviel zu machen und ebensowenig sind irgendwelche Rückschlüsse auf die Art der Nephritis erlaubt. Es wurden bei der „parenchymatösen" hohe und niedrige Werte gefunden, ebensolche aber auch bei der „interstitiellen". Darauf kommt es aber bei den chirurgischen Nierenerkrankungen weniger an, sondern auf die Differenz zwischen beiden Sekreten, die bei normalen Nieren sehr gering ist (bis ca. 5%). Durch die Untersuchungen ist man nun ferner in der Lage, recht interessante Aufschlüsse über die Nierenarbeit bei der Nephritis zu bekommen. Zunächst einmal konnte beobachtet werden, daß bei einigen Fällen von Morbus Brightii, also doppelseitigen Erkrankungen, höchst merkwürdige Unterschiede zwischen beiden Sekreten bestanden. So finden wir einen Fall von Nephritis chronica Nr. 15841/10, bei dem der Urin der r. Seite 24,7%U enthielt, l. nur 5,49. In Übereinstimmung Indigocarmin r. tiefblau, l. blaßblau. Derselbe Fall zeigt 10 Tage zuvor r. 13,7 U (Indigocarmin dunkelblau), l. 20,3 (dunkelblau), also ein ganz anderes, nahezu umgekehrtes Verhalten. Wie sehr sich der gleiche Fall in kurzer Zeit ändern kann, zeigt auch der folgende inzwischen antinephritisch behandelte Fall. 1. Cystoskopie 8. 7. (Pr. Nr. 11134/07), r. direkt U 23,7, l. indirekt 3,32. Beiderseits Eiweiß, zahlreiche hyaline und granulierte Cylinder. 2. Cystoskopie 16. 8, r. direkt 4,12 U, l. direkt 2,75 Alb. Ø Sediment negativ, l. leichteste Eiweißtrübung, ein Cylinder.

Derartige Differenzen zwischen r. und l. kommen nach den vorliegenden Untersuchungen bei Gesundnierigen nicht vor. In zahlreichen anderen Fällen zeigten beide Sekrete annähernd gleiche U-Ausscheidung, gelegentlich völlige Übereinstimmung.

Kr. 9690/11. Nephritis chron. dupl.

U	r. 2,75	l. 2,75

L. 165/04 Interstit Nephrit.

U	r. 12,2	l. 13,1

R. 17614/19. Nephritis dolorosa haemorrh. sin.

U	r. 2,5	l. 3,48
Indigocarminprobe .	dunkelblau	dunkelblau

Nach den obigen Ausführungen ist die mangelnde Eindeutigkeit der Resultate bei der Nephritis nicht verwunderlich, wenn wir die absoluten Zahlenwerte betrachten. Mehr sagt uns schon die Gegenüberstellung der beiden getrennt gewonnenen Werte unter Mitberücksichtigung der Befunde beider Urine. In der Mehrzahl der Fälle annähernd übereinstimmend, zeigen gelegentlich beide Harnproben unter Umständen beträchtliche Unterschiede, die wir nicht oder nur zum Teil als durch etwaige nervöse oder reflektorische Polyurie bedingt ansprechen können. Diese Differenzen lassen kaum einen anderen Schluß zu, als daß beide Nieren trotz gleichartiger Erkrankung einen verschiedenen Funktionszustand aufweisen können, für den wir auch graduell verschiedene anatomische Grundlagen nicht zu fordern brauchen, bei der Art des Morbus Brightii aber doch wohl annehmen müssen. Wir können uns ein zu verschiedenen Zeiten verschiedenes vikariierendes funktionelles Eintreten einer Niere für die andere sehr wohl vorstellen, wissen zudem, daß je nach dem Angebot Qualität und Quantität des Sekretes in kürzester Aufeinanderfolge wechseln kann.

Ein höchst bemerkenswerter Befund konnte ferner an einem Patienten erhoben werden, der wegen eines linkseitigen Grawitz operiert wurde.

M. 11132/11. Bei der Cystoskopie zeigt es sich, daß r. zwei Uretermündungen vorhanden waren, beide wurden sondiert, beide sezernierten prompt, beide zeigten eine schwach positive Eiweißprobe, einzelne frische rote Blutkörperchen und Epithelien, aber verschiedene U-Ausscheidung, nämlich 5,49 und 8,14% in gleicher Zeit. Daraus geht hervor, daß nicht nur zwei Harnleiter, sondern auch zwei Nierenbecken vorhanden sein müssen bzw. in einer Niere zwei getrennte Nierenhälften, und es geht ferner daraus hervor, daß ein und dieselbe Niere in ihren verschiedenen Abschnitten verschieden funktionieren kann.

Wir kommen zu einseitigen Leiden. Was die Tumoren anlangt, so hängt der Ausfall der Probe naturgemäß vom Grade der Zerstörung und somit der funktionierenden Parenchymmenge ab, so daß wir unter Umständen geschwulstbehaftete Nieren auch wie die gesunde andere Seite ausscheiden sehen.

B. 21210/12. Grawitz r. U r. 7,41, l. 8,78

Große Geschwulst vom oberen Nierenpol ausgehend. In anderen Fällen zeigt die Probe den Funktionsausfall gut an.

Cl. 7846/08. Grawitz r. U r. 3,04, l. 25,2.

Intrarenaler Tumor mit starker Zerstörung.

Gelegentlich zeigen auch kleinere Tumoren ausgesprochene Verschlechterung der U-Ausscheidung.

S. 15335/03. U r. 8,4, l. 2,6 (indirekt)
r. 9,3, l. 2,4 (beide direkt).

An der Rückseite der Niere walnußgroßes Hypernephrom, das ins Nierenbecken hindurchgebrochen ist und zum Teil in dieses hineinragt. Der Fall beweist zunächst einmal, daß bei exakter Technik auch mit dem indirekten Auffangen von Nierensekret brauchbare Ergebnisse erzielt werden können, sie dürfen freilich nicht als absolut sicher und einwandfrei gelten. Der schlechte Ausfall der U-Probe ist wohl durch die Lage des Tumors zu erklären.

Auch bei Nieren- und Uretersteinen werden wir wechselnde U-Ausscheidung zu erwarten haben, je nach dem Zustand der Niere. Wir haben schon bei Besprechung der Indigocarminprobe von Fällen berichtet, wo die Blauausscheidung normal war. Genau die gleiche Beobachtung kann man auch bei der Lithiasis machen, und wenn uns nicht die mikroskopische Untersuchung der Sekrete, das Röntgenbild, die klinischen Erscheinungen leiteten, so würde man in beträchtliche Verlegenheit kommen, da wir sehr häufig beiderseits gleiche Werte antreffen.

S. 5803/09. Rechtseitiger Ureterstein.

U	r. 12,8	l. 13,0
Indigocarminprobe .	r. schwach blau	l. tief blau nach 15 Min.

L. 2719/10. Stein r.

U	r. 13,9	l. 12,5

Beiderseits tiefblau nach 15 Minuten. In beiden Fällen Urine steril.

Ist die U-Ausscheidung auf der erkrankten Seite schlecht, so lagen entweder infizierte Steinnieren vor, solche, die zur Hydro- bzw. Pyonephrose geführt hatten, oder Kombination mit Nephritis, kurz Folgezustände des Konkrementes. Namentlich die Pyonephrosis calculosa zeigt ausgesprochene Verschlechterung der U†-Ausscheidung. Beispiel:

M. 7702/12.

U . .	r. 2,0	l. 15,3
Δ . .	r. 0,21	l. 1,02

Parenchym größtenteils zugrunde gegangen infolge des Konkrementes. Wichtig ist auch folgender häufige Typus:

R. infizierter Nierenstein; Entfernung der Niere, die mit kleinen Abszessen übersät ist.

M. 24535/12.

U	r. 2,09	l. 19,5
Indigocarminprobe .	r. trübe, gelb	l tief blau.

Wir nehmen an, daß im letzten Fall, wo der histologische Befund ausdrücklich notiert: Abszeßbildung in der Nierenrinde, dazwischen noch wohlerhaltene Partien, die betreffenden Erreger — es handelte sich um eine nur in der betreffenden Seite nachgewiesene Paratyphus-A-Infektion — eine besonders deletäre toxische Wirkung auf die Funktion des Organes ausgeübt haben. Leider ist es bisher noch nicht gelungen, bei den mannigfachen Bakterien, die man bei Niereninfektionen findet, eine gewisse Gesetzmäßigkeit festzustellen. Es wäre von großer Bedeutung, herauszufinden, welche Mikroorganismen in erwähntem Sinne als besonders giftig für den nervösen Apparat der Niere anzusprechen sind. Wie mir scheint, spielen besonders die Tuberkelbazillen eine derartige Rolle. Es ist Sache weiterer klinischer und experimenteller Forschung, hier noch Klarheit zu schaffen. Daß keineswegs alle einseitigen Abszeßnieren eine geringe U-Ausscheidung zeigen als die gesunde Niere, konnten wir sowohl bei Coli- wie auch Staphylokokkeninfektion nachweisen. Auch hierfür ein Beispiel, das in seinem Verhalten und Befunde dem obigen Paratyphus entsprach.

Sch. 25080/12.

U	r. 5,42	l. 5,42
Indigocarminprobe .	blau, klar	blau, trüb, mit Eiterflocken
Bakterien	steril	Staphyl. aur.

Das durch Nephrektomie gewonnene Präparat zeigte multiple Abszesse in geschrumpftem Nierengewebe. Im Hinblick auf die eben angedeutete Fragestellung erwecken die Tuberkulosen unser besonderes Interesse. Zunächst einige Fälle, keineswegs ausgesuchte, sondern Stichproben, die aber alle eine und dieselbe Erscheinung zeigen, nämlich beträchtliche Aufhebung der U-Ausscheidung auf der erkrankten Seite. Ich habe an unserem Material überhaupt keinen Fall gefunden, der sich anders verhalten hätte.

K. 7076/05. Linkseitige Nierentuberkulose. Exstirpation.

U . . r. 20,4 l. Ø

Histologisch Nephritis tuberkulosa.

B. 13966/04.

U . . r. 2,68 l. 20,0

Präparat: eitergefüllter Sack mit schmalem Parenchymsaum. In anderen Fällen:

U . . 2,54 : 24,0
8,66 : 26
3,57 : 21,4 usw.

Auch gelegentlich geringere Werte und Differenzen.

11,4 : 18,7
3,44 : 5,72
3,95 : 9,35

Es zeigte sich ferner, daß nicht immer die schwerst zerstörten Nieren auch am schlechtesten den U auschieden und wie dies auch bei anderen Funktionsprüfungen vorkommt, gelegentlich relativ geringgradige Veränderungen stark verminderte U-Ausscheidung aufwiesen. Bei keiner anderen Erkrankung ist die Verminderung der U-Ausscheidung auf der befallenen Seite so auffallend konstant wie bei der Tuberkulose, so daß der Schluß berechtigt ist, daß bei diesem Leiden eine besonders und zwar schon früh ausgeprägte toxische Schädigung der Nierenfunktion eintritt. Wir haben den gleichen Eindruck bei der Behandlung der Indigocarminprobe schon ausgesprochen. Die Bestimmung des Harnstoffes nach Esbach ist bei der Diagnose der Nierentuberkulose als ein sehr zuverlässiges Hilfsmittel zur Feststellung des Funktionszustandes zu betrachten.

Auf Wiedergabe weiterer Untersuchungen bei anderen Erkrankungen der Niere kann wohl verzichtet werden, da sie uns keine neuen Momente bieten.

Betrachten wir zusammenfassend den Wert der Methode, so liegt ihre Bedeutung in der Möglichkeit, eine wichtige Teilfunktion der Nierenarbeit vergleichsweise unter Benutzung in gleicher Zeit und unter gleichen äußeren Bedingungen empfangener Urinmengen jeder Seite untersuchen zu können. Es erhellt, daß keine bestimmten Zahlenwerte maßgeblich sein können, sondern nur aus der Differenz zwischen r. und l. ein Rückschluß auf die Leistungsfähigkeit jeder Seite bei diesem wichtigen Ausscheidungsprodukt gewonnen werden kann. Gesunde Nieren scheiden stets annähernd gleiche U-Mengen aus. Die gleichen Erscheinungen können jedoch auch bei gleichartiger Erkrankung beider Seiten beobachtet werden. Hier entscheidet der sonstige Befund. Der Wert der U-Bestimmung ist somit zur Funktionsprüfung in dieser Form unzureichend. Gelegentliche beträchtliche Differenzen bei Fällen von Nephritis werden als wechselnde Funktionszustände, wie sie auch bei normaler Niere zu beobachten sind, evtl. ungleiche anatomische Beschaffenheit, aufgefaßt. Bei Steinen, Hydronephrose, Tumoren kann ebenfalls die U-Ausscheidung der kranken Seite der der gesunden entsprechen, wenn die Niere, wie so häufig sonst, zunächst intakt ist. Ist U beträchtlich verringert, so darf man auf größeren Parenchymverlust schließen, oder aber bei infektiösen Prozessen auf toxische Beeinträchtigung der Funktion. Die eindeutigsten Resultate ergeben sich in letzterer Hinsicht bei der Tuberkulose, und zwar schon bevor es zu schwerer Zerstörung des Organes gekommen ist.

Die U-Bestimmung nach EGDACH verdient in der Chirurgie volle Würdigung.

Anhang: Die AMBARDsche Konstante.

Die AMBARDsche Konstante beschäftigt sich mit dem Verhältnis des Harnstoffgehaltes des Blutes zu dem des Urins und verdient schon deswegen Beachtung, weil die Ausscheidung stickstoffhaltiger Substanzen die für die Erhaltung des Lebens wichtigste Funktion der Nieren darstellen.

1911 traten AMBARD und MORENO mit den Ergebnissen ihrer experimentellen Untersuchungen an die Öffentlichkeit. Die Zahl der Nachuntersuchungen ist relativ gering geblieben. Außer den Franzosen haben sich von deutschen Forschern besonders v. MONAKOW, O. SCHWARZ, BAUER und HABETIN, WOLFF (BORNSTEIN) mit der Konstante eingehender beschäftigt. Vielleicht findet diese Zurückhaltung zum Teil wenigstens ihre Erklärung in der mit komplizierten Berechnungen operierenden Methode, von der CHEVASSU nicht ganz mit Unrecht behauptet hat, die AMBARDschen Formeln müßten mit ihren Quadratwurzeln und ihren geheimnisvollen Zeichen die Seele des Chirurgen erschrecken, der die Mathematik in der Hauptsache vergessen hätte. Neuerdings zeigt sich übrigens, daß eine Reihe weiterer Autoren, VOLHARD, GUGGENHEIMER, STUTZIN, ROSENBERG, MUNK, sich der Methode angenommen haben.

Auf O. SCHWARZ' kritische Untersuchung der theoretischen Grundlagen und praktischen Bedeutung des hämorenalen Index sei besonders hingewiesen.

Die ureosekretorische Konstante bringt den Bluthamstoff zum Urinharnstoff in gesetzmäßige Beziehung. Eine Reihe von Autoren, u. a. auch WEILL, fand, daß bei gleichbleibender Urinkonzentration die in gleichen Zeitabschnitten ausgeschiedenen absoluten Harnstoffmengen direkt proportional sind dem Quadrat des Harnstoffgehaltes des betreffenden Blutes. Die Bedeutung der Stickstoffbilanz für die Beurteilung der Nierenfunktion war schon früher insbesondere von SCHLAYER und MONAKOW betont worden, bedarf jedoch sorgfältiger Bilanzversuche. Hierauf, und das ist der wesentliche Unterschied des AMBARDschen Vorgehens, wird bei Bestimmung der Konstante verzichtet, vielmehr ohne Rücksicht auf Ein- und Ausfuhr zu möglichst gleichem Zeitpunkt Chloride und Harnstoff im Blut und Urin bestimmt und die gewonnenen Werte miteinander verglichen. Es hatte sich bei der zu großer Bedeutung gelangten Blutanalyse eine gewisse Gesetzmäßigkeit insofern herausgestellt, als im Blut bei gestörter Eliminationsfähigkeit für einen Körper eine Anhäufung dieser Stoffe festzustellen ist. Es war jedoch eine Verkennung, wenn nun auch umgekehrt aus der Vermehrung derartiger Stoffe im Blut auf eine Störung der Ausscheidung geschlossen wurde. Die Menge eines Stoffes im Blut ist nicht allein abhängig von der Ausscheidung, sondern auch von der Zufuhr. Ferner kann die Annahme, daß die betreffenden Stoffe nur im Blut vermehrt zu sein brauchen, zu falschen Schlußfolgerungen führen, und so forderte v. MONAKOW schon früher, daß zu einer exakten Prüfung der Ausscheidungsfähigkeit neben der Analyse des Urins die des Blutes herangezogen werden müsse. Jede einzelne für sich genügt den Anforderungen nicht. HEFTER und SIEBECK haben zuerst die Beziehungen von Blutkonzentration zur Harnkonzentration untersucht, indem sie die Hauptarbeit der Nieren als eine Konzentrationsleistung auffaßten, eine Methodik, die v. MONAKOW für zu gewagt hält, solange der Mechanismus der Nierentätigkeit nicht genau bekannt ist. v. KORANYI setzte die Gefrierpunktserniedrigung im Blut und Urin in Beziehung, AMBARD den Harnstoff. Von den einer Niere bei gewöhnlicher Kost zugeführten harnfähigen Stoffen wird nur ein gewisser Prozentsatz ausgeschieden, vom Harnstoff etwa 50%, der Rest verläßt mit dem Venenblut die

Nieren. O. Schwarz ist nun der Frage nähergetreten, warum nur ein Teil in den Urin übertritt. Er nimmt an, daß die Sekretion der Nieren durch die Bedürfnisse des Gesamtorganismus geregelt wird. Für die körpereigenen Substanzen, wie Wasser, Kochsalz, Traubenzucker, läßt sich vorstellen, daß der Körper über Regulationsvorrichtungen verfügt, so die sogenannte Rückresorption; anders beim Harnstoff, an dessen Eliminierung der Körper alles Interesse haben müsse. Da von einer Rückresorption oder anderen Sekretionshindernissen nichts bekannt ist, so nimmt dieser Autor an, daß die Niere unter den gegebenen Umständen nicht mehr Harnstoff ausscheiden kann, als sie tatsächlich ausscheidet. Zur Begründung dieser Vermutung benutzte er die Ambardsche Konstante, d. h. die Tatsache, daß die Harnstoffsekretion von der Blutkonzentration an Harnstoff bestimmt wird. Nach Widal ist der Harnstoffgehalt des Blutes von der Gesundheit der Niere, sowie der dem Körper zugeführten Menge Eiweiß abhängig. Nach Einfuhr von 20 g Harnstoff konnte Monakow nachweisen, daß der Blutharnstoff in einer Kurve ansteigt, die nach 2 Stunden ihr Maximum erreicht und innerhalb 24 Stunden wieder abgesunken ist. Der Blutharnstoff hängt ferner ab von dem der Gewebe. Bei Stickstoffretentionen nehmen zunächst die Gewebe die Retenta auf, und erst wenn hier ein gewisser Grad erreicht ist, steigt der Reststickstoff im Blut. Soetbeer, Schmidt, v. Hoeslein, Schwenndorff, Becher und andere beschäftigten sich mit diesen Fragen genauer. Aus ihren Versuchen geht hervor, daß eine Retention in den Geweben stattfinden kann, ohne daß eine Erhöhung im Blute nachgewiesen zu werden braucht.

Die Ambardschen Gesetze lauten folgendermaßen:

1. Wenn die Niere den Harnstoff in einer konstanten Konzentration abscheidet, so ist die auf 24 Stunden berechnete Harnstoffausscheidung proportional dem Quadrat der Harnstoffkonzentration im Blut.

2. Wenn bei konstantem Harnstoffgehalt des Blutes die Harnstoffkonzentration im Harn variiert, so ist die berechnete 24stündige Harnstoffausscheidung umgekehrt proportional der Quadratwurzel aus der Harnstoffkonzentration im Urin.

3. Wenn die Harnstoffkonzentration im Blut und im Harn variiert, so ist die berechnete 24stündige Harnstoffausscheidung direkt proportional dem Quadrat der Harnstoffkonzentration im Blut und umgekehrt proportional der Harnstoffkonzentration im Urin.

Von den zahlreichen sich ergebenden Formeln, die aufgestellt wurden, beschränken wir uns auf die Wiedergabe der wichtigsten, der eigentlichen ureosekretorischen Konstante. Dabei bedeutet *Ur* den Harnstoffgehalt des Blutes, *D* den Harnstoffverlust in 24 Stunden, (nach g), *C* den Harnstoffgehalt des Urins (%). 70 = 70 kg, d. h. das Körpergewicht eines Durchschnittsmenschen, das in Beziehung zu *p*, dem Gewicht des Kranken, gesetzt wird. Die Zahl 25 bedeutet die Standardkonzentration (25‰) der Harnstoffausscheidung.

$$K \text{ (Konstante)} = \frac{Ur \text{ (Bluthanrstoff)}}{\sqrt{D \times \frac{70}{p} \times \sqrt{\frac{C}{25}}}}$$

Bei gesundnierigen Personen soll die Konstante etwa 0,07 betragen, doch gibt AMBARD selber Möglichkeiten an, bei denen die Methode nicht anwendbar sei. Besonders versucht CHEVASSU in einer längeren Arbeit, die geheimnisvolle Konstante schmackhaft zu machen: „Ein Fläschchen Urin, ein Gefäß voll Blut, in einigen Minuten ist die Formel in eine Zahl umgewandelt, die den Wert der Harnstoffunktion zu messen erlaubt, ganz wie die Grade des Thermometers die Höhe des Fiebers anzeigen." Als Normalschwankungen werden 0,050—0,075 erlaubt, die einer normalen Nierenfunktion entsprechen. Jenseits dieser Grenzen ist sie gestört. Und weitere Ergebnisse:

Eine Konstante	v.	0,080	stellt	ein	funktionelles	Defizit	v.	33%	dar	= 1/3
„	„	„ 0,100	„	„	„	„	„	51%	„	= 1/2
„	„	„ 0,120	„	„	„	„	„	64%	„	= 2/3
„	„	„ 0,150	„	„	„	„	„	78%	„	= 4/5
„	„	„ 0,300	„	„	„	„	„	95%	„	= 19/20

„Man müßte blind sein, wenn man nicht die ganze Bedeutung begriffe." Freilich wird gleich betont, in anerkennenswerter Weise, daß man lediglich einen Aufschluß, eine Anzeige einer Störung der Harnstofffunktion erhält, nichts über die „Absonderungsfunktion der Nieren", für deren Beurteilung die experimentelle Polyurie herangezogen werden müsse. Ferner wird zur Ausführung der Methode ganz besondere Sorgfalt anempfohlen, da man sonst zu ganz falschen Werten gelangt.

WIDAL wies nach, daß bei Azotämien irrtümliche Zahlen errechnet werden können. Bei ödematösen, mit Ascites behafteten, oligurischen Personen ist die Konstante nicht anwendbar.

In den auf einen doppelseitigen Harnleiterkatheterismus folgenden Tagen soll ebenfalls die Methode nicht angewendet werden, da durch denselben die Konstante steigen kann.

Unter Berücksichtigung dieser allgemeinen und gleich zu erwähnender technischer Punkte leistet nach den Mitteilungen namentlich CHEVASSUS die Methode außerordentliche Dienste.

Bei den Erkrankungen der unteren Harnwege, Harnleiterverengerungen, Prostataerkrankungen, Blasenleiden zeigt die Konstante die jeweilige Beteiligung oder Intaktheit der Nierenfunktion an. Wenn ein Prostatiker eine Konstante von beispielsweise 0,150 hat, so bedeutet das, daß der Kranke 4/5 seiner Harnstoffunktion verloren hat.

Fortlaufende Bestimmungen zeigen dann, nach entsprechender Behandlung, das Sinken der Konstante an, das der Besserung der Nierenfunktion entspricht. Sie bleibt schlecht bei unheilbarer Schädigung derselben. Solche Personen vertragen dann auch operative Eingriffe, insbesondere die radikalen schlecht, ohne daß man nun etwa sagen darf, daß jeder Prostatiker, dessen Konstante über 0,150 beträgt, „zum Tode verdammt ist, wenn man ihn operiert".

Normale Konstanten wurden bei allen Arten chirurgischer Nierenerkrankungen angetroffen. Sie besagen nicht, daß das ganze Nierensystem intakt ist, sondern, bei einseitigen Leiden, daß die Nierenschädigung „gut ausgeglichen" ist. Daher auch die regelmäßige Beobachtung, daß Nephrektomierte, sofern die übriggebliebene Niere funktionsfähig ist, eine normale Konstante aufweisen.

Auch abnorme Konstanten können bei allen Arten von Nierenerkrankungen vorkommen. Eine derartige Konstante bedeutet, daß das zurückbleibende Parenchym nicht in der Lage ist, den evtl. nötigen Ausgleich mitzumachen. Z. B. bei schnell fortschreitender Schädigung, die schneller ist, als die Kompensation eintreten kann, bei kranker zweiter Niere usw.

Wenn uns in der Nierenchirurgie besonders die Fragen angehen: Art der Krankheit, Verteilung auf beide Nieren, bzw. welches ist die kranke Seite und wie ist der Wert der anderen, so gibt die Konstante nur auf letzteren Punkt Antwort, doch dies ist quoad erfolgreiche Operation das Wesentliche, die Basis der operativen Indikation. Wenn bei einer einseitigen Erkrankung die Konstante normal ist, so bedeutet das nicht nur, daß die entgegengesetzte Seite eine normale Funktion besitzt, sondern auch einer noch größeren, übernormalen Leistung fähig ist. Besonders auch „triumphiert" die Konstante über die sonst notwendigen anderen Untersuchungsmethoden, wenn der Harnleiterkatheterismus bzw. die Cystoskopie unmöglich ist, wie z. B. bei der Tuberkulose, wo sie uns mit einem Schlage sagen kann, ob ein- oder doppelseitiges Befallensein vorliegt. Wie bei der Prostatahypertrophie, so ist auch für die Nierenentfernung ein Grenzwert aufgestellt worden, jenseits dessen es „unklug" ist, eine Nephrektomie auszuführen, er beträgt 0,120. Ein Vergleich mit der Blutkryoskopie drängt sich hier auf. Für beide sei betont, daß die Werte (Konstante 0,120, $\delta = 0{,}60$) Warnungen bedeuten sollen, keine Todesurteile!

Wie schon erwähnt, hat die Methode eine verschiedene Beurteilung erfahren. Manche Autoren (KRAUSS, v. MONAKOW, WIDAL) meinen, daß man durch die immerhin etwas komplizierte Berechnungsmethode nicht mehr erfährt als durch die einfachere R.-N.-Bestimmung. Anerkannt wird jedoch von vielen, daß der Versuch, die Harnstoffausscheidung in Blut und Urin zahlenmäßig auszudrücken, als ein Fortschritt aufzufassen ist, wenngleich v. MONAKOW bemängelt, daß zwei inkommensurable Größen in Beziehung gesetzt werden, nämlich Harnstoff : Wasser im Blut, Harnstoff : Zeit im Urin. MC LEAN hat gefunden, daß die AMBARDsche Zahl unter normalen Verhältnissen wirklich konstant sei, wenn die Versuchsbedingungen gleich bleiben, d. h. der Harnstoffgehalt des Blutes sich nicht ändert. Er wählte die Urinportion von 72 Minuten und vergleicht diese mit dem Harnstoffwert einer Blutprobe, die genau in der Mitte dieses Zeitabschnittes entnommen wird, und modifizierte dementsprechend die Formel. v. MONAKOW nimmt eine andere Versuchsanordnung vor.

Am besten läßt man den Patienten nüchtern die Blase entleeren, notiert genau die Zeit, läßt nach $1\,^1/_2$—2 Stunden die Blase wieder ganz entleeren, nachdem man inzwischen Blut entnommen hat. BAUER und HABETIN gehen so vor, daß der Patient vor dem Versuch die Blase entleert und nach 36 Minuten uriniert. Innerhalb dieser 36 Minuten wird das Blut durch Venenpunktion entnommen. Aus der 36-Minutenmenge wird die Tagesharnmenge durch Multiplizieren mit 40 berechnet und durch Analysen die Gesamtausscheidung von Chloriden und Harnstoff bestimmt. Letztgenannte Autoren haben die AMBARDsche Technik an zahlreichen Versuchen nachgeprüft und die Zweifel an der Richtigkeit der Methode zu beseitigen gesucht. Sie kommen zu dem Resultat, daß eine deutliche Übereinstimmung zwischen den AMBARDschen Werten und dem klinischen Verhalten nachzuweisen ist. Ergaben sich unerwartete Resultate, so bestanden auch klinische Zweifel. Die Autoren betonen die Bedeutung für die Prognose und Therapie der Nierenkrankheiten. Auch ALBERT äußert sich ähnlich günstig, indem er angibt, es sei möglich, die Größe des funktionsfähigen Nierenrestes zahlenmäßig auszudrücken, ein Begriff, der unser großes Interesse beanspruchen würde. Nach VOLHARD würde es für die Praxis besonders wichtig sein, daß man auf Grund der Angaben von AMBARD unter Verzicht auf komplizierte Berechnungen in einfacher Weise berechnen könnte, wieviel Harnstoff bei einem bestimmten Reststickstoff ausgeschieden werden müßte. In jüngster Zeit hat sich WOLFF eingehend mit der Bedeutung der Konstante beschäftigt. Die Zahlen der Versuchsreihe waren so wenig regelmäßig, daß die Konstanz der AMBARDschen Zahl in Zweifel gezogen wird. Es konnten nicht einmal beim gleichen Menschen konstante Werte erzielt werden. Auch bei gesunden Menschen wurden die Grenze kleiner Schwankungen übersteigende Differenzen beobachtet, die ihren Grund in anderen Ursachen haben müssen. Beim Wasserversuch stieg die Konstante regelmäßig. Beim Harnstoffversuch wurden Schwankungen beobachtet, die nicht eindeutig waren, so daß die praktische Anwendbarkeit für die Klinik erschwert, oder geradezu unmöglich gemacht wird.

VOLHARD hält die Tatsache, daß das theoretisch doch schwach begründete komplizierte Rechenkunststück beim Normalen so oft wirklich einen ungefähr konstanten Wert ergibt, für erstaunlich. Er fand beispielsweise unter einer Harnstoffdiurese bei einer Nephrose, bei der der Bluthamstoff von 0,67 auf 1,46 gestiegen war, das Verhältnis von Bluthamstoff zu Urinharnstoff annähernd konstant geblieben. Andererseits erlebte er auch „ganz wilde Zahlen", Unterschiede von 0,095 zu 0,309 innerhalb 3 Tagen unter dem Einfluß eines Wasserversuchs, so daß auch bei dieser Methode extrarenale Einflüsse beachtet werden müssen. VOLHARD ist der Ansicht, daß das Verfahren für den Praktiker nicht zu gebrauchen sei, wie jede quantitativ-chemische Probe, die besonderer nur gelegentlich in Betrieb zu setzender Apparate bedarf. GUGGENHEIMER tritt für die AMBARDsche Konstante ein, mittels der ein quantitativ abschätzbarer funktioneller Defekt der Harnstoffausscheidung eruiert werden könne. Werte von 0,14, also ausgesprochene Defekte, brauchen an sich noch keine wesentlichen Symptome zu machen, die Schädigung kann noch kompensiert sein. Trotzdem sind solche Grenzwerte wichtig, weil wir evtl. mit bevorstehender Dekompensation rechnen müssen. Von Bedeutung sind fortlaufende Untersuchungen auf Grund derer prognostische Schlüsse zulässig sind.

Schwankungen sah GUGGENHEIMER ebenfalls bei abundanter Wasserzufuhr, Harnstoffbelastung, endlich konnte er im Gegensatz zu AMBARD diese Schwankungen als durch die Kochsalzzufuhr bedingt feststellen. Gleichzeitig mit Kochsalzretention sank die Konstante, um bei kochsalzarmer Diät zum Ausgangswert zurückzukehren. Im Ödemstadium wird besser die Bestimmung nicht ausgeführt. Die gegenseitige Beeinflussung verschiedener Ausscheidungsstörungen muß ferner beobachtet werden. Im allgemeinen jedoch können die nur für wenige Fälle in Betracht kommenden Einschränkungen die Bedeutung der AMBARDschen Konstante nicht beeinträchtigen.

STUTZIN wendet sich besonders gegen die apodiktisch eine operative Indikation bestimmenden Zahlen, die dem Erfolg nach in keinem Verhältnis zu ihrer Richtigkeit ständen, bei einer Konstante von 0,1 und darüber könne man noch sehr gute Resultate haben, während bei einem Normalwert von 0,07 mal ein Mißerfolg eintreten könne. „AMBARD hat in seiner sehr geistreichen Methode zahlenmäßig Werte erfassen und festlegen wollen, die sich als konstitutionelle biologische Werte in arithmethische Figuren nicht hineinzwingen lassen." Ein Vorwurf, den auch andere Autoren erhoben haben, die auch anderen mit Zahlen arbeitenden Methoden skeptisch gegenüberstehen und jedes Hineinzwängen physiologischer Äußerungen in ein Schema mißachten. „LEGEU," schreibt O. SCHWARZ, „sonst ein begeisterter Anhänger der Methode, meint: Im Besitze dieser Elemente (sc. AMBARDS Konstante und einiger

Kautelen) fühle ich mich imstande eine operative Therapie festzusetzen. Wenn man mich fragt: bei welcher Zahl operieren Sie? dann gebe ich keine Antwort."

Rosenberg sieht den Vorteil der Ambardschen Konstante darin, daß es sich um eine kurzfristige Untersuchungsmethode handelt, die auch für ambulante Fälle geeignet sei. Meist gute, bisweilen auffallend gute Übereinstimmung mit dem Wasser- und Konzentrationsversuch konnte festgestellt werden, Konstanz der Werte unter verschiedenen Versuchsbedingungen und zu verschiedenen Zeiten. Andererseits ergab die Konstante gelegentlich Werte, die im Vergleich zum klinischen Befunde und unter dem Eindruck des weiteren Verlaufs eine zu ungünstige Nierenfunktion anzeigten und wie sie andere Funktionsprüfungen nicht erkennen ließen.

Zusammenfassend läßt sich auch über die Ambardsche Methode das gleiche sagen wie über viele andere, die einen schwören auf sie, andere lehnen sie ab. Wir müssen uns hier auf die Mitteilung der verschiedenen Ansichten beschränken, da wir über eigene größere Versuchsreihen nicht verfügen.

Noch ein Wort zur Technik. „Der kifflichste Punkt (schreibt schon Chevassu) ist die Entnahme des Urins." Beachtet man diesen nicht, so resultieren sofort die größten Irrtümer. Es ist durchaus nötig, darauf hinzuweisen, daß die Blase vor Beginn der Probe leer ist und am Ende derselben wiederum absolut entleert wird. Man wird also am besten zum Katheter greifen, und zwar die genau abgegrenzte Menge Urin von 36 Minuten auffangen. Jeweils in der Mitte des Versuches wird durch Venenpunktion Blut zur Harnstoffbestimmung entnommen. Die betreffenden Bestimmungen werden mit einer der üblichen Methoden ausgeführt. Sodann erfolgt die Berechnung.

3. Wasser- und Konzentrationsversuch. Der Verdünnungsversuch (Experimentelle Polyurie).

Schon früh wurde festgestellt, daß die Akkommodationsbreite gegenüber einer forcierten Wasseraufnahme bei kranken Nieren gegenüber der gesunden wesentlich eingeschränkt ist. Während die normale Niere großen Ansprüchen schnell zu genügen vermag und so beispielsweise auf eine einmalige größere Wasserdosis dadurch reagiert, daß eine größere Menge eines sehr dünnen Urins entleert wird, nimmt diese Anpassungsfähigkeit bei Erkrankungen mehr und mehr ab und kann ganz verschwinden. Diese Feststellungen wurden bereits von Kövesi, Roth-Schulz, H. Strauss (1902) erhoben. Unabhängig davon war Albarran darauf gekommen, einen Verdünnungsversuch als Probe für die Nierenfunktion auszuarbeiten, eine Prüfungsmethode, die in veränderter Form seit einigen Jahren als Wasserversuch allgemein in Anwendung ist;

denn letzterer beruht ebenfalls darauf, die Fähigkeit der Nieren zur Veränderung der Leistung als Maßstab für ihre Funktionstüchtigkeit zu benutzen. Der Wasserversuch ist ferner schon von KORANYI, GRÜNWALDT u. a. angewandt worden, scheiterte jedoch sowohl an dem Mangel einer richtigen Unterscheidung der verschiedenen Arten und Stadien der Nierenkrankheiten, als auch in der ungenügenden Berücksichtigung der extrarenalen Faktoren. Bereits KÖVESI und ROTH-SCHULZ versuchten zu zeigen, daß der charakteristische Unterschied zwischen parenchymatöser und interstitieller Nephritis nicht so sehr in der verschiedenen Größe von $\triangle$, sondern in der verschiedenen Veränderlichkeit desselben bei erhöhter Wasserzufuhr sei. Der ursprüngliche Versuch dürfte interessieren. Genannte Autoren ließen den Patienten, dessen Gefrierpunkt im Urin vorher bestimmt war, gegen 2 l Wasser innerhalb 1 Stunde trinken, hierauf wurde der Urin einhalbstündlich gemessen und $\triangle$ bestimmt. Bei normalen Nieren nimmt nun die Urinmenge entsprechend der gesteigerten Flüssigkeitsaufnahme zu, die molekulare Konzentration dementsprechend ab, nicht so bei kranken Nieren. Nur bei der Schrumpfniere fanden sie die Fähigkeit, einen diluierten Urin zu liefern, erhalten. Sodann hat sich ALBARRAN dieses Versuchs angenommen und ausgedehnte Untersuchungen gemacht, die zu der Einführung der Methode geführt haben. Von der nach größeren Mahlzeiten auftretenden Polyurie unterscheidet sich die experimentelle durch Sinken des Gefrierpunktes. ALBARRAN stellte auf Grund seiner Untersuchungen die Sätze auf: 1. Die kranke Niere hat eine viel konstantere Funktion als die gesunde und ihre Funktion variiert um so weniger, je mehr Parenchym zerstört ist, und 2. wenn nur die eine Niere krank ist, oder in höherem Maße krank als die andere, so ändert sie bei gesteigerten Ansprüchen ihre Funktionswerte weniger als die andere.

Eine modernere Modifikation des 1. Satzes gibt BLUM, die deswegen erwähnt zu werden verdient, weil man jetzt vielfach mit dem Begriff der latenten Reservekraft der Niere operiert. Er meint, die gesunde Niere arbeite nicht mit der ganzen ihr zur Verfügung stehenden funktionellen Kraft, sondern mobilisiere bei gesteigerten Ansprüchen die schlummernde Reservekraft und könne damit den Ansprüchen genügen. Wir wissen heute, daß die ALBARRANsche Voraussetzung durchaus richtig war, und es unterliegt wohl keinem Zweifel mehr, daß das Wesen einer guten Nierenfunktion in der Variabilität der Leistung besteht. Während beim Wasserversuch der Gesamturin benutzt wird, hat ALBARRAN die Probe im Verein mit dem Ureterenkatheterismus ausgearbeitet. Die Prüfung gestaltet sich folgendermaßen: Der Patient bekommt morgens nüchtern in jeden Ureter einen dicken Katheter eingelegt und nimmt sodann 400—600 g Mineralwasser zu sich, dann wird nach $^1/_4$ Stunde und weiterhin in einhalbstündigen Intervallen die abgesonderte Urinmenge gemessen und miteinander verglichen, gleichzeitig wird △ bestimmt und eventuell mit dem Urin noch andere Versuche vorgenommen. Die Polyurie erreicht ihren Höhepunkt in der dem Trinken folgenden $^1/_2$ Stunde und nimmt dann rasch ab. Die kranke Seite zeigt gegenüber der anderen ein mehr oder weniger ausgeprägtes schlechteres Ausscheidungsvermögen. Stärkere Differenzen fehlen bei doppelseitigen Erkrankungen. Polyurien anderer Ursachen müssen ausgeschlossen werden. Der große Nachteil der an sich wohlersonnenen Methode liegt darin, daß der Versuch sich über mehrere Stunden erstreckt und somit dem Patienten eine starke und unter Umständen nicht gleichgültige Belästigung durch die über Gebühr lange liegenbleibenden Sonden zugemutet wird. Dieser Nachteil ist so groß, daß die Methode jedenfalls zu regelmäßigem Gebrauch ungeeignet ist. So hat sie auch im allgemeinen wenig Anhänger gefunden, obwohl sie von einigen Autoren lebhaft befürwortet wird.

BLUM ging noch einen Schritt weiter, indem er pharmakologische Diureseversuche heranzog und für die Funktionsprüfung nutzbar zu machen suchte (siehe diesen Abschnitt !).

Von großer Bedeutung in der modernen Nierenpathologie ist der Wasser- und Konzentrationsversuch geworden und nach dem gleichlautenden Urteil aller Kliniker, die sich mit ihnen befaßt haben, sind diese Methoden zu den wichtigsten funktionellen Prüfungen zu rechnen. Da diese Versuche nicht nur für den Internisten, sondern auch für den Chirurgen Bedeutung haben, soll in Kürze darauf eingegangen werden: Freilich ist zu betonen, daß wir diese Prüfungen nur dann benutzen können, wenn wir genügend Zeit haben, den Patienten zu beobachten und dadurch ist der Wert der Methode für den Chirurgen ein begrenzter. Wo es auf rasche Orientierung ankommt, wo von einem Tag zum anderen oder sofort die Indikation zu einem Eingriff gestellt werden soll, da können wir alle diese, sich über Stunden und Tage hinziehenden Prüfungen nicht anwenden und da ist und bleibt die Blutkryoskopie die idealste Methode. Wir haben gesehen, daß das Wesen der guten Nierenfunktion in der Variabilität der Leistung besteht. Die normale Niere besitzt die Möglichkeit, die Wasserbelastungsprobe zu erfüllen, die eine gute Glomerulusfunktion voraussetzt, während die Fähigkeit mit wenig Wasser viel feste Bestandteile auszuwerfen, einer guten Tubulusfunktion entspricht. Die Methode gibt uns einen hinreichenden Aufschluß über die Leistungsfähigkeit des Gesamtorgans, wenn alle extrarenalen Momente genügend berücksichtigt werden, die auf die Arbeitsbedingungen der beiden sekretorischen Komponenten und damit auf die Ausscheidung des Harns von Einfluß sind.

Der Wasserversuch: Patient bekommt morgens nüchtern nach Entleerung der Blase 1 $^1/_2$ l Wasser, Limonade oder ganz dünnen Tee, innerhalb $^1/_2$ und $^3/_4$ Stunde zu trinken und muß von da ab bei Bettruhe alle $^1/_2$ Stunde urinieren, alle Urinportionen werden einzeln gemessen und das spezifische Gewicht bestimmt bei einer Temperatur von 15°. Der Gesunde scheidet unter großen einhalbstündigen Einzelportionen $1\,^1/_2$ l in 2—3, spätestens 4 Stunden aus, über 50% schon in 2 Stunden. Das spezifische Gewicht der einzelnen Portionen sinkt unter 1000. Von größter Bedeutung ist, daß der Patient sich im Wassergleichgewicht befindet, weder Ödemretention noch Ödemausschwemmung zeigt. Nach VOLHARD kommt es beim Wasserversuch weniger auf die ausgeschiedene Gesamtmenge an, als auf die maximale Sekretionsgeschwindigkeit, d. h. auf die größten einhalbstündigen Einzelportionen. Bei Gesunden, sowie bei Nierenkranken mit gut erhaltener Funktion, kann der Wasserversuch überschießend ausfallen, es wird mehr Wasser ausgeführt wie eingeführt, er wirkt dann wasserausschwemmend. Erfolgt die Ausscheidung quantitativ noch innerhalb der 4 Stunden in flachem Diureseanstieg, mit ziemlich gleichen Einzelportionen, so liegt schon eine Schädigung vor. Bei schwerer Störung werden die einhalbstündigen Einzelportionen immer kleiner und gleicher ohne Absinken des spezifischen Gewichts. Ungünstig ist der Versuch zu bewerten, wenn die ausgeschiedenen Urinmengen erheblich zurückbleiben, etwa 400—250 betragen mit einem spezifischen Gewicht von 1010.

Zu bemerken ist noch, daß neben Ödemretention schon geringgradige Herzschwäche zu einem Abströmen von Wasser in die Gewebe führen kann und so ein Unvermögen der Wasserausscheidung vortäuschen kann. Zu extrarenalen Störungen des Versuchs gehört vorhergehende Flüssigkeitsbeschränkung, Fieber, Durchfälle, Schweiße.

Nach KNACK darf die Vierstundengrenze nicht allzu scharf gezogen werden. Nach seinen Erfahrungen kann man ein mäßiges Überschreiten der Zeit noch als normal gelten lassen, wenn die Wasserausscheidung in steil abfallender Kurve erfolgt, gleich zu Anfang große Mengen und dann kleine Portionen geliefert werden.

Der Konzentrationsversuch wird in folgender Weise ausgeführt: Patient erhält innerhalb 24 Stunden nur 400—500 ccm Gesamtflüssigkeit einschließlich Gemüse, Obst usw. Nach Ablauf der 4. Stunde erhält der Kranke ein Mittagessen ohne Suppe und Flüssigkeit und von da ab Trockenkost, die spontan gelassenen Urinmengen werden gemessen und gewogen. Das spezifische Gewicht steigt beim Gesunden schnell an und erreicht am gleichen Abend noch 1030—1020. Eine Schädigung zeigt sich durch niedriges spezifisches Gewicht. Im Stadium der Ödemausschwemmung darf der Versuch nicht angestellt werden. Welche Schlußfolgerungen gestattet der Ausfall der Versuche?

Wenn die Variabilität der Nierenfunktion im Wasserversuch erhalten ist, so ist Niereninsuffizienz auszuschließen. Wenn beide Proben schlecht ausfallen, liegt Niereninsuffizienz vor, bei gut erhaltener Konzentration und schlechter Wasserausscheidung handelt es sich fast immer um extrarenale Störungen der Wasserausscheidung. Bei schlechter Konzentration und erhaltenem Wasserausscheidungsvermögen kann Niereninsuffizienz fehlen. Gegenüber dem ursprünglichen Wasserversuch nach ALBARRAN bedeutet die oben beschriebene Anwendung einen zeitlichen Gewinn. BECHER empfiehlt einen noch kürzeren Versuch: Patient bekommt morgens nüchtern um 7 Uhr 1 $^1/_2$ l Wasser und muß dann von 8—11 Uhr einhalbstündlich bei Bettruhe Wasser lassen. Der Konzentrationsversuch wird 2 Tage nach dem Wasserversuch angesetzt. Von Mittag 12 Uhr bis zum Abend des folgenden Tages müssen die Patienten dursten, am 2. Tage wird das spezifische Gewicht stündlich, von 7 Uhr morgens bis 8 Uhr abends bestimmt, sowie am folgenden Morgen 8 Uhr.

Die vorgenannten Versuche gehören jetzt zu den ständigen Proben der Klinik und sollten auch auf chirurgischen Stationen bei den dort zur Behandlung kommenden Nierenerkrankungen regelmäßig ausgeführt werden. Wir pflegen speziell den Wasserversuch in dieser Form jetzt immer anzuwenden, nachdem wir den ALBARRANschen Katheterversuch als zu umständlich und nicht ohne Bedenken für den Patienten abgelehnt haben. Dadurch, daß uns die Probe nur Aufschluß über die Gesamtfunktionsleistung der Nieren gibt, ohne Rücksicht auf den Funktionszustand der Einzelniere, so ist im chirurgischen Sinne das Anwendungsgebiet eingeschränkt, ein Urteil über Ein- oder Doppelseitigkeit des Leidens ist nicht möglich, insbesondere halten wir die Probe nicht für geeignet zur Indikationsstellung. Im übrigen leistet sie auch dem Chirurgen vorzügliche Dienste.

4. Die Kreatininbestimmung.

Die Verwendung von Kreatinin zur Prüfung der Nierenfunktion ist von NEUBAUER empfohlen worden, die Zahl der Nachuntersucher ist jedoch gering geblieben. Offenbar bestand kein reges Bedürfnis nach neuen Proben. Allgemein läßt sich von der Methode sagen, daß sie brauchbare Resultate ergibt. Freilich ist sie etwas umständlich und so gilt von ihr dasselbe, was wir an anderen Laboratoriumsversuchen auszusetzen haben, sie taugen für Klinik und Krankenhaus, nicht für die Praxis.

Die Kreatininprobe kann in zweierlei Form ausgeführt werden, im Urin sowie im Blut, erstere als Belastungsprobe. Das Harnkreatinin entstammt wahrscheinlich dem Muskelkreatinin und kann im Gegensatz zu früheren Anschauungen auch im normalen Urin nachgewiesen werden, wo es im allgemeinen der Harnstoffausscheidung parallel geht. Über den Einfluß der Nahrung auf die Kreatininausscheidung sind die Ansichten geteilt, manche nehmen an, daß durch vermehrte Fleischzufuhr, wie auch durch vermehrte Muskelarbeit eine Zunahme des Kreatinins stattfände, während andere, so auch NEUBAUER, diese Beobachtung nicht feststellen konnten und daher eine besondere Diät bei Anstellung der Probe nicht für notwendig halten. Manche lassen sie sogar ambulant ausführen.

Um gleich auf die Technik der Harnkreatininprobe einzugehen, so wird zweckmäßig mit einer neutralen Ausgangsstellung begonnen in Form eines Vortages, an dem die Kreatininausscheidung während je 6 Stunden (oder die Tagesmenge dividiert durch 4) bestimmt wird, nach der Methode von FOLIN mit Hilfe eines Kolorimeters (AUTENRIETH oder DUBOSQ). Es folgt sodann der Haupttag, an dem morgens 1,5 g Kreatinin (Ilun der Farbwerke Bayer & Co., Leverkusen) in 100—150 Wasser oder Zuckerwasser genossen werden. Sodann wird der Urin von je 6 Stunden aufgefangen und in gleicher Weise das Kreatinin bestimmt. Ist die Ausscheidung dann noch nicht beendet, kann noch an einem Nachtage der Rest bestimmt werden.

Die FOLINsche Methode beruht auf einer quantitativen Verwertung der JAFFÉschen Kreatininreaktion (nach SAHLI).

Fügt man zu einer Kreatininlösung etwas wässerige Pikrinsäurelösung und einige Tropfen verdünnter Natronlauge, so entsteht sofort eine intensive Rotfärbung, die stundenlang unverändert bleibt. Diese Farblösung wird sodann zur Bestimmung mit einem Kolorimeter benutzt (vgl. das Kapitel über Kolorimetrie).

Nach NEUBAUER schwankt beim Gesunden die ausgeschiedene Kreatininmenge zwischen 0,8 und 2,4 g.

HOOGENHUYZE fand 1,75—2,1 g. HEYNEMANN, der, ebenso wie ORLOVIUS Untersuchungen an Graviden anstellte, fand Werte zwischen 0,84 und 1,52, bei nicht graviden Frauen 0,46—1,72 und macht entsprechende Schlußfolgerungen. FOLIN fand 1,3—1,7. Nach ORLOVIUS muß auch das Tempo der Ausscheidung berücksichtigt werden. Bei normalen Nieren ist sie in zweimal 6 Stunden (= 2 Perioden) im wesentlichen beendet, erfolgt sie in der 3. oder 4. Periode des Haupttages oder am Nachtage, so liegt eine Störung der Nierenfunktion vor.

Die Probe ist beendigt, wenn der Kreatininwert des Vortages erreicht ist. Geringe Mehrausscheidungen können physiologisch sein. Von gesunden Nieren wird die Hauptmenge schon in den ersten 6 Stunden ausgeschieden, und zwar 65—100 (durchschnittlich 83%), der Rest in der 2. Periode. ORLOVIUS berechnete ferner einen sog. Eliminationsquotienten. DETWEILER hält die Methode für allen anderen überlegen, um eine funktionelle Schwäche der Nieren aufzudecken, sowie eine drohende Urämie anzuzeigen.

LAMPERT betont die Bedeutung alimentärer Einflüsse auf Grund von Untersuchungen, die nach Fleischzufuhr angestellt wurden, im Gegensatz zu ORLOVIUS, der gerade die Einhaltung einer bestimmten Diät während der Prüfung für nicht nötig hält. In prognostischer Hinsicht, insbesondere auch bei der Indikationsstellung zur Unterbrechung der Schwangerschaft hat sich letzterem die Kreatininprobe gut bewährt. Nachteile wurden nicht beobachtet. Besondere Unbequemlichkeiten fallen für die Patienten fort.

Alles in allem ist die Probe ziemlich zeitraubend und umständlich und hat sich trotz ihrer Brauchbarkeit bislang nicht einführen können.

Sodann ist die Kreatininprobe im Blut angestellt worden und als Retentionsprobe empfohlen (MYERS, LOUGH). Der Nachweis erfolgt ebenfalls kolorimetrisch nach der FOLINschen Methode.

In seiner eben erschienenen Mikromethodik beschreibt PINKUSSEN genau die Untersuchungen. Das billige kleine Büchlein sei denjenigen empfohlen, die die großen Handbücher nicht anschaffen wollen. Die dort angegebenen Methoden haben den Vorteil, mit kleinen Blutmengen zu operieren, was für die Durchführung häufiger Untersuchung von Bedeutung ist. Wir folgen der STRAUSSschen Zusammenstellung, wenn wir noch einige Zahlen bringen. So fand FOLIN bei Gesunden meist unter 2 mg in 100 Serum, ROSENBERG gibt 1,6 an.

Werte über 2,5 sollen für Niereninsuffizienz sprechen, doch ist bei 5 mg noch Heilung beobachtet.

Nach ROSENBERG steigt das Kreatinin noch vor dem Indikan an, nach dem Blutharnstoff. FEIGL und KNACK sind der Ansicht, daß man nicht berechtigt sei, für die Prüfung der Stickstoffunktion Kreatinin zu verwenden, dessen Verhalten im Blut bereits unter physiologischen Bedingungen in keine gesetzmäßige Beziehung zur Nierenschädigung zu bringen sei.

Erst weiteren Untersuchungen muß es vorbehalten bleiben, ob für die Praxis der Nierenchirurgie so brauchbare Resultate erzielt werden können, daß die Bestimmung des Blutkreatinins nutzbringend verwertet werden kann.

5. Die Hippursäureausscheidung.

Über den Einfluß von Nierenaffektionen auf die Bildung von Hippursäure haben zuerst JAARSFELD und STOCKVIS gearbeitet, indem sie Benzoesäure einführten und dann bei Erkrankungen der Nieren gehemmte oder aufgehobene Ausscheidung der Hippursäure fanden.

ABELOUS und RIBAUT haben aus Nierensubstanz ein Ferment dargestellt, welches aus Glykokoll und Benzoesäure ebenfalls Hippursäure bildete. Nach PICCI ist bei der Nephritis die Ausscheidung der Hippursäure vermindert, während LEVIN und SERTOLI keine Veränderung feststellen konnten.

Endlich haben ACHARD und CHAPELLE Versuche angestellt. Weitere Nachprüfungen haben nicht stattgefunden. Bei der Unsicherheit der Grundlagen und den widersprechenden Ergebnissen hat sich begreiflicherweise die Probe nicht einzuführen vermocht, doch finden wir bei STRAUSS noch einen Hinweis, der, ganz allgemein gesprochen, bei der Beurteilung von Fragen der Nierenpathologie Methoden, die sich mit der synthetischen Funktion der Nieren beschäftigen, für aussichtsreich hält.

Es mag hier erwähnt werden, daß STRAUSS in dem Bestreben neue andere Wege zu erschließen, unter anderem auch die spaltende Kraft der Nieren zu prüfen versuchte, indem er z. B. quantitative Formaldehydbestimmungen nach Urotropindarreichung vornahm.

6. Der Diastaseversuch.

Eine bemerkenswerte Bereicherung hat die funktionelle Nierendiagnostik durch WOHLGEMUTH 1910 erfahren, der in seiner Prüfung der Diastaseausscheidung im Urin einen neuen Weg betrat. WOHLGEMUTH war bei Ausarbeitung seiner Methode von der Überlegung ausgegangen, daß eine kranke Niere ebenso wie sie Salze, Zucker, Farbstoff in verminderter Menge ausscheidet, auch andere normalerweise im Urin vorkommende Stoffe, beispielsweise Fermente, und zwar speziell das diastatische (amylolytische) in geringerer Menge eliminieren müsse. Im Nierensekret Gesunder findet sich ständig, wie auch durch zahlreiche Tierversuche bestätigt ist, in geringer Menge Diastase, während sie unter krankhaften Verhältnissen speziell bei Nephritis beträchtlich vermindert ist. Nach WOHLGEMUTH bestätigten WYNHAUSEN, BENZUR, ROSENTHAL, daß in der weitaus größten Mehrzahl der Fälle von Nephritis, besonders bei der chronisch interstitiellen Form, die Diastase stark herabgesetzt ist. An künstlich nephritisch gemachten Tieren nahm, entsprechend dem Fortschreiten der Nierenschädigung, die Diastase im Urin ab (Hirata). Auf Grund solcher Voruntersuchungen erschien es aussichtsreich, die Bestimmung der Fermentwirkung zur Funktionsprüfung der Nieren zu benutzen, zumal dies quantitativ leicht möglich ist.

Das Prinzip der WOHLGEMUTHschen Probe beruht darauf, daß man eine Reihe von Gläschen mit absteigenden Mengen der zu untersuchenden Flüssigkeit beschickt, zu jedem Röhrchen die gleiche Menge einer 1%igen Stärkelösung zusetzt, die ganze Reihe während einer bestimmten Zeit auf Körpertemperatur erwärmt und sodann durch Zusatz von einem Tropfen $^1/_{10}$ Normaljodlösung zu jedem Gläschen feststellt, wo die Stärke vollkommen abgebaut ist, bzw. wo sich noch unveränderte Stärke befindet. Dies äußert sich im ersten Falle durch gelbe bis rotgelbe Farbe, im zweiten Falle in rotblauer bzw. blauer Farbe.

Der Versuch kann in zwei Formen ausgeführt werden: 24stündig und einhalbstündig. Letzteres Verfahren verdient aus zeitlichen Verhältnissen den Vorzug. Die Verläßlichkeit der Methode leidet darunter nicht. Das wesentliche ist die gleichzeitige Anwendung des Ureterkatheterismus. Für den Gesamturin hat die Methode keine Bedeutung gewonnen. Die notwendigen Ingredienzien sind 1%ige Stärkelösung, die man sich selbst frisch herstellt, 1 g löslicher Stärke (von KAHLBAUM, Berlin) werden in 100 ccm Aqua destillata in Porzellanschale gleichmäßig verrührt, die Schale auf siedendes Wasser gesetzt und während des Erhitzens ständig gerührt, bis die anfangs trübe Flüssigkeit völlig klar, leicht opalescierend erscheint, was nach etwa 15 Minuten der Fall ist. Nach Abkühlung ist die Lösung gebrauchsfertig. Die Haltbarkeit beträgt an kühlem Ort 4—5 Tage. Ferner ist nötig 1%ige Kochsalzlösung, $^1/_{10}$ Normaljodlösung. Zwei Reihen von je zehn numerierten Reagensgläsern werden mit absteigenden Mengen Urin beschickt, für die rechte und linke Niere, und zwar kommen in Gläschen

1	2	3	4	5	6	7	8	9	10
0,6.	0,5.	0,4.	0,3.	0,2.	0,1.	0,09.	0,08.	0,07.	0,06.

Wegen der Schwierigkeiten, die kleinen Dosen unter 0,1 genau abzumessen, werden diese Mengen auf das Zehnfache verdünnt, z. B. 0,5 ccm Urin und 4,5 ccm 1%ige Kochsalzlösung, hierdurch kommt in

Nr. 7	8	9	10
0,9.	0,8.	0,7.	0,6.

Der ganze Vorgang wird zweimal für beide Seiten ausgeführt, sodann Auffüllen mit 1%iger Kochsalzlösung bis 1,0 ccm. Also zu

Nr. 1	2	3	4	5	6	7	8	9	10
0,4.	0,5.	0,6.	0,7.	0,8.	0,9.	0,1.	0,2.	0,3.	0,4.

Sodann kommt in jedes Glas 5 ccm 1%ige Stärkelösung, gut schütteln, 24 Stunden in Brutschrank auf 38°. Nach Ablauf dieser Zeit Gläschen mit Leitungswasser bis zwei Querfinger vom Rand auffüllen, zu jedem Gläschen 1 Tropfen $^1/_{10}$ Normaljodlösung. Nun wird konstatiert, bei welchem Gläschen als erstes ein blauer Farbton auftritt („Limes"). Aus dem vorhergehenden wird der Diastasenwert berechnet. Zu beachten ist, daß der Farbenton eventuell rasch verschwindet und so viel Normaljodlösung zugesetzt wird, bis die Färbung bestehen bleibt. Nur muß beim entsprechenden Röhrchen der anderen Seite die gleiche Tropfenzahl genommen werden. Beispiel:

Gläschen	Harn		1% NaCl-Lösung	1‰ Stärkelösung		Färbung	
1	0,6	nativer Urin	0,4 ccm	5 ccm	Brutofen, Auffüllen Jod	gelb	+
2	0,5		0,5 „			„	
3	0,4		0,6 „			„	
4	0,3		0,7 „			„	
5	0,2		0,8 „			rotgelb	
6	0,1		0,9 „			„	
7	0,9	10fach verdünnt	0,1 „			hell violett (Limes)	+
8	0,8		0,2 „			dunkel „	—
9	0,7		0,3 „			blau „	
10	0,6		0,4 „			blau	

Die Berechnung der Diastase erfolgt aus den vor dem Limes stehenden Röhrchen, in diesem Falle Nr. 6, die Frage lautet: Wieviel Kubikzentimeter der 1%igen Stärkelösung von 1 ccm Urin in 24 Stunden bis zum Dextrin abgebaut werden. In vorstehendem Beispiel konnte 0,1 5 ccm abbauen, folglich $0{,}1 : 5 = 1 : x$, $x = 5$. $1 : 0{,}1 = 50$, d. h. 1 ccm Urin wäre imstande, 50 ccm 1%ige Stärkelösung abzubauen. Die diastatische Kraft für 1 ccm ist = 50, Bezeichnung: D (38° — 24 Stunden).

Um den Nachteil 24stündigen Wartens zu umgehen, hat WOHLGEMUTH das Verfahren umgewandelt, das ging, wenn die Stärkelösung stark verdünnt wurde und entsprechend die Jodlösung. 1. 1‰ Stärkelösung, 2. 5fache Verdünnung = $^1/_{50}$ Jodlösung.

Auch hierfür zum besseren Überblick ein Beispiel. Sonst das gleiche Vorgehen, nur Jod so lange zusetzen, bis Farbe bestehen bleibt. Die Röhrchenanordnung ist die gleiche, obere Etage des Ständers: Röhrchen der rechten Niere, untere der linken. Zu jedem Gläschen 2 ccm 1%iger Stärkelösung, gleichzeitig Wasserbad 38°, $^1/_2$ Stunde, 3 Minuten Röhrchen in kaltes Wasser, um die Fermentwirkung abzubrechen, kein Anfüllen mit Wasser, tropfenweise Jod zusetzen.

Gläschen	Urin		1% NaCl-lösung	1‰ Stärkelösung		Färbung
1	0,6	nativer Urin	0,4 ccm	2,0	Wasserbad, Abkühlen Jod	gelb
2	0,5		0,5 „			„
3	0,4		0,6 „			„
4	0,3		0,7 „			rotgelb
5	0,2		0,8 „			„
6	0,1		0,9 „			hell violett (Limes!)
7	0,9	10fach verdünnt	0,1 „			dunkel „
8	0,8		0,2 „			„ „
9	0,7		0,3 „			blau
10	0,6		0,4 „			„

Berechnung: $0{,}2 : 2{,}0 = 1 : x$, $x = 10$. Bezeichnung d (38°, 30 Minuten).

Es gelingt auf diese Weise, durch vergleichen beider Seiten die kranke Niere an verminderter Diastaseausscheidung zu erkennen, vorausgesetzt, daß keine Fehlerquellen, von denen gleich die Rede sein wird, den Ablauf der Probe stören. Normalerweise wird von beiden Seiten annähernd eine gleiche Menge Ferment in gleichem Urin ausgeschieden. Wir wissen durch Untersuchungen an Tieren und Menschen, daß zwar physiologischerweise gewisse Schwankungen zwischen der Absonderung aus beiden Ureteren vorkommen, diese aber niemals quantitativ nennenswerte Grade erreichen. Diese Beobachtung ist bei allen Untersuchungsverfahren, die sich mit der Trennung der Sekrete befassen, von großer Bedeutung und oft diskutiert. Durch die Diastaseausscheidung empfängt die Annahme einer Gleichmäßigkeit beider Nierensekrete eine weitere Stütze. An Tieren, denen eine doppelseitige Ureterfistel angelegt war, konnten folgende Werte gefunden werden, die zwar eine nicht beträchtliche Differenz der abgesonderten Mengen, jedoch völlige Konstanz der Diastasekonzentration ergaben:

Urinmengen		Diastase	
R.	L.	R.	L.
2,3	1,9	312,5	312,5
3,3	2,8	312,5	312,5
3,7	3,4	277,5	277,5
2,9	1,8	277,5	277,5
	oder		
4,1	4,9	200	200
3,7	5,1	200	200
3,8	3,5	250	250

Den Tieren war vorher zur Steigerung der Diastaseabsonderung der Pankreasausführungsgang unterbunden worden.

Zu beachten ist, daß nur Urinportionen miteinander verglichen werden dürfen, die zu ein und derselben Zeit von beiden Nieren gleichzeitig produziert werden. Das geringe benötigte Urinquantum von $2^1/_2$ ccm braucht nicht unmittelbar nach der Entnahme untersucht zu werden. Ausfallende Salze beeinträchtigen die Resultate nicht. Die Reaktion spielt keine Rolle. Kombination mit anderen Proben stört ebenfalls nicht. Man kann vorher den Gefrierpunkt bestimmen. Ebenso wirkt die Anwesenheit von Indigocarmin und Zucker nicht störend, so ist gerade diese Probe geeignet, mit anderen kombiniert zu werden und so die einzelnen gewonnenen Resultate zu stützen. Einige derartige Beispiele seien hier ausgeführt:[1])

[1]) Aus Carper, Handbuch der Zystoskopie.

Normalfälle:

R.	L.
Urin klar	klar
Albumen ∅	Albumen ∅
Sediment ∅	Sediment ∅
Δ 1,31	Δ 1,28
Zucker 1,2%	Zucker 1,4%
Indigocarmin blau: 8 Minuten	Indigocarmin blau: 8 Minuten
d. 10	d. 10
D. 62,5	D. 62,5

Tierversuche wie Beobachtungen an Menschen zeigen nun, daß bei starker Diurese die Diastasemenge sinkt und umgekehrt bei geringer Urinmenge größere Diastasekonzentration auftritt. Hierin erblicken wir eine Tatsache, die zu Fehlern Veranlassung geben kann. Polyurie schafft niedrige Werte. Dieser Punkt verdient unseres Erachtens Beachtung und Berücksichtigung.

Ein Beispiel:

R.	L.
Δ 0,99	0,99
Zucker 1,9	1,8
Indigocarmin 4 Minuten	5 Minuten
d. 1,2	d. 1,2
D. 10	D. 10

Während als doppelseitige Erscheinung dieses Ereignis ohne weiteres in die Augen springt, und eher als Fehlerquelle anmutet, wenn nicht eine doppelseitige Erkrankung vorliegt, kann im Falle des einseitigen Auftretens die Täuschung immerhin recht störend sein; denn daß einseitige, während des Ureterenkatheterismus auftretende Polyurie möglich ist, glauben wir nach unseren Beobachtungen annehmen zu können. Allerdings sind diese Vorkommnisse ungeheuer selten. Es ist somit für die Beurteilung der absoluten Leistungsfähigkeit einer Niere von großer Wichtigkeit festzustellen, ob ein stark verdünnter Urin geliefert ist. Dies ist durch spezifisches Gewicht oder Gefrierpunktsbestimmung leicht zu entscheiden. Eine weitere Fehlerquelle ist in der Störung der Diastasereaktion durch Blutbeimengung zu erblicken. In diesen Fällen werden höhere Werte erzielt, da das Blutserum die Eigenschaft hat, die Diastase zu aktivieren. Wenn auch geringe Blutbeimengungen kaum imstande sind, die Reaktion nennenswert zu beeinflussen, so doch größere Mengen, so daß in diesem Falle die Wohlgemuthsche Probe überhaupt nicht zu benutzen ist. Sehr wichtig ist folgende Beobachtung:

R.	L.
blutig	klar
Eiweiß +	Eiweiß +
Δ 1,29	Δ 1,39
Zucker 1,9	Zucker 2,8
Indigocarmin 6 Minuten	Indigocarmin 6 Minuten
d. 10	d. 10
D. 25	D. 25

Also gleichviel Diastasen trotz rechtsseitiger Nierentuberkulose, aber rechts Blut und daher Ausgleich der Ausscheidung.

Man erhält so einen gewissermaßen indirekten Wert, der rechte Wert hätte kleiner ausfallen müssen. Aus dem angeführten Beispiel geht gleichzeitig hervor, wie sich die anderen Proben verhalten, die mit der Diastasenreaktion kombiniert werden.

Auch noch ein prägnantes typisches Beispiel eines pathologischen Falles, linksseitige Pyonephrose.

R.	L.
Eiweiß ∅	Eiweiß +
Sediment ∅	Sediment Eiter
Δ 1,75	Δ 0,9
Zucker nach 25 Minuten	Zucker nach 45 Minuten ∅
Indigocarmin blau: n. 12 Min.	Indigocarmin n. 30 Minuten ∅
d. 20	d. 4
D. 50	D, 10

Hier stimmt alles. Ohne alle Funktionsprüfung wäre man wohl in der Lage, die linke Seite für die kranke zu halten, aber erst durch den schlechten Funktionsausfall imstande zu sagen, die Niere ist so zerstört, daß sie nichts mehr nützt. Das kann uns der Ureterenkatheterismus allein in der Form nicht sagen und gerade dieses hundertfältige Beispiel erweist ganz allgemein im Hinblick auf die funktionelle Diagnostik gesprochen, daß die Ansicht der Gegner dieser Wissenschaft falsch ist, die behaupten, durch den Ureterenkatheterismus allein sei man imstande, auch über die Funktion der Nieren Aufschluß zu bekommen.

Zusammenfassend läßt sich sagen, daß unter Berücksichtigung der erwähnten Fehlerquellen die Methode imstande ist, darüber Aufschluß zu geben, ob beide Nieren gleichmäßig arbeiten, während sich Schädigungen einer Seite dadurch dokumentieren, daß die kranke Niere weniger Diastase ausscheidet. Die Zahlen für *d* schwanken zwischen 6,6 und 25, für *D* zwischen 6,5 und 90, dies sind jedoch so bedenklich weite Grenzen, daß der Wert der Methode dadurch beeinträchtigt werden muß, sofern man sich auf bestimmte Grenzwerte festlegen will.

WOHLGEMUTH selbst macht ferner darauf aufmerksam, daß bei partiell geschädigter Niere der Ausfall der Reaktion sich nicht gleich zu äußern braucht, da der gesunde Nierenteil die Funktion mit übernehmen kann, doch dürfte dieser Einwand bei anderen Methoden ebenfalls mit in Frage kommen. Geht der Diastasegehalt auf 5 bzw. 12,5 herunter, so ist nach WOHLGEMUTH dadurch mit voller Sicherheit auf eine schwere Schädigung der Niere zu schließen. Damit ist die unterste Grenze noch weiter herabgesetzt und somit ein Spielraum gegeben, der eine Empfehlung der Methode nur mit größter Reserve zuläßt. Zudem zeigt sich, daß v. BROMBERG, der über eine größere Versuchsreihe verfügt, nicht einmal Forderungen WOHLGEMUTHS voll bestätigt fand. Seine an 30 normalen und 75 kranken Nieren gewonnenen Resultate sind folgende:

		Normal	Krank
Mehr als 50 D.	wurden gefunden	in 39,6%	6,6%
Zwischen 25—50 D.	,, ,,	,, 16,5%	19,8%
,, 16,5—25 D.	,, ,,	,, 16,5%	33%
Weniger als 16,5 D.	,, ,,	,, 26,4%	39,6%
Und in 20 Fällen			
mehr als 25 d.	,, ,,	,, 5%	0%
Zwischen 6,5—25 d.	,, ,,	,, 6%	39,6%
Weniger als 6,5 d.	,, ,,	,, 35%	59,4%

In 6,5% wurde der Limes nicht gefunden.

WYNHAUSEN fand normaliter in 50% der Fälle weniger als 50 Diastaseeinheiten, bei Nephritis und Diabetes niedrigere Werte. LIOKUMOWITZSCH berichtet von falschen Resultaten. Nach unserer Auffassung ist es bei der Unsicherheit der Grenzen nicht zweckmäßig, bestimmte Werte als normal zu bezeichnen. Weiterhin muß auf die Beziehungen der Diastaseausscheidung zu der Pankreasfunktion hingewiesen werden, ein Punkt, der bei differentialdiagnostischen Erwägungen Beachtung verdient. Nach HUMPHRY gibt die Diastasebestimmung im Urin bei Dysfunktion des Pankreas wertvolle Hinweise. Auch GALAMBOS sieht in ihr bei Pankreaszerstörung und Verstopfung des WIRSUNGschen Ganges eine diagnostisch wichtige Reaktion, ebenso LEISTMANN. MALLINOW fand die Diastase bei Diabetes und Nephritis vermindert, bei Pankreaserkrankungen vermehrt. Nach SCHIROKAUER besteht im Fieber keine Verminderung der Diastase im Blut, während BENCZUS starkes Schwanken im Serum feststellen konnte.

Eine Probe, die schon physiologischerweise derartigen Schwankungen ausgesetzt ist, ist nur unter gewissen Umständen geeignet, als exakte Reaktion für eine Funktionsprüfung herangezogen zu werden. Wie erklärt sich nun der Unterschied der WOHLGEMUTschen Befunde mit anderen davon abweichenden: Man muß doch wohl die Art der Nahrungsaufnahme vor dem Versuch in Betracht ziehen. Es handelt sich um ein Verdauungsenzym, das zu der Prüfung benutzt wird, das somit in den verschiedenen Phasen der Verdauung einem Wechsel unterworfen sein muß. Je nach der Verdauungsperiode, in der sich ein Organismus befindet, werden auch die Enzyme in verschiedener Menge auftreten müssen, während ein Teil der Fermente im Organismus verschwindet, oder teilweise zerstört wird, so Trypsin und das diastatische Pankreasenzym, wird ein anderer Teil teilweise auch aus dem Verdauungsrohr durch Resorption entfernt und kann dann im Urin erscheinen. Von Pepsin wissen wir beispielsweise, daß es im Urin beim Hunger in großer Menge vorhanden ist und bei der Verdauung abnimmt, so wird doch wohl auch die Menge des diastatischen Enzyms von der Nahrungsaufnahme abhängig sein. Übrigens hat STRAUSS Untersuchungen über die quantitative Ausscheidung des Pepsinferments angestellt und gefunden, daß bei schweren Funktionsstörungen der Nieren seine Ausscheidung stark gehemmt ist. Benutzen wir die Diastasereaktion lediglich zur Unterstützung anderer Methoden, wie es WOHLGEMUTH auch nicht anders gewollt hat, so wird sie uns in manchen Fällen die Funktionsfähigkeit einer Niere mit prüfen helfen. Um allein aus ihr ein Urteil zu bilden oder gar eine Indikation von ihrem Ausfall abhängig zu machen, halten wir nicht für erlaubt. Erschwerend wirkt zweifellos die große Umständlichkeit.

C. Die Harngiftigkeit.

Davon ausgehend, daß die Nieren die Ausscheidungsorgane für den Organismus unbrauchbarer, ja schädlicher, zum Teil giftiger Substanzen sind, indem die Abbauprodukte des Eiweißstoffwechsels dort eliminiert werden, andererseits bei Nierenerkrankungen eine Retention dieser Stoffe stattfindet, hat BOUCHARD 1886 die Harngiftigkeit zur Prüfung der Nierenfunktion empfohlen. Weiterhin beschäftigen sich LÉPINE, AUBERT, FLETH und SCHIFFER, STADTHAGEN und andere mit der Frage der Toxizität des Urins. Man hatte experimentell in Erfahrung gebracht, daß Versuchstiere nach Injektion von Urin zugrunde gingen oder schwer erkrankten. Nach den Feststellungen BOUCHARDS töten im Durchschnitt 45 ccm Urin intravenös 1 kg-Kaninchen, eine Zahl, die der Autor urotoxische Einheit nennt. Er hat dann eine bestimmte Formel aufgestellt: $\frac{N \cdot 1000}{p} = T$ (urotoxische Einheit), wobei P das Gewicht des Kaninchens, N die Menge des zur Tötung notwendigen Urins bedeutet. Eine zweite Formel, der urotoxische Quotient, bedeutet die Menge der von einem Menschen innerhalb 24 Stunden ausgesc..edenen urotoxischen Einheiten $\frac{Q}{T} = U$. Q bedeutet die 24stündige Harnmenge. Die Giftigkeit soll proportional der Arbeitsleistung der Niere sein.

Welche Stoffe des Urins toxisch wirken, ist noch nicht sicher erwiesen, ob chemische oder physikalische Eigenschaften. Weitere Untersuchungen haben zudem ergeben, daß nicht allemal das Versuchstier (es wurden später Meerschweinchen genommen) zugrunde geht oder krank wird. Ausgiebige Untersuchungen über die Harngiftigkeit wurden 1913 gemacht, speziell im Hinblick auf Infektionskrankheiten, insbesondere Masern. ARONSON und SOMMERFELD (Dtsch. med. Wochenschr. 1912, 37; 1913, 10) hatten zuerst die Beobachtung gemacht, daß mit großer Regelmäßigkeit der Urin masernkranker Individuen Meerschweinchen bei intravenöser Einverleibung tötet. Trotzdem von anderer Seite (MAUTNER, UFFENHEIMER [Dtsch. med. Wochenschr. 1912, 50]) der Einwand gemacht wurde, daß auch der Urin nicht Masernkranker, etwa mit Arthritis, Herzfehler, Peritonitis und anderen Leiden behafteten Patienten, ja sogar der ganz gesunder Kinder die gleichen schädigenden Eigenschaften auf das Versuchstier im Sinne von Tod oder schweren Schockerscheinungen hervorriefen, hielten die erstgenannten Autoren ihre Befunde aufrecht, modifizierten sie allerdings später in der Weise, daß bei der vorerwähnten Infektionskrankheit konstant eine erhebliche Steigerung der Harngiftigkeit zu finden ist, die eine differentialdiagnostische Bedeutung gegenüber anderen Erkrankungen haben und in Beziehung zur Anaphylaxie stehen. Daß in einzelnen Fällen das Versuchstier gesund bleibt, trotz Injektion von Urin Gesunder wie Kranker, wird durch wechselnde Giftigkeit zu erklären versucht. Nach zahlreichen Versuchen, die sich auf über 500 Tiere erstrecken, scheint die Giftigkeit des normalen Harns nicht sehr groß zu sein. In zahlreichen Fällen erkrankten oder starben Meerschweinchen von 180—200 g nach einer intravenösen Injektion von 3—4 ccm nicht, und obige Autoren sprechen erst dann von einer gesteigerten Toxizität, wenn ein Tier von 180—225 g nach Einspritzung von 2 ccm neutralisiertem, auf Körpertemperatur gebrachtem Urin zugrunde geht (Arch. f. Gynäkol., Bd. 98, S. 2).

Neuere Untersuchungen wurden ferner von ESCH angestellt. Intrakardiale Injektion des Urins von Gesunden, Graviden, Kreißenden und Wöchnerinnen, sowie von carcinomkranken Frauen erzeugte bei Meerschweinchen meist Krankheitserscheinungen, die denen der Anaphylaxie glichen. Subkutane oder intraperitoneale Injektionen wirkten bei Mäusen nicht nennenswert schädigend, wohl aber die Einspritzung von Harnrückstand, die unter Krämpfen und Dyspnoe Tod hervorrief. Die Toxizität war unabhängig vom Säuregrad, Eiweißgehalt und spezifischem Gewicht. ZINSSER, der zu demselben Thema Stellung nimmt, gelang es nicht, bei Meerschweinchen durch intravenöse Injektion sichere Anaphylaxie oder Tod der Tiere zu erreichen. Die festgestellten Temperatursenkungen waren unabhängig vom Grad der klinisch nachweisbaren Nierenschädigung. Intraperitoneale Injektion des Urins Gesunder, Gravider, Kreißender, Wöchnerinnen machte meist Temperatursenkung; ferner stehen Beobachtungen an Menschen zur Verfügung, die mit aller Deutlichkeit zeigen, daß vollkommen steriler, in die Bauchhöhle durch intraperitoneale Blasenruptur ergossener Urin zu schweren Intoxikationserscheinungen führen kann. OEHLECKER (Dtsch. med. Wochenschr. 1912, 49) bespricht ausführlich derartige Fälle, die diese Tatsache einwandfrei nachweisen und wo sehr schön nicht nur durch das ganze klinische Bild, sondern besonders auch durch das Verhalten des Blutgefrierpunktes die Urinintoxikation dokumentiert ist.

Aus den vorstehenden Beobachtungen geht hervor, daß der Urin unter normalen, wie krankhaften Verhältnissen eine toxische Eigenschaft besitzt, die jedoch einstweilen noch zu unbekannt und zu wenig meßbar ist, um eine Methode darauf aufzubauen. Der Begriff der Harngiftigkeit ist noch viel zu wenig geklärt, setzt sich wahrscheinlich aus verschiedenen, bisher noch unbekannten Komponenten zusammen, als daß man aus ihrem Verhalten die Funktion der Nieren beurteilen könnte, ganz zu schweigen von dem Umstand derartiger Tierversuche. Erwähnt sei noch, daß BUSSON und KIRSCHBAUM frühere Versuche französischer Forscher bestätigen konnten, nämlich daß den Kalisalzen eine gewisse jedoch nicht ausschließliche Bedeutung für die Entstehung der Giftwirkung zuzusprechen sei, nach STADTHAGEN eventuell zusammen mit weniger giftigen Stoffen (Harnstoff, Xanthinkörper). Von anderen Substanzen sind Guanidin, Urohypotensin, Proteose, Kolloide angeschuldigt worden, während OPPENHEIMER die Peptonfrage anschneidet. Ob mineralische Bestandteile die Hauptrolle spielen oder gewisse organische Substanzen, läßt sich bisher nicht entscheiden. Bei der ganzen Unsicherheit der Grundlage hat sich diese Methode zur Funktionsprüfung der Niere naturgemäß nicht einbürgern können, sie hat auch nur von französischen Autoren eine Empfehlung erfahren. Auch die Prüfung der Toxizität des Blutserums, mit der sich STRAUSS besonders beschäftigt hat, hat sich nicht einbürgern können.

D. Physikalisch-chemische Funktionsprüfungen am Urin (und Blut).

1. Die elektrische Leitfähigkeit.

Auf dem 31. Chirurgenkongreß 1902 gab LÖWENHARDT eine neue Methode zur Feststellung der Nierenfunktion bekannt, die, auf den neueren Fortschritten der physikalischen Chemie fußend, in der Bestimmung der elektrischen Leitfähigkeit des Urins mittels Telephon besteht. Folgen wir zunächst den Gedankengängen, die LÖWENHARDT auf die Idee, die Leitfähigkeit in die funktionelle Nierendiagnostik einzuführen, gebracht haben, so waren es teils praktische, teils theoretische Erwägungen. In der Kryoskopie besitzen wir, so meint der Autor, zwar ein wertvolles und leicht ausführbares Mittel zur Feststellung der Konzentration, das zwar die Anzahl der Moleküle, nicht aber ihre sehr verschiedene Wertigkeit in Betracht zieht und gewisse Fehlerquellen mit sich bringt. Besonders aber bemängelt LÖWENHARDT, daß beim Ureterenkatheterismus häufig nicht das zur ausgiebigen chemisch-analytischen Untersuchung notwendige Quantum Urin zu erzielen ist. Endlich leitete ihn der Wunsch, die unter Umständen zeitraubende und für den Patienten oft unerquickliche Sondierung des Harnleiters möglichst abzukürzen.

Die Messung der Leitfähigkeit einer Flüssigkeit gibt einen Einblick in die Menge der sog. dissoziierten Körper durch Messung der Ionen und läßt gewisse Rückschlüsse auf die Substanz selbst zu. Die Theorie von der elektrischen Dissoziation, die auch als Ionentheorie bekannt ist, geht auf ARRHENIUS zurück, der annimmt, daß sich die Moleküle gewisser Stoffe, wenn sie gelöst werden, als Elektrolyten spalten, wodurch die Konzentration der Flüssigkeit bestimmt wird. Die Teilmoleküle nennt man Ionen. So zerfällt beispielsweise in einer Kochsalzlösung ein Teil der Moleküle in dem Augenblick der Auflösung in die Ionen Na und Cl, d. h. es erfolgt Dissoziation in die Moleküle, die sich dabei bebeteiligen, die aktiven und inaktiven. Die Fähigkeit, diese Dissoziation herbeizuführen, besitzt besonders das Wasser, und zwar sind es in erster Linie die Moleküle von Salzen, Basen und Säuren, die sich bei ihrer Lösung in positive und negative Ionen zerlegen, die also Elektrizitätsträger und selbständige Moleküle sind. Die Elektrolyten haben die Eigenschaft den elektrischen Strom zu leiten. Die Größe der Leitfähigkeit einer Flüssigkeit ist abhängig von der Zahl der Ionen, daher ist man durch die Bestimmung der Leitfähigkeit imstande, den Gehalt an Elektrolyten zu berechnen. Der Widerstand gegen den elektrischen Strom ist umgekehrt proportional der Konzentration an ionisierbaren Salzen, je mehr Salze, desto geringer der Widerstand; die schlechtere Niere liefert einen Urin mit höherem Widerstand, da in ihm die Kochsalzkonzentration geringer ist. Vergleichende Untersuchungen, speziell mit der Gefrierpunktserniedrigung des Urins ergaben nun, daß wenn der Gefrierpunkt — 1 nicht erreicht, die elektrische Leitfähigkeit ebenfalls für den Urin geringe Werte annahm. Herabgehen des Gefrierpunktes des Urins unter den des Blutes bringt ebenfalls ein Absinken des Wertes. Mit zunehmender Funktionsunfähigkeit nimmt die Leitfähigkeit ab, der Widerstand des Urins infolge Mangels an leitfähigen

Substanzen bei krankhaften Prozessen zu. LÖWENHARDT betont ausdrücklich, daß die Leitfähigkeit des Urins keinen absoluten Aufschluß über die Zusammensetzung gibt, sondern nur nach einer Richtung prüft, nämlich nach der Dissoziation der leitfähigen Körper (Salze, Säuren), mithin vor allem der anorganischen Bestandteile.

LÖWENHARDT stellt folgende Sätze auf:

1. Das Verfahren bedeutet eine außerordentliche Abkürzung des Ureterenkatheterismus.
2. Einfachheit der Handhabung des Apparates für diese Zwecke und Schnelligkeit der Ausführung.
3. Strikte Indikation, falls für andere Methoden nicht mehr genügend Urin einer Niere zu erhalten ist.
4. Bei gleichzeitiger Anwendung anderer Bestimmungen genauerer Einblick in die Zusammensetzung der Harnbestandteile.

Zur Bestimmung der elektrischen Leitfähigkeit wird ein Apparat benutzt, der aus einem Induktionsapparat, einem Vergleichswiderstand und einer Meßbrücke besteht, dem ferner ein Telephon und ein Gefäßchen zur Aufnahme der zu untersuchenden Flüssigkeit angefügt ist. Wir selbst benutzen einen von der Firma REINIGER, GEBBERT und SCHALL gelieferten Apparat (siehe Abbildung). Er beruht auf dem Prinzip der WHEATSTONEschen Brücke und ist von KOHLRAUSCH konstruiert worden. Der gesuchte Widerstand der betreffenden Lösung wird im Vergleich mit einem bekannten Widerstand gefunden. Aus dem bestimmten in Ohm ausgedrückten Widerstand kann man die Leitfähigkeit berechnen. An den jetzt in Gebrauch befindlichen Apparaten ist auch diese Berechnung nicht mehr nötig, der Wert kann einfach abgelesen werden.

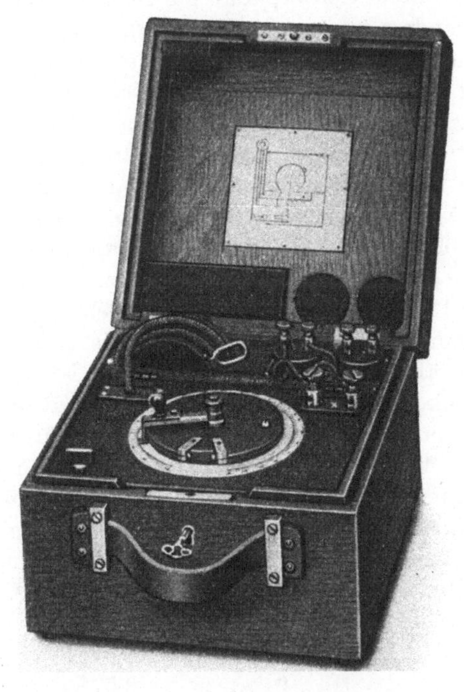

Abb. 8. Leitfähigkeitsapparat.

Sehr viel Anklang hat, wie aus der Literatur hervorgeht, die Methode nicht gefunden, und nur sehr wenige Autoren haben systematische Untersuchungen angestellt. Trotzdem die Leitfähigkeitsbestimmung ursprünglich nur für den Urin, und zwar weniger für den Gesamturin, als vielmehr zwecks Vergleichung für den getrennt aufgefangenen in Aussicht genommen war, wurde sogleich nach Analogie der Kryoskopie, mit der überhaupt das Verfahren ständig in Parallele gesetzt wird, auch die Bestimmung im Blut vorgenommen (Turner, Bickel, Richter, Viola, Engelmann). Während zwischen Δ und Leitfähigkeit eine Übereinstimmung der Resultate festgestellt werden konnte, traf dies für die Blutbestimmung meist nicht zu und speziell Bickel, der ausgedehnte Untersuchungen, besonders auch an Urämikern und künstlich durch doppelseitige Nierenexstirpation urämisch gemachten Tieren ausführte, sah Fälle von Niereninsuffizienz mit entsprechend schlechtem Gefrierpunkt im Blut, wo die Leitfähigkeit im Serum nicht verändert war. Aus der Kümmellschen Klinik hat Engelmann über Untersuchungen an 200 Patienten berichtet. Er fand die Leitfähigkeit bei den Seren außerordentlich konstant, im Mittel $x_{18} = 0{,}0103$ (Apparat von Reiniger, Gebbert und Schall). Entgegen dem Verhalten der Gesamtkonzentration des Serums änderte sich bei Niereninsuffizienz die Leitfähigkeit so gut wie gar nicht. Bei 40 Urämikern, wo stets eine beträchtliche Erniedrigung des Gefrierpunktes (Konzentrationserhöhung) bis zu — 0,70—80 festzustellen war, fand sich kaum einmal eine die Norm überschreitende Zahl für die Leitfähigkeit. Somit findet bei Urämie eine Retention von Elektrolyten, also in der Hauptsache anorganische Bestandteile, jedenfalls nicht statt. Uringefrierpunkt und Leitfähigkeit stimmten bei kranken Nieren stets überein. Ist eine Niere krank, so bekommt man entsprechend der niedrigen Zahl für den Gefrierpunkt auch einen geringen Wert für die Leitfähigkeit. Engelmann erblickt den Wert dieser Bestimmung einmal darin, mit sehr geringen Urinmengen eine brauchbare Funktionsprüfung anstellen zu können und sodann in einer Kontrolle für die Richtigkeit des Gefrierpunktes. Um die Konstanz und Feinheit dieser Übereinstimmung zu dokumentieren, stellte er Versuche mit Galle aus einer Gallenfistel an.

	Gefrierpunkt	Leitfähigkeit
7 Uhr	0,57	0,0131
9 „	0,57 1/2	0,0132
12 „	0,58	0,0133
2 „	0,61	0,0138
6 „	0,57 1/2	0,0133
8 „	0,59	—

Kapsammer lehnt trotz dieser Übereinstimmung die ihm zu komplizierte Methode ab, da sie kaum mehr sage als die Gefrierpunktsbestimmung und das spezifische Gewicht, für das Blut nicht einmal so viel. Eine Reihe von 100 Untersuchungen wurde von RENNER ausgeführt. Er weist nach, daß die Anwesenheit von Harnstoff die Leitfähigkeit kaum beeinflußt, so daß die organischen Bestandteile eine unbedeutende Rolle spielen; dies ist insofern von Wichtigkeit, als gerade auch der Methode der Vorwurf gemacht wurde, sie vernachlässige die organischen Verbindungen, indem nicht nur die Konzentration einer Lösung an elektrischen Molekülen überhaupt, sondern nur an anorganischen bestimmt würde, so daß von vornherein der Methode ein Fehler anhaftet. Wenn, wie ARRHENIUS annimmt, die Nichtelektrolyten die Leitfähigkeit der Elektrolyten herabsetzen, so würde für Flüssigkeiten, die beide enthalten, allerdings eine Ungenauigkeit resultieren. LÖWENHARDT zerstreut jedoch in einer späteren Mitteilung diese Bedenken, indem er den Satz aufstellt, daß auch bei den gemischten Elektrolyten des Urins die Messung der Leitfähigkeit mit genügender Genauigkeit erfolgt. RENNER hat an seinem Material speziell auf die Frage der Übereinstimmung mit anderen Methoden Wert gelegt und konnte im allgemeinen einen Parallelismus mit Gefrierpunkt, Indigocarmin und Phloridzin feststellen. Eine Reihe entgegengesetzter Ergebnisse ließ sich aufklären. Zu falscher Diagnose oder falscher Indikationsstellung hat die Methode nicht geführt. RENNER betont aber, daß er stets mehrere Prüfungen anwendet, um stets ganz sicher zu gehen. Auch BROMBERG spricht von vortrefflichen Diensten, die die Methode leistet beim Vergleich der Nierensekrete, während LIOKOMOWITZSCH direkt von falschen Resultaten berichtet, wobei jedoch nicht gesagt ist, ob es sich um Urin- oder Blutuntersuchungen handelt.

Technik: Der Urin wird in das auf der Abbildung rechts neben dem Kasten befindliche in einem Drahtgestell ruhende Gefäßchen getan. Das Metallplättchen der Kontaktplatte muß in die Flüssigkeit eintauchen. Nach Einschalten des Stromes nimmt man den Hörer ans Ohr unter gleichzeitigem Hin- und Herschieben des Schiebers an der Meßbrücke. Je nach der Stellung des Schiebers hört man im Apparat ein Summen verschiedener Stärke, das man fast oder völlig zum Verschwinden bringen kann. Nach der Mitte zu nimmt die Stärke des Geräusches ab, nach den Seiten hin zu. Die an der Skala ablesbare Zahl bei der Stelle, wo der Ton erlischt oder am leisesten ist, gibt den Leitwiderstand der betreffenden Flüssigkeit in Ohm an.

Die Urine beider Seiten werden auf diese Weise nacheinander bestimmt und sollen unter gesunden Verhältnissen annähernd gleich sein. Mit zunehmender Funktionsunfähigkeit nimmt die Leitfähigkeit ab, der Widerstand zu (höhere Ohmzahl!).

Zweifellos kann die beschriebene Methode gute Dienste leisten, wenn wir in der Lage sind die Sekrete beider Nieren in Vergleich zu setzen.

Hier hat sich das Verfahren auch bewährt, um den Nachweis einer annähernd oder völlig gleichen Beschaffenheit der Urine beider Nieren zu stützen. Allerdings gehört ein kostspieliger Apparat dazu, so daß zumal wir einfachere Proben haben, die Anwendung in der Praxis auf Schwierigkeiten stößt. Nun hat schon LÖWENHARDT angegeben, daß man auch absolute Werte erhalten kann, wenn man die Leitfähigkeit des Urins mit der des Blutes vergleicht, von dessen Konstanz schon die Rede war (nach LÖWENHARDT ca. 100). Dieser Ansicht ist besonders von BROMBERG lebhaft widersprochen worden, der allerdings recht auffallende Schwankungen in weiten Grenzen (zwischen 20 und 400 Ohm) sah, und zwar beim Urin wie beim Blut. Unter solchen Umständen kann natürlich von irgendeiner Verwertung absoluter Zahlen keine Rede sein, sondern es haben, wie dies übrigens auch BROMBERG anerkannt, lediglich die vergleichsweise gefundenen Werte Bedeutung. BROMBERG geht noch einen Schritt weiter und bestimmt den sogenannten hämorenalen Index.

2. Hämorenaler Index.

Unter dem hämorenalen Index versteht man das Verhältnis der Konzentration der anorganischen Salze im Blut und im Urin. Nach GRUNWALDT ist diese Konzentration im Urin immer zweimal so groß wie im Blut. BROMBERG benutzt dazu eine Modifikation des oben abgebildeten Apparates, dessen wesentliche Änderung das Fehlen eines Induktoriums ist, und der an die Stadtleitung angeschlossen wird. Man braucht 0,5 ccm Blutserum (die Blutkörperchen können als Nichtleiter stören) und 0,5 ccm Urin jeder Niere. Das Blut wird kurz vor dem Ureterenkatheterismus entnommen. Vorher keine kochsalzarme Diät. Einige Stunden vor der Probe nichts trinken lassen. Das Ablesen bzw. Abhören erfolgt wie beim anderen Apparat. Nach Einschalten des Stromes schiebt man den Griff so lange hin und her, bis derselbe an einer Stelle angelangt ist, wo der vorher hörbare Ton erlischt. Schiebt man nach der anderen Seite weiter, so wird der Ton wieder hörbar. Die Zahl der Skala an dieser Stelle gibt den Widerstand der betreffenden Flüssigkeit in Ohm an. Durch Division der gefundenen Werte erhält man den Index, der normalerweise 2 beträgt. Abweichungen von dieser Zahl bedeutet eine gestörte Nierenfunktion.

Zum Beispiel.

Urin	der r.	Niere	W. =	156 Ohm
,,	,, l.	,,	W. =	48 ,,
Serum			W. =	97 ,,
Index	,, r.	,,	97 : 156 =	0,6
,,	,, l.	,,	97 : 48 =	2

R. Niere schwer geschädigt, l. normal.

Für die Indikation werden der Methode weitgehende Zugeständnisse gemacht. In folgendem Fall wurde ein Eingriff für ausgeschlossen erklärt.

W. r. 212, l. 94. Serum 146.
Also Index r. 146 : 212 = 0,7
„ l. 146 : 94 = 1,6

R. Niere schlecht, l. besser aber auch ungenügend.

Schließlich läßt auch die Bestimmung von W im Blasenurin Schlußfolgerungen zu, wenn der Harnleiterkatheterismus unmöglich ist oder nur einseitig gelingt.

Widerstand l.	37
W. Blasenurin	33
W. Serum	66
Index l.	66 : 37 = 1,79
Index Blasenurin	66 : 33 = 2.

Folglich r. Niere funktionell intakt.

Bromberg folgert auf Grund seiner Beobachtungen, daß nur die Methode der Indexbestimmung imstande ist, absoluten Aufschluß zu erteilen über die Tatsache, ob eine Niere krank oder funktionell gesund ist, und somit allein berechtigt, eine Indikation für die Nephrektomie abzugeben.

3. Die Harnkryoskopie.

Aus Zweckmäßigkeitsgründen werden die Kapitel über die untergeordnete Harnkryoskopie und die bedeutungsvolle Blutkryoskopie nicht getrennt, sondern sollen gemeinsam im nächsten Abschnitt abgehandelt werden.

II. Die Funktionsprüfungen am Blut (sowie kombinierte Prüfungen an Blut und Urin).

1. Die Kryoskopie.

Van 't Hoff hat 1887 die Theorie aufgestellt, daß sich in Lösungen die gelösten Stoffe wie Gase verhalten und denselben physikalischen Gesetzen folgen. Gelöste Stoffe üben in ihren Lösungen denselben Druck aus, wie ihn bei gleicher Temperatur und gleichem Volumen Gase ausüben würden. Dieser Druck gelöster Moleküle ist der osmotische Druck. Wenn zwei Flüssigkeiten, z. B. eine Lösung von festen Körpern in Wasser und Wasser durch eine halbdurchlässige Wand getrennt sind, die dem Wasser Durchtritt gestattet, den festen Bestandteilen nicht, so wird die Flüssigkeit das Bestreben haben, ihre Konzentrationsunterschiede auszugleichen. Dieser der Konzentration proportionale Druck oder die molekulare Konzentration ist abhängig von der Zahl der gelösten Moleküle, unabhängig von der Natur derselben und kann gemessen werden durch Trennen des Lösungsmittels von den gelösten Stoffen, und zwar durch Verdampfen oder Ausfrieren des Lösungsmittels. Der Siedepunkt einer Lösung liegt höher als der des reinen Wassers, der Gefrierpunkt tiefer. Lösungen mit gleicher Erhöhung bzw. Erniedrigung haben gleichen osmotischen Druck. Die Gefrierpunktsmethode hat sich als bequemste bewährt.

Dreser hat als erster die Gesetze der physikalischen Chemie auf die Nierentätigkeit angewandt, sie in osmotischem Sinne aufgefaßt und aus den Differenzen der molekularen Konzentration des Blutes und des Harnes die Nierenarbeit gemessen.

Koranyi sah die Hauptaufgabe der Niere darin, Störungen des osmotischen Gleichgewichtes auszugleichen, die der Organismus einerseits durch die Nahrungs- und Flüssigkeitszufuhr erleidet, andererseits durch den Stoffwechsel, in dem große Moleküle unter Erhöhung ihres osmotischen Druckes zerkleinert werden. Zwischen Blut und Urin findet nach den Gesetzen der Osmose ein fortwährender Ausgleich statt. Andere Autoren, so besonders Steyrer, Volhard und andere, stehen auf dem Standpunkt, daß die Kräfte der Diffusion und Osmose dem Mechanismus der Harnbereitung nicht zugrunde gelegt werden können.

Wir verweisen im übrigen auf den physiologischen Abschnitt.

In der Bestimmung der Gefrierpunktserniedrigung benutzen wir nun eine Methode, mit der wir auf der einen Seite die Zahl der gelösten Moleküle, die im Urin ausgeschieden werden, messen können, auf der anderen Seite die im Blut retinierten.

Die großen Hoffnungen, die auf die Urinkryoskopie für die Beurteilung der Nierentätigkeit gesetzt wurden, sind durch gegenteilige Beobachtungen stark herabgesetzt worden und wenn man dem Urteil v. Noordens folgt, so bleibt der Wert der Methode ein sehr geringer, „wenn uns die Kryoskopie und elektrische Leitfähigkeit lehren, daß diese Größen im nephritischen Harn häufig kleiner sind als normal, daß sie starken Schwankungen unterliegen und daß Wasser-, Kochsalz-, Harnstoffzufuhr bei dem einen Nierenkranken eine entsprechende Reaktion der Harnkonzentration hervorruft, bei dem anderen nicht, oder ungenügend, so ist damit alles angedeutet, was die neuen Methoden bisher gelehrt haben. Sie haben nur einen neuen physikalischen Ausdruck für längst bekannte klinische und chemische Tatsachen gebracht". So sehen wir auch sonst in der Literatur, daß die Methode Ablehnung gefunden hat. Andererseits wird von manchen Autoren das Urteil gemildert. Es unterliegt keinem Zweifel, daß die Bedeutung der Koranyischen Idee unterschätzt ist; denn er und seine Schule war es, die zuerst auf die Rolle der qualitativen Abweichung der pathologischen Nierentätigkeit von der normalen hingewiesen hat, bei dem sich bereits Hinweise auf den Wert sogenannter Belastungsversuche finden, ferner auf den Begriff der Variabilität der Ausscheidung. Es muß ferner betont werden, daß dieser Autor die bis dahin unbekannte Beobachtung machte, daß bei Niereninsuffizienz sich der osmotische Druck des Urins nach dem im Blute einstellt.

Trotz vielseitiger Ablehnung hat KÜMMELL und seine Schüler seit nunmehr über 20 Jahren die Kryoskopie gepflegt und auch heute noch steht an seiner Klinik die Bestimmung des Blutgefrierpunktes obenan. Den Ablehnungen, die teils Mißerfolgen, teils theoretischen Bedenken entspringen, stehen die Ergebnisse von mehreren tausend Untersuchungen gegenüber und diese Erfahrungen sprechen zu Gunsten der Methode.

Was den Ausdruck Gefrierpunktserniedrigung anlangt, so hat mit Recht schon KAPSAMMER darauf hingewiesen, daß vielfach eine große Verwirrung bei seiner Benutzung zu konstatieren ist. Folgende Benennungen besagen dasselbe: „Zunahme (Abnahme) der molekularen Konzentration, Zunahme (Abnahme) der Gefrierpunktszahl, Zunahme (Abnahme) der Gefrierpunktserniedrigung. KAPSAMMER schlug vor, stets von molekularer Konzentration zu sprechen. CLAUDE und BALTHAZARD versuchten durch eine einfache Berechnung größere Klarheit zu schaffen. Die Gefrierpunktszahl mit 100 multipliziert, soll die Menge der Moleküle versinnbildlichen, die in 1 ccm der betreffenden Lösung suspendiert sind. Die Gefrierpunktserniedrigung kann in folgender Weise bestimmt werden: $\Delta : 100$ ist gleich der Zahl der in der Volumeinheit suspendierten Moleküle. Findet man z. B. $\Delta = 1{,}50^\circ$, so heißt das, daß der Urin 150 Moleküle enthält. Es bestehen folgende Untersuchungsmöglichkeiten:

1. Bestimmung der Gefrierpunktserniedrigung des Urins $= \Delta$.
   a) Bestimmung des Gesamturins,
   b) Bestimmung der getrennt aufgefangenen Urine.
2. Bestimmung der Gefrierpunkserniedrigung des Blutes $= \delta$.
3. Bestimmung der Gefrierpunktserniedrigung des Nierengewebes.
4. Kombination von δ oder Δ mit anderen Stoffen, z. B. Δ : NaCl oder δ : NaCl.
5. Verhältnis von $\delta : \Delta$.

Keinerlei Interesse hat die Kryoskopie des Nierengewebes gefunden und wir erwähnen diesen spekulativen Auswuchs der kryoskopischen Bestrebungen, der sich an die Namen SABBATANI und BLANK knüpft, nur der Vollständigkeit halber. Die Untersuchung wurde an exstirpierten Organen vorgenommen. Der praktische Nutzen der Versuche ist gleich Null, die daran angeknüpften Erwägungen können ebenfalls nicht interessieren.

Betrachten wir sodann Δ an dem Gesamturin. Als Grenzwert für den normalen 24stündigen Urin gab v. KAPSAMMER $-1,3$ bis $-2,3°$ an. Die Befunde wurden im allgemeinen bestätigt, so von LINDEMANN, CLAUDE und BALTHAZARD, BOEHNKE u. a. KÜMMELL und RUMPEL fanden $-0,9$ bis $-2,3$, SENATOR $-0,9$ bis $-2,2$, WALDVOGEL $-0,87$ bis $-2,28$, ROEDER $-1,2$ bis $-2,5$.

Als normal bezeichnet man im Durchschnitt Werte zwischen $-1,0$ und $-2,5$. Aus den Zahlen geht eine nicht unbeträchtliche Schwankung der Gefrierpunktszahl hervor. Diese Schwankungen sind etwas durchaus Physiologisches, und schon KAPSAMMER hob hervor, daß gerade bei kranken Nieren die Akkommodationsbreite, d. h. der Unterschied zwischen höchster und niedrigster Molekularkonzentration im Verhältnis zur Schwere der Erkrankung abnimmt. Berücksichtigung verdient die Abhängigkeit von der Nahrungs- und Flüssigkeitsaufnahme und die Urinmenge. Nach reichlicher Wasseraufnahme kann, wie man nachweisen kann, Δ des Urins sich dem des destillierten Wassers so nähern, daß der Unterschied nur 0,11 beträgt, so daß ein Schluß nur möglich ist, wenn der Gefrierpunkt vom Nullpunkt weit abliegt. Liegt er ihm sehr nahe, so kann dies krankhafte Ursachen haben, wie auch physiologisch sein. Eine weitere Schwierigkeit liegt in der Berücksichtigung der 24stündigen Urinmenge. Ammoniakalische Harngärung verursacht durch Umwandlung des Harnstoffes in kohlensaures Ammoniak und den dadurch bedingten Verlust des Urins an festen Molekülen bedeutende Fehlerquellen. Des weiteren dürfen die Reaktionsschwankungen im Mischurin nicht vernächlässigt werden, die während des Tages auftreten können und durch die ein Verlust an osmotisch wirksamen Molekülen eintreten kann.

Es stellen sich somit der Benutzung des Gesamturins zur Kryoskopie eine Reihe von Schwierigkeiten in den Weg. Aus diesen Gründen ist die Situation keineswegs günstiger gestaltet, wenn man, wie es vorgeschlagen ist, die sogenannte osmotische Tagesleistung berechnet. Ausgehend von den Beziehungen zwischen Blut und Urin und der Annahme, daß eine wesentliche Hauptaufgabe der Niere in der Erzeugung eines dem Blut gegenüber erhöhten osmotischen Druckes besteht, wurde die Arbeitsleistung der Niere berechnet nach der Formel $a = M(\Delta - \delta)$, wobei M die Tagesmenge darstellt, oder aber man suchte aus dem Produkt $M \cdot \Delta$ die Beurteilung derselben. Auch hier die gleichen Schwankungen und damit die gleichen Bedenken. Wie die meisten der Funktionsprüfungen, ist auch die Kryoskopie zunächst an doppelseitigen Erkrankungen ausgeübt worden, zumeist an Nephritiden, bei denen starke Schwankungen der molekularen Konzentration gefunden werden.

Eine ausgedehnte Literatur über diesen Gegenstand liegt vor, auf deren Einzelheiten einzugehen nicht möglich ist. Als wichtigster Punkt läßt sich aus der Fülle der Ergebnisse hervorheben, daß kleinere Werte als $-1{,}0$ als charakteristisch für schlechte Nierenfunktion aufgefaßt werden. Vor allem versuchte man aus der Kryoskopie eine Differentialdiagnose zwischen parenchymatöser und interstitieller Nephritis zu erreichen, doch lassen die zum Teil widersprechenden Resultate eine eindeutige Auffassung nicht zu. Häufiges Vorkommen einer Herabsetzung der Molekularkonzentration im Urin von Nephritikern ist speziell von KORANYI, LINDEMANN, SENATOR, ALBARRAN, MORITZ, CLAUDE-BALTHAZARD, PÖHL, RUMPEL, STRAUSS festgestellt worden. LINDEMANN u. a. fanden bei parenchymatöser Nephritis eine geringere molekulare Konzentration als bei interstitieller, was MORITZ auf Grund von Tierexperimenten, sowie andere bestreiten. MORITZ fand eine Übereinstimmung mit dem mikroskopischen Bild insofern, als je niedriger Δ, desto stärker die Parenchymveränderung. H. STRAUSS, der sich besonders intensiv mit diesen Fragen beschäftigte, konnte keine Gesetzmäßigkeit feststellen, selbst unter genauester Berücksichtigung der Urinmenge. Als besonders prägnant ist für Niereninsuffizienz niedriger Δ-Wert angesprochen worden. Wie sehr man da Täuschungen unterworfen sein kann, beweisen Beobachtungen von LINDEMANN, STRAUSS, KÖVESI, ROTH, SCHULZ, CASPER, nämlich daß ein auffallend niedriger Wert einfach dadurch bedingt sein kann, daß die Niere ein zu wasserreiches Sekret liefert. KÖVESI und ROTH-SCHULZ fanden bei der parenchymatösen Nephritis die wassersezernierende Kraft der Niere der Schwere des Falles entsprechend herabgesetzt, während sie bei der Schrumpfniere dieselbe mehr oder weniger bisweilen vollkommen erhalten fanden. Diese Beobachtungen stehen in Parallelismus mit der Tatsache, daß bei chronisch parenchymatöser Nephritis meist geringe, bei den Schrumpfnieren meist erhöhte Urinmengen gefunden werden (wir müssen hier der alten Nomenklatur folgen).

Bei Diabetes insipidus wurde $\Delta - 0{,}11$ beobachtet, ein anderes Mal $-0{,}78$. Diese Werte zeigen, einen wie großen Einfluß der Wassergehalt des Urins auf den Gefrierpunkt hat und beweisen, daß derartige niedrige Werte keineswegs auf Niereninsuffizienz hindeuten müssen.

Wir werden somit, wenn wir die Methode in dieser Form anwenden wollen, auf die erwähnten Vorgänge besondere Rücksicht zu nehmen haben. Selbst zur Lokalisierung des Krankheitsherdes ist die Gefrierpunktserniedrigung benutzt worden, ob die Glomeruli oder die Tubuli erkrankt seien. CLAUDE und BALTHAZARD nahmen an, daß die Zunahme des Quotienten $\frac{\Delta}{\mathrm{NaCl}}$ Glomerulierkrankung bedeute, Abnahme desselben Erkrankung der Harnkanälchen. Man hat sich noch weiter in mathematische Formeln verstiegen. Die Valenzzahl wurde bestimmt (Produkt aus 24stündiger Urinmenge und Δ), das Kochsalzäquivalent.

Man dividierte $\varDelta$ oder δ : NaCl, dividierte $\varDelta : \delta$ oder subtrahierte beides, verstieg sich schließlich zu absonderlichen Formeln, kurz, an Stelle einfacher Beobachtungen am Lebenden wurde mathematische Arbeit gesetzt und „mit technischen Kunststücken ein Gebäude errichtet, dessen Gipfel nicht mehr auf seinem Unterbau ruhte“. KORANYI selbst verneint die Frage: „Brauchen wir $\varDelta$ als diagnostisches Hilfsmittel in der inneren Medizin, anatomische Diagnosen liefert sie nicht, für funktionelle reicht die Bestimmung der Retention neben den altbewährten klinischen Methoden aus.“

Man hat gesagt, daß die komplizierte urinkryoskopische Methode nichts anderes bedeutet als die sehr viel einfachere Bestimmung des spezifischen Gewichtes. Die Gefrierpunktsbestimmung gibt Aufschluß über die relative Zahl der in Lösung befindlichen Moleküle ohne Rücksicht auf die Natur und Größe der festen Bestandteile. Der Gefrierpunkt ist auch vom spezifischen Gewicht unabhängig, da sowohl Moleküle von hohem, wie niedrigem Gewicht gleichmäßig in Betracht kommen. Auf der anderen Seite ist das spezifische Gewicht abhängig von der chemischen und physikalischen Qualität der Moleküle, es zeigt gelöste und kolloidale Stoffe an. Ist z. B. der Urin stark eiweißhaltig, so hat dies einen großen Einfluß auf das spezifische Gewicht, während geringe Eiweißmengen diese Erscheinung weniger zeigen. Nach LICHTWITZ ist bis zu 7% der Einfluß so gering, daß er für die Zwecke der Funktionsprüfung praktisch keine Rolle spielt. Bei höheren Graden muß, wir folgen LICHTWITZ, für jedes 1% Eiweiß 0,26 vom spezifischen Gewicht abgezogen werden.

Unter Berücksichtigung dieser Verhältnisse bedeutet in der Tat die regelrechte und exakt ausgeführte Bestimmung des spezifischen Gewichts eine Methode, die uns dasselbe sagt wie die von $\varDelta$. Durch beide erhalten wir ein Urteil über die osmotische Gesamtleistung, aber ohne Orientierung über Partialfunktionen und Störungen. Nach allem Gesagten muß die Bestimmung der Gefrierpunktserniedrigung am Gesamturin (wie die des spezifischen Gewichts) als Funktionsprüfung als nicht ausreichend bezeichnet werden.

Wir kommen zur Anwendung der doppelseitigen Harnkryoskopie. In dieser Form eingeführt von CASPER und RICHTER ist auch an KÜMMELLs Klinik von Anfang an diese Methode ausgeübt worden: denn nur diese Form der Urinkryoskopie gestattet durch Vergleichung beider Seiten Rückschlüsse. Im allgemeinen wurde die Beobachtung bestätigt, daß eine anatomische bzw. funktionell kranke Niere eine schlechtere molekulare Konzentration aufweist. RUMPEL kam zu der Ansicht, daß je niedriger der Gefrierpunkt, um so größer sich die Zerstörung der Nieren erwies. Auch andere Autoren erkennen die Methode als genaue Funktionsbestimmung an. Man hat zunächst versucht, die beim jederseitigen Gesamturin gefundenen Zahlen zu verwerten. Daß dies nicht richtig ist, ist bereits auseinandergesetzt. Wir wissen aus experimentellen Untersuchungen, daß die Funktion jeder einzelnen Niere, ob gesund oder krank, jeden Moment wechseln kann und je nach dem Zeitabschnitt, in dem der Urin entnommen wird, abweichende Resultate verzeichnet werden können. Einen sicheren, rein zahlenmäßigen Wert bekommen wir erst bei Benutzung des gesamten, innerhalb 24 Stunden aus einer Seite entleerten Urins. So muß zu diesem Zweck der Katheterismus scheitern; da ein so langes Liegenbleiben der Sonden unstatthaft ist. Nun ist dieser Modus aber auch gar nicht nötig. Zahlreiche Beobachtungen erlauben im allgemeinen die Annahme, daß wenn auch die Funktion der beiden Nieren dauernd durch allerlei Einflüsse wechseln kann, so doch im großen und ganzen beide Nieren gleichmäßig dieser Erscheinung unterworfen sind, wenn auch nicht quantitativ, so wird ein qualitativ und, was die Konzentration anlangt, nur geringe Differenzen aufweisender Urin von beiden Nieren geliefert. Dies ist von CASPER, RICHTER, FR. STRAUSS, FEDEROW, BARDIER, FRAENKEL, GLASER u. a. uns an vielen Untersuchungen für Δ, Chlor, Harnstoff, Phosphorsäure, Phloridzin, Zucker nachgewiesen worden. Die Differenzen zwischen rechts und links übersteigen im Mittel nicht 5%, ausnahmsweise – 10%. Die Beobachtungen unserer Klinik kommen im allgemeinen zu den gleichen Ergebnissen.

Auf Grund dieser Feststellungen sind wir aber in der Lage, auch bei kurzer Untersuchungszeit, mit Hilfe der Sonden aus einer vorhandenen Differenz zwischen beiden Seiten, auf eine funktionelle Störung einer Niere zu schließen. Bedingung ist: soweit möglich gleichmäßiges Auffangen mit doppelläufigem Cystoskop. Schon ein Nacheinander der Portionen kann die Werte nicht unwesentlich verschieben. Flüssigkeitsentziehungen vor der Untersuchung, um möglichst hochgestellte Urine mit starker Erniedrigung des Gefrierpunktes zu erzielen. Namentlich unter Berücksichtigung des letzten Punktes wird man bei einseitigen Erkrankungen deutlich ins Gewicht fallende Differenzen feststellen können, und zwar niedrigere Werte auf der gesunden Seite, Erhöhung auf der kranken, die die Fähigkeit zu konzentrieren verloren hat. Normale Nieren haben im hohen Grade die Fähigkeit, den Gefrierpunkt des Urins innerhalb weiter Grenzen zu variieren. Bei kranken Nieren geht diese Fähigkeit verloren, die Funktion variiert um so weniger, je mehr Parenchym verloren gegangen ist.

Es muß nochmals betont werden, daß Δ in relativ weiten Grenzen sich bewegen kann, daß sein Wert sinkt, je reichlicher die Diurese ist. Zahlen unter 1,0 deuten also keineswegs immer auf eine insuffiziente Nierenarbeit hin. Nach starker Flüssigkeitsaufnahme kann man Werte von 0,6, bei Diabetes insipidus von 0,3 finden. KORANYI selbst stellte einmal 0,1 fest, daraus geht hervor, daß die Bestimmung von $\varDelta$ bei erheblicher Polyurie unsicher ist und besser in solchen Fällen darauf verzichtet wird. Auch bei hochgradigen Anämien ist nur vorsichtig die gefundene Zahl zu verwerten. Weiterhin ist versucht worden, die Akkommodationsbreite als Maßstab für die Nierenfunktion mit Hilfe der $\varDelta$-Bestimmung zu verwerten, von der wir wissen, daß ihre Einengung ein Zeichen verminderter Nierentätigkeit bedeutet. So wurde der Unterschied zwischen höchster und niedrigster molekularer Konzentration des Urins von KORANYI als Maß der Akkommodationsbreite der Nieren an die Bedürfnisse der Konstanz des osmotischen Druckes des Organismus betrachtet. In Kombination mit dem Verdünnungsversuch (experimenteller Polyurie) wurde die Methode von KÖVESI, ROTH-SCHULZ, BLUM empfohlen, scheint aber keinen Eingang gefunden zu haben.

Es wurde gefunden (Tabelle von VOLHARD):

	maximal	minimal	Differenz
Nierengesunde etwa	3,5°	0,08°	über 3°
Nephritis chron. interst.	0,03—2,0	0,12—0,38	0,34—1,88
„ parench. chron.	0,88—1,11	0,36—0,47	0,32—0,65
„ „	0,75—1,27	0,53—0,83	0,22—0,44.

Daraus folgt, daß die Differenzen zwischen Maximum und Minimum mit der Schwere der Erkrankung abnehmen, das Maximum erniedrigt, das Minimum erhöht wird und sich einer mittleren molekularen Konzentration nähert, nämlich der des Blutes. Kranke Nieren werden unfähig zur Bereitung eines Harns, dessen molekulare Konzentration von der des Blutes wesentlich abweicht (Hyposthenurie).

Wie sehr $\varDelta$ von der Wasseraufnahme abhängt, zeigen Versuche von KÖVESI, der folgende Differenzen vor und nach dem Wassertrinken fand.

Vorher:	1,35	nachher:	0,24
„	2,05	„	0,09
„	1,91	„	0,10 usw.

So ist der Fall möglich, daß während normalerweise der Harngefrierpunkt größer als der des Blutes ist, unter Umständen sogar eine Umkehr stattfindet. Die Gefrierpunktsbestimmung des Urins kann nur maßgebende Werte ergeben unter Berücksichtigung der Flüssigkeitsaufnahme. Über die Beziehungen beider Gefrierpunkte zueinander wird noch an anderer Stelle die Rede sein.

Eine Reihe von Beispielen aus den verschiedenen Gruppen der Nierenkrankheiten mögen hier angeführt werden. Wir ziehen insbesondere von RUMPEL früher ausgeführte systematische Untersuchungsreihen aus KÜMMELLS Klinik heran. In den letzten Jahren wurde die Methode nur gelegentlich mehr angewandt, da wir die Blutkryoskopie bevorzugen. RUMPEL fand zunächst einmal bei zahlreichen Normalnieren Δ-Werte von 0,9—2,1, zwischen beiden Seiten stets nur geringfügige Unterschiede, annähernde Gleichheit. Diese Ergebnisse decken sich so stets mit den Feststellungen anderer Untersucher, daß auf die protokollarische Niederschrift verzichtet werden kann. Wir fügen hinzu, daß weitgehende Übereinstimmung mit der U-Ausscheidung (evtl. der Leitfähigkeit) die Regel ist.

Bei doppelseitigen Erkrankungen, den verschiedenen Formen des Morbus Brightii, wurde durchweg ein Harngefrierpunkt, der – 1,0 nicht erreichte, festgestellt. Die meisten Fälle waren insuffizient, eine autoptische Kontrolle war möglich, dabei bestand im allgemeinen kein Unterschied zwischen den einzelnen Formen der Nephritis. Die meisten Zahlen bewegten sich um 0,60—0,90. Die Angaben LINDEMANNS, daß die Schrumpfniere nur unerhebliche Änderungen von Δ macht im Gegensatz zu den Nephrosen, konnte nicht bestätigt werden, eher bisweilen das Gegenteil. Versuche, die auf die Bestimmung der Akkommodationsbreite abzielen, wurden an vorliegendem Material nicht gemacht.

Wir registrieren aus der Literatur, daß aus der Veränderlichkeit von Δ beim Wasserversuch insofern ein diagnostischer Anhaltspunkt gewonnen werden könne, als bei den Nephrosen die Fähigkeit einen diluierten Harn zu liefern stark herabgesetzt ist, im Gegensatz zur Schrumpfniere, mit anderen Worten, daß aus den Schwankungen von Δ bei dem erwähnten Versuch auf die Art der Erkrankung geschlossen werden könne.

Legen wir bei der Nephritis Sonden ein und untersuchen beide Sekrete, so werden im allgemeinen, wie bei normalen Nieren, die Δ-Werte ziemlich übereinstimmen. Daß es von dieser Regel Ausnahmen gibt, haben wir bei der Besprechung der U-Proben gezeigt.

Beispiele: Schrumpfniere r.: 0,42, l.: 0,32. Gesamturin: 0,73 δ 0,60.

Einseitige Erkrankung.

38. Nephrolithiasis sin.	L. 0,21	U 2,32	Gesamturin	1,60	δ 0,58
	R. 1,28	13,4			
40. ,, dextr.	R. 0,25	3,32	,,	1,63	δ 0,56
	L. 1.73	24,0			
5. Hydronephrose l.	R. 1,02	U 13,4	,,	1,73	δ 0,55
	L. 0,26	2,7			
3. Pyonephrosis calculosa d.	R. 0,14	U 0,55	,,	1,03	δ 0,56
	L. 1,03	13,7			
12. ,, d.	R. 0,9	8,1	,,	1,61	δ 0,57
	L. 1,60	19,0			
28. Hypernephrom L.	R. 1,45	U 17,2	,,	1,42	δ 0,57
	L. 1,10	12,2			
36. Tuberculosis renis sin.	L. 0,91	7,24	,,	1,57	δ 0,56
	R. 1,57	23,4			

Diese wenigen Beispiele, die als Typen gelten können, lassen deutlich das Minus auf der kranken Seite erkennen. Und so war es ausnahmslos. Wir konnten bei Durchsicht der Krankenblätter diese Differenzen stets finden. Niemals trafen wir auf unverständliche Werte. Schwieriger liegen die Dinge schon, wenn der Katheterismus nicht ausführbar ist. Auf Feststellung von Δ im Gesamturin kann man verzichten, die Blutkryoskopie sagt uns hier viel mehr, sowie andere Funktionsbestimmungen. In Verbindung mit dem Ureterenkatheterismus kann auch der Harnkryoskopie eine Bedeutung nicht abgesprochen werden.

Die Blutkryoskopie.

Von ungleich größerer Bedeutung ist die Bestimmung der Gefrierpunktserniedrigung im Blute. Es ist KÜMMELLs Verdienst, die Methode in den Dienst der Nierenchirurgie gestellt zu haben und immer wieder, trotz vieler Ablehnung, für sie geworben zu haben. Gegenteiligen Ansichten stehen die ungemein günstigen Erfahrungen von Tausenden von Untersuchungen gegenüber. Im Gegensatz zu Δ ist der Wert von δ normalerweise durchaus konstant und beträgt $-0{,}56$. Auch 0,57 kann als normal gelten, 0,58 ist schon verdächtig, während von 0,59 an die mäßigen bzw. sogenannten „schlechten" Werte beginnen. KORANYI erklärt diese Konstanz aus zwei antagonistisch wirkenden Faktoren. Die Blutkonzentration wird von der Tätigkeit des Stoffwechsels beeinflußt und es besteht die Tendenz das Blut zu verdichten. Im Stoffwechsel werden dauernd große osmotisch unwirksame Eiweißmoleküle in kleine molekulare Zerfallsprodukte zerlegt, sie steigern die molekulare Konzentration des Blutes und der Gewebsflüssigkeiten. Dieser Verdichtungstendenz entgegen zu arbeiten, ist Aufgabe der Nieren, sie verdünnen das Blut und schaffen permanent den Überschuß an Zerfallsprodukten fort, so daß normalerweise ein Gleichgewicht herrscht.

Man muß annehmen, daß durch eine osmo-regulatorische Tätigkeit der Nieren auch die molekulare Konzentration des Blutes sich konstant erhält. Kommt es jedoch zu einer Störung der Sekretionsarbeit der Nieren, indem die eliminatorische Fähigkeit leidet, so muß es zu Retention von Eiweiß und Salzen kommen, die sich bezüglich des Gefrierpunktes an einer Erhöhung der molekularen Konzentration äußert. Nun ist freilich gleich zu berichten, daß bei allen möglichen Erkrankungen Veränderungen von δ beschrieben sind, ohne daß eine Schädigung der Nieren oder gar eine Insuffizienz bestand. NEUDÖRFER beobachtete zuerst eine, auch von uns bestätigte verminderte, molekulare Konzentration bei Anämie und Kachexie, ferner bei hohem Fieber, bei Kohlensäureüberladung des Blutes infolge Herzdekompensation wurde Erhöhung gefunden, eine Erscheinung, die PACE u. a. bei experimentell erzeugter Asphyxie erzielen konnten. Eine ganze Reihe Autoren fanden Erhöhung bei Diabetes mellitus, u. a. LIPPMANN bis 0,61 und darüber, WALDVOGEL bei Typhus, ENGELMANN bei Carcinom, RUMPEL bei Lebercirrhose, Eklampsie, H. STRAUSS bei Gicht ohne Nierenbeteiligung usw. KORANYI selbst machte bereits gewisse Einschränkungen, er fand bei dekompensierten Herzfehlern, Pneumoniemit Cyanose, bedeutende Gefrierpunktserniedrigung, die auch SENATOR bestätigen konnte, während speziell von NEUDÖRFER in dieser Richtung angestellte Untersuchungen an einer ganzen Reihe schwerer Herzdekompensationen mit Cyanose und Stauungstranssudaten normale Gefrierpunktswerte im Blut gefunden wurden. Bei einigen Pneumonien fand er sogar Verminderung auf 0,52. Inwieweit unter diesen Fällen mit erhöhtem Gefrierpunkt bereits eine funktionelle Nierenschädigung vorgelegen hat; wo es noch nicht zu sonstigen Zeichen derselben gekommen ist, wäre in Frage zu ziehen, abgesehen von den Fällen, wo ausdrücklich eine Intaktheit der Nieren betont wird. Im allgemeinen wird bei den erwähnten Leiden der Gefrierpunkt nicht verändert, wenn die Nieren intakt sind.

Was größere abdominale Tumoren anlangt, bei denen ebenfalls starke Gefrierpunktserniedrigung beobachtet wurde, wäre es ja denkbar, daß dieselben durch Kompression auf die Ureteren zu einer konsekutiven Stauung mit ihren Folgeerscheinungen, ähnlich der bei der Prostatahypertrophie, Veranlassung geben könnte, das ist aber höchst unwahrscheinlich und so sind denn auch diesbezügliche Gefrierpunktsbestimmungen, die bei uns angestellt wurden, normal befunden, wenn sich die Nieren intakt erwiesen. Was nun das Verhalten von δ bei der Nephritis anlangt, so konnte eine große Reihe von Autoren die Annahme v. KORANYIs bestätigen, daß fast immer eine Erhöhung der molekularen Konzentration besteht. Die Nieren sind durch die krankhaften Prozesse in ihrer Funktion gestört und scheiden von den Schlacken des Stoffwechsels nicht mehr genügend Moleküle aus. Die Angaben beziehen sich sowohl auf Nephritiden mit wie ohne Urämie, wobei gleich zu bemerken ist, daß sowohl Fälle von starker Erhöhung bei Nephritis ohne Urämie beobachtet wurden, wie auch gelegentlich Urämie ohne wesentliche Erhöhung des Gefrierpunktes festgestellt werden konnte. Immerhin dürften diese Fälle selten sein. In der überwiegenden Mehrzahl ist im Blut Urämischer eine Erhöhung der molekularen Konzentration festzustellen, die aber nicht für ihr Zustandekommen verantwortlich gemacht werden kann, wie es LINDEMANN getan hat.

Daß Fälle beobachtet sind, wo trotz normalen Gefrierpunktes Niereninsuffizienz bestand, registrieren wir aus der Literatur, den Erfahrungen unserer Klinik entspricht es nicht.

Systematische Untersuchungen früherer Jahre ergaben, daß bei Patienten aller Art mit Ausschluß der Nierenerkrankungen, ohne Rücksicht auf Alter, Ernährungszustand usw. die molekulare Konzentration eine normale war. Auch die Beobachtungen späterer Zeit bis heute haben diesen Standpunkt nicht zu verändern vermocht, fast absolute Konstanz von δ, von ganz unerheblichen Schwankungen abgesehen, ist die Regel. Trotz starker Flüssigkeitsaufnahme einerseits, wie auch bei Trockenkost andererseits ändert sich diese Konstanz nach unseren Erfahrungen meist nicht, in einzelnen Fällen unwesentlich, wie aus entsprechenden Versuchen hervorgeht. Schon O. RUMPEL konnte nachweisen, daß die gesunde Niere äußerst prompt den Ausgleich der osmotischen Druckunterschiede reguliert, indem bei starker Flüsigkeitszufuhr ebenso wie bei starkem Wasserverlust die Blutkonzentration stets annähernd die gleiche bleibt. Vor und nach intravenöser Kochsalzinfusion von 2000 ccm erwies sich δ ganz gleich (0,57). Wir müssen jedoch aufmerksam machen auf Untersuchungen von LEHMANN, der häufig eine auffallende Inkonstanz der Werte bei solchen Nierenkranken fand die Hyposthenurie aufwiesen. Ein Tag Trockendiät, eine gründliche Darmentleerung brachten den Gefrierpunkt zum Sinken. Ohne Zweifel gebieten diese Feststellungen auf dieses Moment Rücksicht zu nehmen, namentlich wenn die Bestimmung an einem Tage vorgenommen wird, wo die VOLHARDsche Probe angestellt wird. Wir haben in letzter Zeit das Blut zur kryoskopischen Bestimmung zu verschiedenen Zeiten, teils vor der Aufnahme der 1500 ccm Flüssigkeit, teils auf der Höhe der Ausscheidung, beim Abklingen, wie auch bei und nach dem nachfolgenden Trockenversuch entnommen, konnten aber meist, bei zweimaliger Bestimmung gar keine, in einigen Fällen geringfügige Differenzen feststellen, halten sie aber für möglich. Unsere diesbezüglichen Untersuchungen wurden am gleichen Tage ausgeführt, die LEHMANNschen durchweg später. Daraus ergibt sich, daß man, wie dies auch bei anderen Proben empfehlenswert ist, die Bestimmungen nicht gerade zu Zeiten macht, in denen so einschneidende Belastungsversuche angestellt werden, wie sie der Wasserversuch ist.[1])

δ-Werte bis 0,59 und 0,60 bei Diabetikern, wie sie LIPPMANN bei „anscheinend intakten Nieren“ fand (er stellte bis $-0{,}61$ und darüber fest) haben wir ebenfalls gefunden; in allen Fällen lag aber neben der Zuckerkrankheit eine gleichzeitige Nierenerkrankung vor, während unkomplizierte Diabetespatienten normale Gefrierpunkte zeigten.

Gleichzeitig stellte LIPPMANN fest, daß normale Gefrierpunktszahlen bei starker Retention harnfähiger Substanzen (und Hydrämie) vorkommen, andererseits erheblich erniedrigte Gefrierpunktszahlen bei fehlender Retention von U-Substanzen. Letzteres ist ohne weiteres zuzugeben, und wir haben zahlreiche Belege dafür unter unserem Material, da wir meist beide Bestimmungen ausführen. Für erstere Erscheinung haben

[1]) Anmerkung bei der Korrektur: SCHADE schlägt vor, jedesmal gleichzeitig eine refraktometrische Bestimmung vorzunehmen.

wir an zahlreichen Untersuchungen keine eigene Unterlage finden können, zweifeln aber keineswegs an der Möglichkeit. Wenn auch in vielen Fällen Übereinstimmung beider Werte festgestellt werden kann, so mußten auch wir gerade auf die Unstimmigkeiten zwischen beiden Methoden hinweisen, die uns trotz hoher Bewertung der R.-N.-Bestimmung als Funktionsprüfung neben anderen Gründen dazu gebracht haben, auf die Blutkryoskopie in der Praxis der Nierenchirurgie das größere Gewicht zu legen. Im übrigen soll nicht verhehlt werden, daß es Autoren gibt, die sowohl die Kryoskopie, wie die R.-N.-Bestimmung für genannte Zwecke für völlig ungeeignet halten. Beide, die Gefrierpunktsbestimmung, wie die des Reststickstoffes, können von Faktoren beeinflußt werden, die an sich nichts mit der Nierenfunktion zu tun haben. Soviel steht fest, daß beide, da nicht auf den ganz gleichen Voraussetzungen beruhend, auch nicht ohne weiteres in Parallele gesetzt werden können. Wenn auch eine Steigerung der molekularen Konzentration in der Hauptsache durch eine Vermehrung der stickstoffhaltigen Moleküle bedingt ist, so doch auch durch Salze, und sie kommt, wie SCHWARZ kürzlich präzisiert hat, erst zustande, wenn zu der Retention noch ein Versagen jener Regulationsmechanismen hinzukommt, die in der Norm für die Erhaltung der Blutkonzentration sorgen. Aus dieser doppelten Determinierung der Größe von δ erklärt sich die so oft beobachtete Diskrepanz zwischen den Werten von δ und dem des Reststickstoffes bei einem und demselben Fall. Nach unserer Überzeugung, die im übrigen auch gestützt wird durch zahllose Unterschungen, die STRAUSS, der sich früher eingehend mit dieser Frage beschäftigt hat, angestellt hat, bedeutet eine Gefrierpunktserniedrigung über – 0,58 ausnahmslos eine Funktionsstörung der Nieren. Daß damit nicht auch alle Male eine anatomisch nachweisbare Schädigung vergesellschaftet zu sein braucht, ist verschiedentlich betont.

Von besonderem Interesse sind naturgemäß die von den zahlreichen Gegnern der Methode angezogenen Fälle von normalem δ-Wert trotz „Insuffizienz" der Nieren. So sind Fälle beschrieben von schwerer Zerstörung mit normalem Gefrierpunkt, ebenso bei bestehender Urämie. Obwohl dies Vorkommnis ganz und gar nicht den Erfahrungen der KÜMMELLschen Klinik entspricht, wie wir noch nachweisen werden, muß man nach einer Erklärung suchen. Einseitige Zerstörungen brauchen naturgemäß den Gefrierpunkt in keiner Weise zu ändern. Ist die Schädigung doppelseitig, so kann trotz hochgradiger Erkrankung die Funktion, wie wir wissen, noch eine durchaus ausreichende sein und es ist wohl denkbar, daß δ als Ausdruck genügender Funktion normal ausfallen kann, zumal sich diese Funktion auf beide Nieren verteilt. Dies Bild muß sich ändern, wenn die Nieren, ob hochgradig zerstört oder nicht, insuffizient werden, indem wir unter Insuffizienz das Unvermögen der Niere verstehen, die harnfähigen Stoffe schnell und vollständig zu entfernen. Es besteht somit eine Mißverhältnis zwischen Leistung und Anforderung, und zwar kann sich die Insuffizienz auf das Wasser und die festen Bestandteile erstrecken, kann außerdem die verschiedensten Grade aufweisen, erträgliche bis zu solchen, die mit einem weiteren Leben unvereinbar sind. Es wäre erst festzustellen, welcher Art die Fälle mit normalen δ-Werten gewesen sind, nach unserem Ermessen kann es sich nur um leichte Formen gehandelt haben, vielleicht nur nach dieser oder jener Richtung hin erkennbar, nicht aber um „absolute Insuffizenz“ im Sinne VOLHARDS. Soviel steht nach unseren Erfahrungen fest, daß jede ausgesprochene Insuffizienz der Nieren sich in einer Erhöhung des δ-Wertes dokumentiert. Auch in der Frage der normalen Blutkryoskopie bei Urämie kann erst Klarheit geschaffen werden, wenn feststeht, welcher Art die beschriebenen Urämien waren, bei denen normale δ-Werte gefunden wurden, ob es sich um akute, chronische, echte, Pseudourämie usw. handelte. Wie es Urämien ohne Erhöhung von Reststickstoff gibt, so ist es nicht ausgeschlossen, daß auch gelegentlich die molekulare Konzentration einen normalen Wert ergeben kann.

Folgende Fragen bedürfen ferner noch der Betrachtung: Verhalten des Gefrierpunktes bei doppelseitigen und einseitigen Erkrankungen. Dürfen operative Eingriffe gemacht werden trotz schlechten Gefrierpunktes, und welche, insbesondere darf nephrektomiert werden? Diese Frage ist besonders wichtig, weil Fälle bekannt sind, wo trotz schlechten δ-Wertes eine Nierenentfernung ohne Schaden vorgenommen wurde. Zunächst ist es wohl zweckmäßig, an dieser Stelle auf die diesbezüglichen Befunde am Material der KÜMMELLschen Klinik einzugehen. Die Zahl der seit dem 26. Januar 1900, wo die erste Kryoskopie ausgeführt wurde, also in 21 Jahren gesammelten Fällen ist keine geringe und die in systematischer Arbeit gewonnenen Erfahrungen können auf volle Beachtung Anspruch machen. Zunächst sei nochmals betont, daß bei Nierengesunden stets ein normaler Gefrierpunkt gefunden wurde. Was die Nephritis angeht, so wurden zeitweise verhältnismäßig viele Fälle auf der chirurgischen Abteilung behandelt, zu Zeiten, als die Dekapsulation öfter ausgeführt wurde, wie es in späteren Jahren der Fall war. So überblicken wir ein ziemlich großes kryoskopisch untersuchtes Nephritismaterial.

Nur ganz vereinzelt wurde bei Nephrose wie auch bei wenigen Fällen von Glomerulonephritis ein Gefrierpunkt von 0,57 gefunden, viele von 0,58 und mehr, also bereits Werte, die eine Funktionseinbuße anzeigen. Durchweg handelt es sich bei den Fällen mit normalem oder leicht verschlechtertem Gefrierpunkt um relativ einfache Fälle, die auch sonst als leichte imponierten. Einseitige Nephritis, insbesondere die hämorrhagische Form, sowie die dolorosa würden naturgemäß ebenfalls normale Werte ergeben. Viele dieser Fälle kamen zur Dekapsulation. Bei einer ganzen Reihe wurde eine Probeexzision vorgenommen und so auch histologisch der Fall zu klären gesucht. Wie schon an anderer Stelle erwähnt, ließ gelegentlich die anatomische Untersuchung im Stich, trotz sicher kranken Nieren (Eiweißausscheidung, Blut, Eiterkörperchen, Cylinder, verschlechterte Funktion, die eben zum Eingriff Veranlassung gab). Selbstverständlich kann die an δ gemessene Gesamtfunktion beider Nieren durchaus normale Werte ergeben.

Nun die Fälle mit Insuffizienz, Urämie, Anurie.

Fall 419. Nephr. chron. Urämie. $\delta = 0{,}71$, auf Wunsch entlassen.
„ 869. Kleesalzvergiftung. Anurie. $\delta = 0{,}60$, Dekaps., Heilung.
„ 855. Urämie. $\delta = 0{,}64$, Dekaps. †.
Anatomische Diagnose: Nephritis interst. chron.
„ 795. Status uraemicus. $\delta = 0{,}61$, Dekaps.
Anatomische Diagnose: Nephr. interstitit. chron.
„ 497. Akute Nephrose. Urämie. $\delta = 0{,}63$ †. Anat. Diagnose wie klinische.
„ 414. Nephr. chron. interst. Urämie. $\delta = 0{,}66$ †. Anat. Diagnose wie klinische.

Diese Beispiele mögen genügen, um das Verhalten von δ zu kennzeichnen, sie ließen sich ohne weiteres vermehren.

Nun finden wir jedoch auch einige Krankenblätter früherer Jahrgänge, wo der δ-Wert denjenigen recht zu geben scheint, die gegen die Kryoskopie besondere Fälle ins Feld führen, bei denen trotz bestehender Insuffizienz, trotz Urämie δ normal gefunden wurde. Diese — übrigens sehr wenigen — Fälle bedürfen der kritischen Betrachtung. Dabei greifen wir besonders diejenigen heraus, bei denen absolut einwandfrei eine Klarstellung der Verhältnisse in vivo oder post mortem möglich war. So finden wir (1902 Nr. 11437) $\delta = 0{,}56$ notiert bei einem Fall, der, wegen doppelseitiger Pyonephrose und Schrumpfniere in Behandlung, im Coma zugrunde ging. Dieser δ-Wert wurde aber erhoben 9 Tage vor dem Tode, zu einer Zeit, wo von urämischen Erscheinungen noch nicht die Rede war, wo Urinmengen von 2000 mit spezifischem Gewicht von 1015 notiert sind. Wäre später nochmals kryoskopiert, so sind wir überzeugt, würde ein ganz anderer Wert herausgekommen sein. Ein weiterer Fall, der zur Dekapsulation kam (1908 Nr. 15011), zeigt $\delta = 0{,}58$. In der Anamnese ein urämischer Anfall. Zeichen der Nephritis, ohne Urämie, große Eiweißmengen usw., Oligurie. Befund bei der Operation: R. beginnende Granularatrophie, l. typische große bunte Niere. Kein mikroskopischer Befund, keine Sektion. Der Fall erscheint deswegen nicht aufzuklären. Ein weiterer Fall (1906 Nr. 14234), der wegen Verdacht auf Nierensteine nephrotomiert wurde, und wo sich post mortem eine „chron. interstitielle Nephr.“ herausstellte (keine urämischen Erscheinungen), zeigte $\delta = 0{,}55$. Der Tod erfolgte an Herz- und Ileuserscheinungen. $\delta = 0{,}55$ findet sich auch 1911 Nr. 7673. Klinische Diagnose: Retentio urinae, Prostatitis, Urämie, Nierenabscesse, Staphylokokkämie: Als einziges „urämisches“ Symptom käme hier „Benommenheit“ in Frage. Diurese bis ante mortem 7600—3700 am Todestage, etwa 3 % Eiweiß, keine Cylinder. Anatomische Diagnose: Prostatabscesse, diphtherische Cystitis, Pyelitis purulenta, Nierenabscesse, Blasenphlegmone usw. Dazu die Überschwemmung des Blutes mit Staphylococcus aureus. Man geht wohl nicht fehl, in diesem Falle die Annahme einer Urämie als unbegründet abzulehnen.

D. 1911 Nr. 20702. Urämisch aufgenommen. Sofort Aderlaß, der den Zustand bessert. Danach Kryoskopie 0,59.

Am nächsten Tag „ein wenig erholt“, wird dann aber wieder benommen. $\delta = 0{,}57$—58. Operation: Nephrektomie. Zustand hat sich am nächsten Tag „vorübergehend“ gebessert. Bald wieder urämischer Zustand. Exitus.

Wir glauben, daß die Besserung des Gefrierpunkts Effekt der Behandlung (ausgiebiger Aderlaß) gewesen ist und daß bei nochmaliger Bestimmung bei Wiedereinsetzen der urämischen Erscheinungen der δ-Wert wieder schlechter gewesen wäre. Dies ist nicht geschehen, so daß nun ein scheinbarer Widerspruch besteht. Daß die Werte in diesem Fall überhaupt nicht übertrieben schlecht werden, erklärt sich daraus, daß links eine Nephritis apostematosa bestand, rechts eine Nephrolithiasis.

Auch in anderen Fällen ließ sich nachweisen, daß zum Teil die Untersuchung des Gefrierpunktes zu ganz anderen Zeiten stattgefunden hat, als etwa die bedrohlichen Erscheinungen, so fanden wir bei einem urämisch eingelieferten Patienten 8 Tage nach lebensrettender Behandlung 0,56 notiert, also ein erfreuliches Resultat der Therapie, aber irreführend, wenn man die Protokolle nicht genau durchliest. Wir glauben durch die genauere Analyse unserer scheinbar eigenen Anschauungen widersprechenden Fälle dargetan zu haben, daß kaum etwas von den vermeintlichen Unstimmigkeiten übrigbleibt. Inwieweit dies auch mit solchen der Literatur der Fall ist, möchten wir nicht weiter verfolgen.

Unsere an zahlreichen Fällen gewonnenen Erfahrungen ergeben, daß ausgesprochene Niereninsuffizienz sich stets in mehr oder weniger beträchtlicher Verschlechterung des Blutgefrierpunktes äußert, und daß wir niemals Fälle gefunden haben, die trotz bestehender Insuffizienz einen normalen δ-Wert ergeben hätten. Die wenigen scheinbaren Widersprüche unter dem eigenen Material ließen sich zugunsten der Kryoskopie aufklären.

Wir kommen zu einer weiteren wichtigen Frage, der prognostischen Bedeutung der Blutkryoskopie sowie dem Wert der Methode in Form wiederholter, fortlaufender Untersuchung. Es ist schon darauf hingewiesen worden, wie wichtig fortlaufende Untersuchungen sind und wie man bei chronischen Erkrankungen, Nephritiden, im Verlauf der Prostatahypertrophie, den jeweiligen Funktionszustand durch die Blutkryoskopie bestimmen kann, wie uns Besserungen, Operationserfolge und auch Verschlechterung des Zustandes aufgedeckt werden können. In vielen Fällen wird dies zweifellos auch durch die sonstigen klinischen Beobachtungen möglich sein, in nicht wenigen Fällen aber zeigt uns eine Veränderung des Gefrierpunktes bei unverändertem sonstigen Verhalten, ja bei relativem Wohlbefinden eine drohende Katastrophe an. Hier einige derartige Beispiele bei Nephritiskranken. Um den Beweis strikte zu erbringen, sind nur tödlich verlaufende Fälle mit Sektionsbefund gewählt.

S. K. 1904 Nr. 11061. Aufgenommen wegen Cystitis, Pyelitis. Wegen Fieber, Nierenschmerzen usw. wird zunächst eine, später auch die andere Seite nephrotomiert. Bei der Aufnahme $\delta = 0{,}56$. Probeexzisionen ergeben: Nephr. interstitialis chron. Sehr langes Krankenlager mit zunehmender Verschlechterung des klinischen Bildes, langsam zunehmende Verschlechterung auch von δ auf 0,58, dann 0,59 und Exitus unter urämischen Erscheinungen.

Fall 584. Wegen Leistenbruch aufgenommen. Nebenbefund „Nephritis chronica" bei Wohlbefinden. 3% Alb. Gute Diurese. Spärlich granulierte Cylinder. Bl. Dr. 158, $\delta = 0{,}57$. Mehrere Wochen Nephritisdiät usw. Da keine Besserung, wird die Dekapsulation ausgeführt. Auch nach der Operation zunächst unverändertes Allgemeinbefinden, dann treten urämische Erscheinungen auf, Zuckungen, Dyspnoe. δ zeigt einen Wert von 0,66. Exitus. Anatomische Diagnose: Nephritis parenchymatosa.

Fall 260. 18jähriger junger Mann. Häufig heftige Nierenblutungen. $\delta = 0{,}57$. Anämie, Albuminurie. Keine Cylinder. Es wird ein Tumor angenommen und die linke Seite nach üblicher Cystoskopie usw. freigelegt. Die Niere zeigt das Aussehen einer granulierten Schrumpfniere. Sektionsschnitt: Kein Tumor. Probeexzision. Wegen Blutung muß die Niere nach einigen Tagen entfernt werden. Histologisch: Nephritis chronica et acuta interstitialis et parenchymatosa. Der Patient erholt sich zusehends und wird dann in guter Verfassung bei völligem Wohlbefinden entlassen. Gute Diurese der restierenden Niere (bis über 3000 Urin), spez. Gew. 1005 usw., $^1/_4$% Albumen, vereinzelt granulierte Cylinder. Aber: $\delta = 0{,}64$. Bei völligem Wohlbefinden und dem Fehlen jeglicher bedrohlicher Symptome hat der Patient noch monatelang weitergelebt, der Gefrierpunkt verschlechterte sich immer mehr und KÜMMELL hat den Fall mehrfach vorgestellt mit der Voraussage der drohenden Insuffizienz. Bald danach brach die Katastrophe in Form einer rasch zum Tode führenden Urämie herein. Bei anderen Nierenerkrankungen verfügen wir über ähnliche Beobachtungen. Diese Fälle mögen genügen, um die hohe prognostische Bedeutung der Gefrierpunktsbestimmung darzutun, sowie den Wert fortlaufender Untersuchungen.

Was die Nephrolithiasis anlangt, so müssen wir verschiedene Gruppen unterscheiden; zunächst einmal braucht bei einer Steinbildung die Funktion in keiner Weise gestört zu sein, wir haben schon bei der Besprechung anderer Proben gesehen, daß dieselben normal sein können. So ist es im allgemeinen auch bei der Blutkryoskopie, für die ja der Satz auf gestellt, daß bei einer einseitigen Erkrankung keine Veränderung des Gefrierpunktes auftritt. Die einseitige unkomplizierte Nephrolithiasis liefert einen normalen Gefrierpunkt. Nun ist ja weiterhin bekannt, daß im Verlauf der Steinkrankheit auch klinisch nachweisbare schwere Komplikationen auftreten können, insbesondere anurische Zustände, Urämie, Infektion, begleitende Nephritis, sowohl der erkrankten Seite wie auch der anderen. Wird eine Erhöhung der molekularen Konzentration gefunden, so deutet das auf eine Komplikation hin, meist wird eine doppelseitige Schädigung gefunden. Umgekehrt braucht, solange genügend funktionsfähiges Parenchym vorhanden ist, der Gefrierpunkt sich nicht zu ändern. Bei einem Fall von Ureterstein (L. 1402/08) fanden wir zweimal zu verschiedenen Zeiten einen völlig normalen Gefrierpunkt (0,56) trotz bestehender Anurie, die das eine Mal 2 Tage, später 12 Stunden gewährt hatte. Der Fall ist noch insofern bemerkenswert, als früher schon eine Niere entfernt war. Beide Male löste sich die Anurie ziemlich rasch, einmal durch Entfernung des Steines, das andere Mal durch Spontanabgang desselben. Wahrscheinlich hat in diesen Fällen das verhältnismäßig akute Einsetzen und die ziemlich rasche Beseitigung der durch das Ureterhindernis bedingten (sogenannten falschen) Anurie bei sonst intakter Niere gar nicht zu einer Anhäufung der zur Ausscheidung gelangenden Stoffe geführt, denn sonst pflegt, wie der Reststickstoff steigt, der Blutgefrierpunkt bei diesen Zuständen zu sinken, wie wir das auch bei anderen Fällen gefunden haben. Fall: St. 3569/21. Nierenstein mit viertägiger Anurie. Spontanabgang. Bei der Aufnahme $\delta = 0{,}60$, eine Woche später $\delta = 0{,}56$, Wasser- und Konzentrationsversuch zeigten ebenfalls schwere Funktionsstörung. Noch instruktiver ist Fall 116. Viertägige Anurie, $\delta = 0{,}65$. Aufnahme 28. 2., am selben Tag Entfernung des Steines. Abends noch $\delta = 0{,}65$, am nächsten Tage (1. 3.) 0,63, am 10. 3. $\delta = 0{,}57$.

Auch bei anderen Fällen zeigt sich, daß der Gefrierpunkt nach der Operation sich rasch besserte und zur Norm zurückkehrte. Doppelseitige Nierensteine hatten durchweg je nach dem Grade der Nierenschädigung Werte von 0,58—0,70. Einseitige Steine, die einen ungünstigen Gefrierpunkt aufwiesen, zeigten bei genauer cystoskopischer Untersuchung, daß auch die andere Seite nicht ganz intakt war. Eine vereiterte Steinniere bei fehlender zweiter zeigte $\delta = 0{,}70$.

Endlich müssen noch zwei Fälle Erwägung finden, die nach Nephrotomie tödlich verliefen. Wir werden auf die Todesfälle noch zu sprechen kommen, hier nur so viel, daß einmal (Fall 199) bei normalem Gefrierpunkt (0,56) 8 Tage nach Entfernung eines Steines, nachdem zuvor noch eine schwere Nachblutung erfolgt war, eine Anurie auftrat, der der Patient am nächsten Tage erlag. δ war auf 0,75 gesunken. Die Sektion ergab eine Nephritis interstitialis chronica. Es handelte sich also um eine doppelseitige Erkrankung.

Nur selten werden Tumoren der Niere zu einer schlechten Gesamtfunktion am Gefrierpunkt gemessen Veranlassung geben. Finden wir einen schlechten Wert, so liegt auch eine Schädigung der anderen Seite vor. So sahen wir einen Wert von 0,59, wo sich bei der Sektion auch Metastasen in der anderen Niere vorfanden. In einem anderen sogar einen solchen von 0,60, trotzdem wurde nephrektomiert, 10 Tage später traten Erscheinungen auf, die einer beginnenden Urämie entsprachen; δ war allerdings auf 0,54 gestiegen. Der Fall ging in Heilung aus (Fall 546). Zweifellos lag hier eine Gesamtfunktionsstörung vor, die sich aber wieder ausglich. Bei einem weiteren Grawitztumor (Fall 244), der bei einem Gefrierpunkt von 0,57 operiert wurde, änderte eine 5 Tage nach dem Eingriff zum Tode führende Narkosennephritis denselben auf 0,64.

Ein normaler Gefrierpunkt ist bei dem Nierentumor die Regel, wenn die andere Seite gesund ist.

Was die Hydro- und Pyonephrose anlangt, so finden wir bei weitem häufiger Veränderungen der Gefrierpunkte. Werte von 0,60 bis 0,77 werden häufig beobachtet. Bisweilen ist das Leiden ja doppelseitig, wenn auch beide Seiten einen verschiedenen Grad der Erkrankung aufweisen können. Die doppelseitigen Formen der Eiterniere zeigten an unseren sehr zahlreichen Fällen stets einen erheblich verschlechterten Gefrierpunkt. Nur bei ausgesprochen einseitiger Erkrankung wurden normale Werte festgestellt.

Namentlich möchten wir betonen, daß alle gestorbenen Fälle Werte von 0,60 und darüber aufwiesen. Wir verfügen über keinen Todesfall mit normalem Gefrierpunkt. Da wir die letal verlaufenen Fälle noch gesondert betrachten werden, erübrigt es sich, hier Einzelbeispiele anzuführen. Dahingegen möchten wir an dieser Stelle auf den Wert der kryoskopischen Untersuchung bei der sogenannten polycystischen Nierendegeneration hinweisen. Alle beobachteten Fälle zeigten δ-Werte von 0,59—0,80. Nur einmal wurde bei einer Patientin ein Gefrierpunkt von 0,57 notiert, 2 Jahre später kam sie mit schweren urämischen Erscheinungen wieder zur Aufnahme (Fall 846). In manchen Fällen kann uns bei fraglicher Art des Leidens der Ausfall der Kryoskopie zur Diagnose der doppelseitigen Cystenniere verhelfen, ein anderes Mal, worauf schon O. RUMPEL hingewiesen hat, eine Operation hintanhalten. Fall K., 6986/21 wurde mit einem linksseitigen palpablen Nierentumor aufgenommen. Bei der Cystoskopie zeigten sich beide Sekrete von absolut gleicher Beschaffenheit und annähernd normal, was Farbe, Farbstoff, cystoskopische und chemische Untersuchung anging. Ein paar vereinzelte rote Zellen, Leukocyten und Epithelien war alles. Ein Gefrierpunkt von 0,59—0,60 zeigte eine erhebliche Funktionsstörung an, die in Zusammenhang mit dem Tumor das Bestehen einer doppelseitigen Cystenniere wahrscheinlich machte, wie die Freilegung und spätere Sektion bestätigte. Interessante Ergebnisse brachte die Untersuchung eines derartigen Falles (17220/08 Br.) hinsichtlich beider Gefrierpunkte, die sich außerordentlich nahe kamen, ja Δ lag bisweilen unter dem Gefrierpunkt des Blutes; nämlich 0,76, 0,78—0,84, während δ 0,80 betrug. In den einleitenden Worten ist auf diese Verhältnisse hingewiesen worden.

Endlich möchten wir auch die Tuberkulosen als gesonderte Gruppe betrachten. Während die Funktionsbestimmung der Einzelniere bei der Tuberkulose schon früh, wie wir sahen, auch bei relativ kleinem Herd eine deutliche Einbuße meist erkennen läßt, ist dies mit der Kryoskopie, durch welche die Gesamtfunktion bestimmt wird, naturgemäß nicht zu erreichen. So sehen wir das Gros der einseitigen Tuberkulosen mit normalem Gefrierpunkt einhergehen, nur selten einmal Werte von 0,58 oder gar 0,59. Das Bild ändert sich sofort bei doppelseitiger Erkrankung, die durchweg eine höhere molekulare Konzentration zeigt. Je stärker die anatomische Zerstörung, um so mehr sinkt der Gefrierpunkt. Auch wenn die Mitbeteiligung der zweiten Niere nicht spezifisch ist, sondern diese nephritisch krank ist, wie wir das gelegentlich sehen, wird entsprechend auch der Gefrierpunkt verändert werden. Fortlaufende Untersuchungen zeigen in exakter Weise eine zunehmende Insuffizienz an auch in den Fällen, wo die sonstigen Untersuchungen und das klinische Bild dies noch nicht tun. Darin erblicken wir mit den Wert der Blutkryoskopie. Es wird häufig behauptet, daß wir auf derartige Funktionsbestimmungen ganz verzichten können, da alles, auch Verschlechterung und drohende Insuffizienz, aus dem klinischen Verhalten stets zu erkennen sei. Wir verfügen über zahlreiche gegenteilige Beobachtungen, und möchten für die Bedeutung derartiger Bestimmungen unbedingt eintreten.

Es möchte ermüdend wirken, wollten wir noch weitere Beispiele zur Erhärtung unserer Ausführungen beibringen. Wir müssen jedoch noch auf die Frage eingehen, ob es zweckmäßig ist, trotz eines schlechten

Gefrierpunktes eine Niere zu entfernen; denn daß dies mit Erfolg möglich ist, dafür liegen Beobachtungen aus der Literatur vor. Unter unserem Material befindet sich nur ein einziger Fall (337), wo bei einem schlechten Gefrierpunkt die Nephrektomie ausgeführt und vertragen wurde. Es handelte sich noch dazu um einen Wert von 0,59, der für uns im allgemeinen noch keine absolute Gegenanzeige darstellt. Wir wollen zugeben, daß die Zahl derartiger Patienten vielleicht größer wäre, wenn wir uns nicht zum Grundsatz gemacht hätten, jenseits des Wertes 0,60 nicht mehr zu exstirpieren. So kommt es, daß andere Autoren, die diese Zahl nicht für bindend halten, ja sie bekämpfen, den Nachweis erfolgreicher Nephrektomien zu erbringen vermochten. Es ist nie behauptet worden, daß der Mensch verloren sei und unbedingt an Niereninsuffizienz zugrunde gehen müsse unter erwähnten Umständen, aber die Warnung ausgesprochen, daß man mit einer hohen Wahrscheinlichkeit damit rechnen muß. Zu diesem Urteil gelangt man auf Grund einer Reihe von Fällen, wo prompt nach der Exstirpation tödliche Insuffizienz einsetzte. KÜMMELL hat wiederholt über diese Fälle berichtet.

Weiterhin sind gegen die Kryoskopie diejenigen Fälle herangezogen worden, wo trotz eines guten Gefrierpunktes der Tod eintrat. Es muß hier genau untersucht werden, aus welchen Gründen der Tod erfolgte, ob tatsächlich ein sogenannter Nierentod eintrat. Sehen wir unter diesem Gesichtspunkt unsere eigenen gestorbenen Fälle dieser Gruppe durch, so stellen wir folgendes fest:

				Gestorben:
Fall	143.	Hydronephrose	$\delta = 0{,}57$	an Ulcus — Blutung
,,	398.	Hypernephrom	$\delta = 0{,}56$	an Myodegeneratio cordis
,,	411.	Pyonephrose	$\delta = 0{,}57$	an Darmfistel nach Nephrektomie
.,	547,	Hydronephrose	$\delta = 0{,}53$	an Lungenembolie
,,	566.	Grawitz	$\delta = 0{,}57$	an schwerer Blutung
,,	780.	Grawitz	$\delta = 0{,}55$	an Metastasen
,,	849.	Tuberkulose	$\delta = 0{,}55$	an Arrosion der Iliaca
,,	943.	Hypernephrom	$\delta = 0{,}58$	an schwerer Blutung
,,	948.	,,	$\delta = 0{,}57$	an Lungenembolie

Es findet sich unter unserem Material nicht ein einziger Fall, wo bei normalem Gefrierpunkt im Anschluß an eine Nephrektomie ein Nierentod erfolgt war.

Wie verhält es sich nun mit weniger radikalen Eingriffen? Wir stehen ja häufig vor der Notwendigkeit, operativ vorgehen zu müssen trotz, oder gerade bei bestehender Insuffizienz. Selbstverständlich erleben wir hier Fälle, wo auch ein schonender nierenerhaltender Eingriff das drohende völlige Versagen nicht hindern kann. Viel häufiger aber sind diejenigen, wo eine Erholung eintritt, meist auch durch Besserwerden des Gefrierpunktes gekennzeichnet, wo nach den bisherigen Erfahrungen bei radikalem Vorgehen ein ungünstiger Ausgang zu erwarten gewesen wäre. Nirgends sehen wir die Bedeutung eines schonenden Verfahrens bei schlechter Nierenfunktion besser wie bei den Folgezuständen der Prostatahypertrophie. Es würde den Rahmen dieser Schrift überschreiten, wollten wir auf diese Dinge näher eingehen. Mit Genugtuung ist es aber zu begrüßen, daß der Wert zweckmäßiger Vorbehandlung bei diesem Leiden, das Reifmachen zur Operation, auf das von manchen Seiten schon lange hingewiesen wird, gerade in den letzten Jahren mehr und mehr erkannt und zur strikten Forderung erhoben ist. Die hohe Sterblichkeit bei diesem Leiden in früheren Jahren ist nicht zuletzt auf die Verkennung oder Nichtbeachtung des Zustandes der Nieren zurückzuführen. Wir können heute viel mehr jener Patienten durch Operation heilen als früher, indem wir solche mit schlechter Funktion sorgfältig vorbehandeln. Zur Funktionsbestimmung sind auch bei dieser Erkrankung die verschiedensten Methoden im Gebrauch. Wir möchten auch zu diesem Zwecke die Blutkryoskopie in den Vordergrund rücken. Die Erfahrungen an hunderten Fällen dieser Art haben in überzeugender Weise ihren Wert erkennen lassen. Die Ergebnisse sind äußerst eindeutig, da sie die gestörte Gesamtfunktion aufdecken, die wir häufig genug in dieser exakten Form kaum erkennen können; klinisches Bild, Urinbefund, Blutdruck, Aussehen, Zunge, Puls usw. können dem Erfahrenen gewiß in vielen Fällen nützlich sein und ihn ebenfalls von radikalem Vorgehen zurückhalten. Über den Grad der Funktionsschädigung erhalten wir jedoch nur durch die Funktionsprüfung Aufschluß. Die überwiegende Mehrzahl der zu uns kommenden Prostatakranken weist bereits eine gestörte Funktion der Nieren auf. Häufig nur geringgradig bis zu den schwersten Insuffizienzen. Ganz normale Werte haben wir relativ selten gefunden, meist ist der Gesamtzustand dann ein guter, die Cystitis noch zu beherrschen. Hier kann gefahrlos die einzeitige Entfernung vorgenommen werden. Viel häufiger werden die schlechten Gefrierpunkte angetroffen. Finden wir einen Wert jenseits 0,60, so halten wir die einzeitige Entfernung für kontraindiziert, weil bei ihrer Ausführung mit großer Wahrscheinlichkeit mit einem ungünstigen Ausgang gerechnet werden muß. In diesem Fall wird der Patient entweder durch Dauerkatheter vorbehandelt oder die Sectio alta ausgeführt. Ausnahmslos bessert sich dann der Gefrierpunkt oft schon in wenigen Tagen, bisweilen erst in Wochen, und die sekundäre Prostatektomie kann ausgeführt werden ohne eine Niereninsuffizienz fürchten zu müssen. Wir haben jedenfalls in dieser Beziehung niemals Enttäuschungen erlebt, ebenso ist unter unserem

Material kein Fall, wo bei normalem Gefrierpunkt nach der Operation ein Versagen der Niere eingetreten war. Wir können fortlaufende kryoskopische Untersuchungen auch bei den Prostataerkrankungen warm empfehlen.

Endlich leistet uns die Blutkryoskopie noch gute Dienste im Kindesalter, sowie wenn eine Untersuchung mit dem Ureterkatheter unmöglich ist. Hier sind wir durch die Gefrierpunktsbestimmung in der Lage, uns über den jeweiligen Zustand der Gesamtfunktion zu orientieren. Wird in solchen Fällen ein Organ krank vermutet und bei der Freilegung auch so befunden, so darf gefahrlos die Niere entfernt werden, wenn δ normal ist. Diese Auffassung hat sich später auch stets als richtig erwiesen; niemals trat ein Todesfall durch Insuffizienz der zweiten Niere ein, selbst wenn diese nicht vollkommen intakt war. Es ist schließlich der Einwand gemacht worden, daß unter Umständen vielleicht durch einen schlechten Ausfall der Kryoskopie eine Nephrektomie verhindert werden könnte, die der Patient vielleicht gut vertragen hätte. Wir müssen dabei unterscheiden zwischen verdächtigen oder mäßig verschlechterten Werten (0,58—59) und denen jenseits 0,60. Wir haben gezeigt, daß bei ersterer Gruppe noch gefahrlos nephrektomiert werden kann. Zu warnen ist vor der Exstirpation bei Werten jenseits 0,60, denn die zweite Niere ist ebenfalls nicht intakt, und zwar derart, daß diese wahrscheinlich die volle Funktion nicht übernehmen kann. Selbstverständlich müssen in so kritischer Situation mehrere Bestimmungen ausgeführt werden, und es ist ferner zu betonen, daß verschiedene Methoden herangezogen werden müssen, die sich gegenseitig ergänzen und den Entschluß stützen sollen. Es sind dies ja Fälle, wo wir auch ganz abgesehen von der Kryoskopie hin und her überlegen, welcher Weg der zweckmäßigste ist. Besonders versuchte KAPSAMMER die Annahme KÜMMELLS zu widerlegen, und kommt schließlich zu dem Schluß, daß von der ganzen Kryoskopie für die Praxis nichts übrig bleibt, als die eine Tatsache, daß $\delta = -0{,}60$ und darunter ein Ausrufungszeichen bedeute, eine Warnung, die uns aber die Funktionsprüfung jeder einzelnen Niere auch zu geben vermöge. Abgesehen davon, daß dieser Weg oft ungangbar ist, halten wir diese eine Tatsache schon für wertvoll genug. Das wertvollste Ergebnis der Blutkryoskopie ist gerade dieses Ausrufungszeichen, dies Warnungssignal! Daß dieser oder jener Fall trotz schlechten Gefrierpunkts die Entfernung eines Organes aushalten kann, dürfen wir nach den Literaturangaben nicht bezweifeln, wenn wir das Vorkommnis auch für eine Seltenheit halten. Der durch richtige und einwandfreie Kryoskopie gewonnene Zahlenwert von 0,6 mag ja ein rein subjektiver sein, jedenfalls bildet er nach unseren bisherigen Erfahrungen die Grenze, bei der die Entfernung einer Niere mindestens sehr gewagt erscheint und nicht zu empfehlen ist.

Wir kommen zum Schluß. Vorstehende Mitteilungen werden, so hoffen wir, zur Genüge den Wert der Blutkryoskopie dargetan haben. Wenn die Ausführungen etwas ausführlich gestaltet sind, so liegt das daran, weil sich KÜMMELL und seine Mitarbeiter stets dieser Methode besonders angenommen haben. Wir hoffen trotzdem objektiv gewesen zu sein. Die Grenzen der Methode sind gebührend berücksichtigt. Theoretischen Einwendungen stehen die praktischen Erfahrungen gegenüber. Im übrigen erscheint es, als wenn die ständige Propagation durch KÜMMELL allmählich weitere Anhänger zu gewinnen vermochte. So berichtet jüngst noch PFLAUMER, daß er die Kryoskopie sehr schätze, nie Unstimmigkeiten erlebt habe, einen Wert von 0,60 allerdings nur in Fällen beobachtet habe, wo er auch aus anderen Gründen nicht operiert habe. Andererseits sei ein normaler Gefrierpunkt in manchen Fällen ein ermutigender Faktor gewesen, „indem wir uns später über den wenn auch schweren Entschluß zur Operation freuten". Einen schweren diagnostischen Irrtum oder p. op. Tod an Urämie hat er bei diesem Vorgehen ebensowenig erlebt wie wir selber. Wenn LICHTWITZ schreibt, daß man durch die Kryoskopie, da die osmotische Konzentration fast ausschließlich durch einen höheren Gehalt an stickstoffhaltigen Substanzen bedingt wird, nichts anderes erfährt als durch die Reststickstoffbestimmung, so ist dem ohne weiteres beizupflichten, nicht so, wenn er letztere für einfacher hält, die doch immerhin eine länger dauernde Laboratoriumsarbeit darstellt. Die Gefrierpunktsbestimmung ist gerade für den Praktiker unzweifelhaft das einfachere Verfahren. Gar nicht können wir uns LICHTWITZ anschließen, wenn er die Reststickstoffbestimmung für eindrucksvoller hält durch den größeren Umfang ihrer Zahlenwerte (zwischen 20 und 300). Für die Zwecke der inneren Nierenerkrankung mag dies zugegeben werden. Der Chirurg braucht gerade möglichst eng begrenzte Werte für seine Indikationsstellung. Gerade die Tatsache, daß wir bei der Reststickstoffbestimmung einen so breiten Spielraum haben, schon in der Norm, der uns viel zu freie Hand läßt, rückt die Bedeutung der Kryoskopie in eine überlegene Stellung. Wenige präzise Zahlen orientieren uns in genügender Weise und geben uns ausgezeichnete Sicherheiten an die Hand. Ich weiß, daß ein Wert von 0,56—57 normale Funktion bedeutet, daß 58—59 einer Störung derselben entspricht, daß 0,60 und weiter eine Warnung darstellt. Es wird mit Fug vor Schematismus gewarnt. Die Konstanz ihrer Werte in der Norm und die Eindeutigkeit unter krankhaften Bedingungen geben uns bei der Gefrierpunktsbestimmung ein gewisses Recht darauf.

Wir fassen zusammen:

1. Bei intakten Nieren ist die molekulare Konzentration gemessen mit der Methode der Gefrierpunktsbestimmung konstant und entspricht einem Wert von $\delta = 0{,}55$—57.

2. Einseitige Erkrankung bedingt keine Veränderung des Gefrierpunktes, sofern die zweite Niere vorhanden und funktionstüchtig ist.

3. Ein normaler Gefrierpunkt beweist bei ein- und doppelseitiger Erkrankung, daß genügend funktionsfähiges Parenchym vorhanden ist, eventuell auf beide Nieren verteilt.

4. Der Ureterkatheterismus wird keineswegs durch die Kryoskopie unnötig gemacht, bei Unmöglichkeit desselben ist sie von ausschlaggebender Bedeutung.

5. Die eng begrenzten Werte gestatten besonders eindringlich eine präzise Indikationsstellung.

6. Ein Wert von 0,60 bedeutet ein Warnungssignal. Die Erfahrung lehrt, daß bei einem solchen Gefrierpunkt eine Nephrektomie die Gefahr einer Niereninsuffizienz nach sich ziehen kann. Es wird empfohlen, von der Exstirpation Abstand zu nehmen, und wenn nötig einen schonenden Eingriff vorzunehmen.

7. Dies gilt besonders auch für die Prostataerkrankung, wo nur bei Werten bis 0,60 einzeitig operiert werden sollte.

8. Fortlaufende Untersuchungen geben vorzüglich Auskunft über Wendungen zum Schlechtern sowie Besserung des Funktionszustandes.

9. So ist die Kryoskopie auch in prognostischer Beziehung von Bedeutung.

Technik.

Das Verfahren der Kryoskopie ist trotz seiner Einfachheit abhängig von einer Reihe kleiner Technicismen, bei deren Nichtbeobachtung unrichtige Werte erzielt werden können. Möglicherweise beruht darauf der Unterschied zwischen unseren und den Resultaten anderer Beobachter. Die Kryoskopie wird mit dem Beckmannschen Apparat ausgeführt, von dem verschiedene Modifikationen vorhanden sind. Wir benutzen umstehend abgebildeten Apparat. Er besteht aus einem einfachen Gefäß zum Aufnehmen der Mischung, ein Doppelcylinder, wie er von Beckmann angegeben ist, ist nicht notwendig. In dem Deckel sind mehrere Öffnungen zur Aufnahme von Zylinder, Rührer und des zur Bestimmung des Kältegrades der Eismischung zu benutzenden Thermometers. Um richtige Werte zu bekommen, darf keine zu starke Unterkühlung angewendet werden, weil sich sonst im Augenblick des Gefrierens größere Eismengen bilden, und da diese aus reinem Wasser bestehen, eine konzentrierte Lösung zurückbleibt, die entsprechend ihrem höheren osmotischen Druck einen zu tiefen Gefrierpunkt gibt. Man hat sich vielfach des sogenannten „Impfens“ mit kleinen Eisstückchen bedient, um eine zu starke Unterkühlung zu vermeiden, eine völlig unnötige Erschwerung der Methode, wenn man die Temperatur nicht zu niedrig wählt; wir pflegen — 4° zu nehmen. Die Eismischung wird mittels Salz und Wasser hergestellt und muß während des Versuches konstant gehalten werden. Das BECKMANNsche Thermometer ist sehr fein und empfindlich, 100teilig, je 1° wiederum in 100 Teile geteilt. Es besitzt keinen festen Nullpunkt, da es nicht nur für wässerige Lösungen, sondern auch für andere Lösungen mit ganz verschiedenem Gefrierpunkt gebraucht werden muß. Am oberen Ende befindet sich ein besonders konstruiertes Quecksilberreservoir, das zur Regulierung des Thermometers benutzt wird, durch vorsichtiges Beklopfen kann man die gegenüberstehenden Quecksilbermengen so umgruppieren, daß der Gefrierpunkt in das Bereich der Skala fällt. Diese Regulierung muß bei jedem neuen Thermometer, sowie dann ausgeführt werden, wenn der Gefrierpunkt nicht ablesbar ist, also entweder zu viel oder zu wenig Quecksilber in der Säule vorhanden ist. Ist einmal das Thermometer reguliert, so ist es meist ständig benutzbar und sofort gebrauchsfertig. Man muß dann zunächst den Gefrierpunkt von destilliertem Wasser bestimmen, sodann für die betreffende Lösung selbst, Blut oder Urin. Die Differenz gibt die Gefrierpunktserniedrigung der Lösung an. Der Gefrierpunkt des destillierten Wassers wird mit 0 bezeichnet. Der Gefrierpunkt irgendeiner Lösung liegt tiefer als der des destillierten Wassers, und zwar um so tiefer, je höher die molekulare Konzentration derselben ist. Er ist ferner unabhängig von der Natur, Größe und dem molekularen Gewicht der festen Bestandteile und zeigt die Zahl der in der Lösung enthaltenen Moleküle an. Um die zweimalige Bestimmung

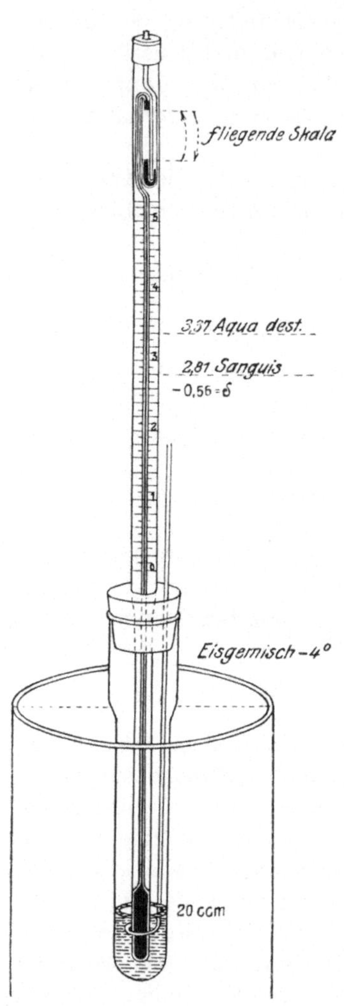

Abb. 9. BECKMANNscher Apparat zur Kryoskopie nach KÜMMELL.

zu vermeiden, hat HEIDENHAIN ein Thermometer mit fixem Nullpunkt für Aqua destillata eingeführt, das große Verbreitung gefunden hat. Dieses Thermometer hat aber den Nachteil, daß es sich mit der Zeit ändern kann, es muß also der Nullpunkt ab und zu auf seine Sicherheit geprüft werden, durch Bestimmung des Gefrierpunktes des destillierten Wassers. Stimmt dieses nicht genau mit dem Nullpunkt überein, so muß eine entsprechende Korrektur an der Ablesung vorgenommen werden. Dieser Nachteil fehlt bei dem alten Thermometer, das wir zu benutzen pflegen. Das destillierte Wasser muß vorgekühlt und frisch sein, letzteres ist besonders wichtig, altes Wasser hat Gas absorbiert und kann aus dem Glase Alkali aufnehmen, was die Bestimmung stört. Ausdämpfen nach COHEN zur Befreiung des löslichen Alkalis ist dann unnötig.

Die Behandlung des Thermometers muß eine sehr vorsichtige sein. Es darf nur aufrecht aufbewahrt werden, nicht gekippt, nicht erschüttert werden. Es muß tief in die Flüssigkeit eintauchen, nicht nur die Kuppe, darf nicht auf den Boden stoßen und muß allseitig umspült sein. Erforderliche Flüssigkeitsmenge 20 ccm. Das Thermometer soll fest im Stativ ruhen, neben ihm befindet sich eine zweite Öffnung für den Rührer, der beim Auf- und Niederbewegen frei gleiten muß, und nicht am Thermometer streifen darf. Während der ganzen Bestimmung muß der Rührer dauernd in Bewegung sein. Was die zu untersuchende Flüssigkeit anlangt, so ist schon darauf hingewiesen, daß der Urin frisch untersucht werden muß, da eventuelle ammoniakalische Harngärung die molekulare Konzentration durch Verlust an Molekülen verändert. Beim Blut fällt dieses Moment fort, immerhin empfiehlt es sich aber, die Untersuchung die nächsten Stunden nach der Blutentnahme vorzunehmen. Bis dahin wird das Blut zweckmäßig auf Eis oder wenigstens kühl gestellt. Das Blut selbst entnahm man früher mit Schröpfköpfen, doch ist dies unzweckmäßig wegen der Vermischung mit Lymphe, so daß die Entnahme durch Venenpunktion in üblicher Weise zu erfolgen hat. Die Kanülen müssen trocken sterilisiert sein. Das Blut wird sodann in den Zylinder eingelassen und schon während des Einfließens sofort gerührt, sodann noch 10 Minuten weiter bewegt, bis es möglichst gut arterialisiert und hellrot aussieht. Es ist somit defibriniert. Vor der Gerinnung des Blutes muß alles Hämoglobin in Oxyhämoglobin umgewandelt werden, da das Venenblut stark kohlensäurehaltig ist, was die Bestimmung beeinflußt: Beispiel für den Unterschied zwischen arteriellem und venösem Blut nach gleichzeitiger Entnahme aus der Art. radialis und Vena cubitalis.

Venös: $\delta = 0,65$ Arteriell: 0,63

Sauerstoffsättigung durch Hineinleiten ist nicht nötig. Ob man das Gesamtblut benutzt oder das Serum ist praktisch bei richtiger Behandlung des Blutes einerlei, da das Fibrin ein großes molekulares Gewicht aufweist und in seiner geringen Menge keinen Einfluß auf die Gefrierpunktserniedrigung ausübt. Wenn der osmotische Druck des Serums gleich dem des Plasmas ist, so ist er auch gleich dem des Gesamtblutes oder defibrinierten Blutes, da die Blutkörperchen denselben osmotischen Druck besitzen wie das Plasma. Ein Nachteil des Gesamtblutes gegenüber dem Serum wäre der, daß die Lösung wegen eventueller Gerinnsel nicht genügend homogen ist, das kann man aber durch eifriges Rühren in ausreichender Weise verhindern. Wir benutzen gewöhnlich das defibrinierte Gesamtblut. Es ist noch darauf hinzuweisen, daß die Instrumente und das Thermometer, Rührer usw. nicht mit Salz, das bei dem Versuch benutzt wird, in Berührung kommt, ja die Berührung mit den Fingern ist zu vermeiden, Abwischen und Abtrocknen mit Gazetupfern, nirgends berühren, als wenn man aseptische Dinge vor sich hätte. Der Ablauf des Versuchs gestaltet sich demnach folgendermaßen: Nachdem die Eismischung bereitet ist, wird das Thermometer unter den beschriebenen Kautelen in das destillierte Wasser eingetaucht und der Blutschläger gleichmäßig auf und nieder bewegt. Gleichzeitig wird die Quecksilbersäule unter Beobachtung genommen, die bald das Reservoir verläßt und mehr oder weniger langsam zu fallen beginnt. Sie gelangt schließlich an einen tiefsten Punkt, wo sie eine kurze Spanne Zeit verweilt, um dann anfangs schnell und ruckartig, dann immer langsamer um einige hundertstel Striche zu steigen, bis sie wiederum auf einen höchsten Punkt angelangt ist. Es erfolgt also zunächst eine Unterkühlung, indem die Säule mehr oder weniger weit unter den wahren Gefrierpunkt sinkt, es tritt dann der Moment ein, wo der Übergang vom flüssigen in den festen Aggregatzustand erfolgt, hierbei wird Wärme frei und das Quecksilber steigt wieder. Der erreichte Punkt entspricht dem physikalischen Gefrierpunkt. Inzwischen sieht man feine Eisnadeln sich bilden und die Flüssigkeit friert ganz durch, wenn man den Versuch nicht abbricht. Das Thermometer ist sofort herauszunehmen, da es sonst einfriert. Sodann wird das Thermometer abgespült, mit Gaze abgetrocknet und nachdem die Quecksilbersäule wieder oben angelangt ist, dieselbe Bestimmung mit Blut wieder vorgenommen, dessen Gefrierpunkt stets unter dem des destillierten Wassers liegt. Wir haben jedenfalls bei den zahllosen Untersuchungen nie eine Umkehrung gefunden, von der in der Literatur die Rede ist.

Selbstverständlich kann zur Selbstkontrolle unter gleichen Bedingungen der Vergleich wiederholt werden. Die Differenzen zwischen den beiden abgelesenen Werten, Wasser minus Blut (Urin), ergibt die Gefrierpunktserniedrigung des Blutes (Urins).

2. Die Refraktometrie des Blutserums.

Nachdem STRUBELL 1901 vorgeschlagen hatte, die Konzentration des Harns durch Bestimmung des Brechungsexponenten festzustellen, der eine ähnliche Konstante darstellen soll, wie die molekulare Konzentration, und so einen Rückschluß auf die Nierenfunktion ermöglichen soll, wurde von REISS zuerst die Refraktometrie des Blutserums ausgeübt. Er benutzte dazu das PULFRICHsche Eintauchrefraktometer. (Genaue Beschreibung: Ergebnisse der inneren Medizin 1913, Bd. X.) STRAUSS und seine Mitarbeiter stellten ausgedehnte Untersuchungen mit dieser Methode an mittels eines von ihnen modifizierten Refraktionsapparates. Da das Verfahren vorwiegend für die Zwecke der inneren Medizin in Frage kommt, wo es gute Dienste leistet, versagen wir es uns, näher darauf einzugehen.

3. Die Bestimmung der Blutgerinnungszeit.

BACHRACH und TITTINGER haben 1910 in ZUCKERKANDLS Klinik Versuche angestellt, um die Blutgerinnungszeit zur funktionellen Nierendiagnostik zu verwerten. Bei Untersuchung der Beziehungen zwischen Blutkryoskopie und Gerinnungszeit war ihnen aufgefallen, daß in Fällen ungenügender Nierenfunktion die Blutgerinnungszeit verzögert war, und sie rechnen mit der Möglichkeit, daß für diese Beobachtung möglicherweise Veränderungen im Salzgehalt des Blutes verantwortlich zu machen seien. Während unter normalen Verhältnissen die NaCl-Werte im Blut zwischen 0,38 und 0,45% schwanken, fanden sie bei gestörter Nierenfunktion bis 0,7%. Entsprechend waren die Unterschiede bei Nierengesunden und Insuffizienzen in bezug auf die Gerinnungszeit, nämlich beträchtlich verzögert, 2′15″—2′40″ bei Gesunden gegenüber Werten bis 3′22″ bei niereninsuffizienten Personen. Einige Beispiele:

		Gerinnungszeit	
Normalfall:	$\delta = 0{,}56$	G = 2′40″	NaCl = 0,42%
Tuberk. ren. sin.:	$\delta = 0{,}55$	G = 2′30″	NaCl = 0,36%
Hypertr. prostatae:	$\delta = 0{,}71$	G = 3′22″	NaCl = 0,72%

Methode: 20 ccm Blut, durch Venenpunktion gewonnen, werden in weitkalibrigem auf 37° vorgewärmtem Glascylinder aufgefangen, und dieser sofort in ein Wasserbad von 37° gebracht. Gleichmäßiges Bewegen mit einem Draht „melangeur". Der Eintritt der Gerinnung macht sich durch Auftreten eines Gerinnsels am Rührer bemerkbar.

Die Verfasser sind sich selbst bewußt, daß diese Methode reichlich „grob" ist, sie hat ihnen aber doch für ihre Zwecke genügt. Da es bei dem Vorgang der Gerinnung auf Sekunden ankommt, spielt natürlich das verhältnismäßig lange Herausströmen einer immerhin nicht kleinen

Blutmenge eine Rolle und so haben die Autoren, um Fehler möglichst auszuschalten, die „mittlere Gerinnungszeit" berechnet als Summe aus der halben Auslaufszeit + der Zeitstrecke vom Ende des Auslaufs bis zum Eintritt der Gerinnung. Es gestaltet sich dann eine Berechnung etwa folgendermaßen:

Beginn des Auslaufs: 0′
Ende des Auslaufs: 0′44″
Eintritt der Gerinnung: 2′44″

$$G = 2 + \frac{44}{2} = 2'22''.$$

Als Grenzwert für eine erfolgreiche Nephrektomie wird $G = 2'50''$ bis $2'55''$ aufgestellt.

Als Ursache für die Verzögerung der Gerinnung wird, wie schon erwähnt, eine Veränderung (Vermehrung) besonders des Chlornatriums von den genannten Autoren angenommen. Freilich sind sie sich selber klar, daß der Beweis für diese Annahme nicht erbracht ist. Entsprechende eigene Versuche ließen hier auch im Stich, indem Zusatz kleiner Salzmengen zum strömenden Blut die Gerinnung nicht verzögerte. Es widerspricht diese Annahme auch ganz und gar den sonstigen Erfahrungen, ist es doch eine uralte Maßnahme, gerade Kochsalz für den gegenteiligen Zweck, nämlich zur Beschleunigung der Blutgerinnung anzuwenden (im Volke bei Blutsturz). Experimentell wies v. d. Velden im Tierversuch und am Menschen nach, daß durch stomachale und intravenöse Zufuhr von Kochsalz die Blutgerinnung beschleunigt wird. Der Vorgang der Blutgerinnung ist zwar in seinem ganzen Geschehen noch nicht völlig geklärt, doch aber so weit erforscht, daß man weiß, daß nicht irgendein einzelner Stoff dabei eine Rolle spielt, sondern daß es sich um einen höchst komplizierten Vorgang handelt, der letzten Endes wohl von besonderen biologischen Eigenschaften der Zelle beherrscht wird. So sind wir der Ansicht, daß die theoretischen Grundlagen der im übrigen durchaus beachtenswerten Feststellungen von Bachrach und Tittinger nicht zutreffen, die sie übrigens, wie erwähnt, auch nur mit Zurückhaltung ausgesprochen haben. Im übrigen kommt es praktisch darauf auch nicht so sehr an, welche Ursachen auch immer die Blutgerinnung in Fällen von Niereninsuffizienz zu verschieben vermögen, wichtiger ist es, zunächst einmal zu prüfen, ob diese Erscheinung für alle Fälle zutrifft und somit eine konstante Prüfungsmethode zu schaffen ist. Für diese Zwecke scheint uns die Art des Versuchs nicht geeignet zu sein und es ist vielleicht ratsam, weniger grobe Gerinnungsversuche, deren es eine ganze Reihe gibt, anzuwenden, die noch einfacher und bequemer sind als die von den Verfassern angegebene Methode.

4. Der Reststickstoff (R.N.).

H. STRAUSS hat als erster die Bedeutung der Blutuntersuchung für die funktionelle Nierendiagnostik erkannt und 1902 in einer ausführlichen SENATOR gewidmeten Monographie dargelegt. Er bediente sich zu diesem Zwecke der sog. Reststickstoffbestimmung. Seitdem hat sich das Interesse mehr und mehr der Feststellung bzw. dem Verhalten der stickstoffhaltigen Retenta zugewandt, und zwar nicht nur zur Aufdeckung der gefährlichsten Komplikation der Nierenerkrankungen, der Urämie bzw. Insuffizienz, sondern überhaupt zum Studium der Nierenfunktion. So sehen wir allerorts diese Untersuchungsmethode in die erste Linie gerückt. So wichtig und sicher dieselbe zur Aufdeckung der den Stickstoff betreffenden Teilfunktion der Nieren geworden ist, so rückhaltslos ihre Bedeutung von den meisten Autoren anerkannt ist, so finden sich auch bei ihr, wie aus einer Reihe von Mitteilungen gerade der letzten Jahre hervorgeht, nicht immer so eindeutige Werte, wie sie gerade im Hinblick auf die chirurgische Fragestellung wünschenswert wären, ein Mißgeschick, das sie mit mancher anderen Methode teilen muß.

Unter Reststickstoff oder Retentionsstickstoff versteht man den nicht an Eiweiß gebundenen nichtkoaguablen Stickstoff. Je nach der angewandten Methode wurden von verschiedenen Untersuchern voneinander abweichende Werte gefunden, STRAUSS 20—35 mg, HOHLWEG 40—60 mg, FOLIN 22—37 mg, BANG 16—32 mg usw.

Als normal bei Nierengesunden (gemessen nach der STRAUSSschen Bestimmung) werden jetzt im allgemeinen Werte zwischen 20 und 40 mg (in 100 ccm Blutserum) angesprochen.

Methode: Man füllt in ein auf 50 ccm eingestelltes Kölbchen 20 ccm acetonfreien Methylalkohol und läßt tropfenweise 5 ccm Blutserum zufließen. Auffüllen bis zur Marke 50 von Methylalkohol. 2 Stunden stehen lassen. Filtrieren. Dem Filtrat 3—4 Tropfen 10%ige alkoholische Chlorzinklösung zusetzen, stehenlassen bis sich ein flockiger Niederschlag abgesetzt hat. Wieder durch trockenes Filter filtrieren. Von dem Filtrat nimmt man 30 ccm, läßt den Methylalkohol auf dem Wasserbade abdampfen, nimmt den Rest in wenig Wasser auf und macht eine Stickstoffbestimmung nach KJELDAHL.

Neuerdings finden sog. Mikrobestimmungen gern Anwendung, die ein geringeres Blutquantum beanspruchen. PINCUSSEN teilt eine Halbmikrobestimmung im Serum, sowie eine solche im Vollblut mit. Häufiger wird wohl die Reststickstoffbestimmung nach BANG ausgeführt.

STRAUSS empfiehlt für Plätze, wo ein Abzug nicht zur Verfügung steht, die Benutzung einer besonderen Vorrichtung, die er genauer beschreibt.

Wir lassen unsere Bestimmungen im Chemisch-physiologischen Institut (Prof. SCHUMM) des Eppendorfer Krankenhauses ausführen, da sich die Inszenierung der etwas umständlichen und zeitraubenden Untersuchung dem üblichen Betrieb eines chirurgischen Laboratoriums nicht anpaßt. So sind wir, und so wird es den meisten chirurgischen Kliniken gehen, auf die Hilfe eines chemischen Laboratoriums angewiesen. Es liegt auf der Hand, daß für dringliche Fälle die Methode ganz ausscheidet. In dem Bestreben, selbst in der Lage zu sein rasch und sicher eine relativ einfache Funktionsprüfung auszuführen, haben wir deswegen neben der Reststickstoffbestimmung die Kryoskopie als ausschlaggebende Methode beibehalten.

Vielfach sind nun Erhöhungen der Reststickstoffwerte festzustellen, wo die Nieren intakt sind. Es handelt sich dann meist um Leiden mit stärkerem Eiweißzerfall. So wurde im Fieber, bei Tetanus, Leukämie, Pneumonien, Empyem, Carcinomen, Lebererkrankungen eine z. T. nicht unbeträchtliche Erhöhung gefunden (40—184 mg). Abgesehen von den letztgenannten schweren konsumierenden Erkrankungen, pflegen die Erhöhungen jedoch nur geringgradig zu sein.

Der Reststickstoff setzt sich aus verschiedenen Komponenten zusammen, den Hauptanteil (ca. 75%) beansprucht der Harnstoff; ca. 2,4% Harnsäure, Ammoniakstickstoff ca. 5,4%, Aminoverbindungen 17,6% (Kreatinin 0,5 mg, Kreatin 1—2 mg, Aminosäuren 5—7 mg). Auch die Größe des Harnstoffanteils wurde bei den verschiedenen Formen der Nephritis diagnostisch verwertet und festgestellt, daß z. B. bei der Schrumpfniere der Harnstoffanteil stets unter 50% sei, und zwar am deutlichsten bei den Urämieformen (ASCOLI, MONAKOW), während er bei den Tubularschädigungen über dieser Ziffer liegt. Auch bezüglich der anderen am Reststickstoff beteiligten Stoffe liegen genauere Analysen vor, doch würde es hier zu weit führen, darauf einzugehen.

Besonders hat die Frage Interesse erregt, wo sich der zurückgehaltene Stickstoff aufhält, denn es zeigte sich einmal, daß starke Erhöhungen ohne Beteiligung der Nieren auftreten können, andererseits große Mengen im Körper retiniert werden können, ohne daß dies durch die Blutbestimmung evident wird. Es liegen zahlreiche Untersuchungen in dieser Hinsicht vor (wir erwähnen u. a. Arbeiten von STRAUSS, MONAKOW, FEIGL, KNACK, besonders auch die experimentellen Studien BECHERS). Aus ihnen geht klar hervor, daß beträchtliche Mengen in den Geweben zurückgehalten werden können, bevor ein Ansteigen sich auch im Blut bemerkbar macht. Erst bei einem Überschuß in den Geweben wird derselbe an das Blut abgegeben. Nach UHLMANN findet man jedoch auch in Fällen, in denen eine Übersättigung der Gewebe mit stickstoffhaltigen Retentis nach dem ganzen gutartigen Verlauf auszuschließen ist, mäßige Reststickstofferhöhungen im Blut, so daß

UHLMANN die Ansicht vertritt, daß uns die Blutuntersuchung doch ein ungefähres Bild über die Retention gibt. Bei geringgradiger Zurückhaltung bestehen anscheinend keine großen Unterschiede zwischen dem N-Gehalt der Organe und des Blutes. Erst bei stärkerer Retention steigt das Blut-N im Verhältnis mehr an als in den Organen, deren Aufnahmefähigkeit UHLMANN für erschöpft hält, wie er aus Versuchen von SCHMIDT und SÖTBEER schließt. Auch LICHTWITZ hebt mit aller Schärfe hervor, daß die Höhe des Reststickstoffs im Blut keinen Maßstab der N-Retention darstellt und allem Anschein nach das Blut erst zuletzt die Anhäufung erfährt. SIEBECK tritt der Vorstellung, daß erst wenn die Gewebe „überlaufen" die Retention im Blut nachweisbar wird, entgegen und meint, daß bei Funktionsstörungen der Nieren gerade die Anstauung im Blut das erste sei.

Von Bedeutung ist die Frage der Beeinflussung des Reststickstoffs durch die Nahrungszufuhr. Auch mit dieser Frage beschäftigt sich eine ganze Reihe experimenteller Arbeiten (WIDAL, MONAKOW, STRAUSS, BANG, ASCOLI u. a.). Die betreffenden Autoren arbeiten z. T. mit Zufuhr eiweißreicher Nahrung, Fleisch usw., z. T. auch, indem sie eine N-Belastung durch Verfütterung von Harnstoff ausführten. Auf den Wert derartiger Stickstoffbelastung bei der Beurteilung Nierenkranker haben FEIGL und KNACK besonders auch deswegen hingewiesen, weil in einer Reihe von Nephritisfällen, so besonders bei chronischen Formen im Remissionsstadium, in der Rekonvaleszenz usw., auch bei wiederholter Untersuchung vielfach normale oder an der oberen Grenze der Norm liegende Werte gefunden wurden.

Zur Vereinfachung der Prüfung der Stickstoffunktion haben die genannten Autoren die Gelatineprobe empfohlen (Zentralbl. f. inn. Med. 1917, Nr. 9). Dieser Versuch erstreckt sich über 3 Tage, bedarf mehrmaliger Reststickstoffbestimmungen und wird deswegen für die praktische Chirurgie kaum Anwendung finden.

Im großen und ganzen läßt sich sagen, daß zweifellos durch entsprechende Nahrungsaufnahme der Reststickstoffgehalt des Blutes erhöht werden kann. Um diese Möglichkeit auszuschalten, genügt es jedoch Nüchternblut zu untersuchen. Findet man dann eine Erhöhung, so deutet das auf eine Funktionsstörung hin. Ferner ist zu erwähnen, daß große Wassergaben sowie Kochsalzgaben einen erhöhten Reststickstoffgehalt senkten, wie MONAKOW nachgewiesen hat, durch Stickstoffausschwemmung hervorgerufen.

Kürzlich äußert sich noch ROSENBERG über die Frage, welchen Rückschluß die Reststickstoffbestimmung auf die tatsächliche N-Retention im Körper gestattet und kommt zu dem Schluß, daß uns die Reststickstoffbestimmung nicht über die gesamte N-Retention unterrichtet, wenn auch einen beträchtlichen Teil derselben, so daß die Höhe des Reststickstoffs einen annähernden Schluß auf die Höhe der Gesamtretention zuläßt. Wollen wir diese eruieren, so bedarf es für die Beurteilung der Niereninsuffizienz auch der Bestimmungen von Harnstoff, Kreatinin und Indikan.

Bezüglich der Reststickstoffwerte bei den verschiedenen Formen der Nephritis wollen wir uns kurz fassen, da hier vorwiegend medizinisches Interesse vorliegt. Wir verweisen auf die Tabelle (S. 22), aus der hervorgeht, daß, wie auch schon oben erwähnt, bei unkomplizierten Formen normale oder nur leicht erhöhte Zahlen gefunden werden, mit Ausnahme der chronisch diffusen Glomerulonephritis und der Sklerose (Kombinationsform), die hohe Werte aufweisen.

Die für den Chirurgen wichtigste Frage ist die der Niereninsuffizienz bei den verschiedenen ihm vorkommenden Erkrankungen. Eine drohende Insuffizienz rechtzeitig aufzudecken, ist für ihn von größter Bedeutung. Dies wird zweifellos in vielen Fällen mit Hilfe der Reststickstoffbestimmung möglich sein. Ob es gelingt, schon vor einer Operation ein Urteil zu gewinnen, ob der Organismus eine Nephrektomie verträgt, ist eine weitere Frage, die, so wünschenswert sie ist, auf besondere Schwierigkeiten stößt. Das unmittelbar einschneidende und die chirurgische Therapie in Frage stellende Ereignis ist die Niereninsuffizienz und die Urämie. Es soll hier nicht näher auf die verschiedene Auslegung des fundamental wichtigen Begriffs der Insuffizienz eingegangen werden durch KORANYI, der den Ausdruck prägte, MÜLLER, VOLHARD, LICHTWITZ, welch letzterer verlangt, daß alle Funktionen, zum mindesten aber die lebenswichtigsten (Wasser, Kochsalz, Stickstoff) gleichzeitig schwer geschädigt sind. Jedenfalls kommt es stets zu einer Erhöhung des Blutreststickstoffs bei der Niereninsuffizienz.

Von großem Wert sind in solchen Fällen fortlaufende Untersuchungen, die öfters in prognostischer Hinsicht durch zunehmenden Anstieg die nahende Katastrophe ankündigen.

Allerdings muß auch bemerkt werden, daß, worauf schon STRAUSS hingewiesen hat, die Reststickstoffbestimmung nur die momentane Funktionskraft der Nieren, und zwar nicht an dem betreffenden Untersuchungstag, sondern der letzten Tage Auskunft gibt und für den weiteren Verlauf nur mit Vorsicht Rückschlüsse zulässig sind. Daß sich hohe Insuffizienzwerte auch zum Besseren wenden können, wurde verschiedentlich beobachtet, und es lehrt diese Tatsache, daß die Prognose in derartigen Fällen nicht unbedingt schlecht gestellt zu werden braucht. Zahlreiche Untersuchungen lehren auch, wie schwierig es ist, bestimmte Grenzwerte für die Prognose aufzustellen.

Es ist zweckmäßig, auch für die chirurgischen Bedürfnisse, STRAUSS in seiner Einteilung zu folgen. Er unterscheidet drei Grade der Reststickstofferhöhung. Bis 80 mg ist eine Erhöhung 1. Grades (Herzinsuffizienz, akute Nephritis, leichte Formen der chronischen Nephritis, sowie andere oben schon erwähnte Nicht-Nierenerkrankungen). Es handelt sich dann um eine Schwächung der Arbeitskraft meist ohne ernstere Folgen. Die Erhöhung auf 120 bezeichnet STRAUSS als 2. Grad, ausgeprägt, mittelstark. Sie deckt eine ernstere, nicht immer gefährliche Niereninsuffizienz auf. Werte darüber haben stets ernsten Charakter, brauchen nicht immer deletär zu sein. Je höher, und je rascher der Anstieg jedoch, desto schlimmer wird die Prognose.

Von großer Bedeutung auch für den Chirurgen ist die zweite üble Komplikation der Nierenoperierten bzw. -erkrankten, die Urämie. Auch hier versagen wir es uns die verschiedenen Formen derselben zu analysieren, wenn wir auch dem Chirurgen dringend anraten, sich über die Arten der Urämie, die früher einen viel zu allgemein gehaltenen Begriff darstellten, genauer zu orientieren. So finden wir bei der akuten Krampfurämie, gekennzeichnet durch Kopfschmerz, Erbrechen, Schwindel, Augensymptome, eklamptische Anfälle usw., niedrige Reststickstoffwerte, da diese Form von der Nierenfunktion unabhängig ist. So kündigt sie sich, wenigstens was die Blutuntersuchung auf Reststickstoff angeht, auch nicht an. Im Gegensatz dazu findet man bei der sog. chronischen Urämie stets Erhöhung des Reststickstoffs im Blut. Freilich kann hier im Beginn ein niedriger Wert gelegentlich täuschen.

Auf die reichhaltige Symptomatologie kann nicht eingegangen werden. Wir sehen somit, daß auch für den Chirurgen die Reststickstoffbestimmung große allgemeine Bedeutung hat und wir pflegen sie bei unseren urologischen Fällen regelmäßig zur Orientierung über die Nierenfunktion anzuwenden. Wir haben uns jedoch nicht entschließen können, ihr eine ausschlaggebende Rolle etwa zuzubilligen, wenn wir vor einer operativen Indikationsstellung standen. Es ist uns, wir betonen an chirurgischem Material, nicht gelungen, bestimmte Grade der Erhöhung, wie sie vorstehend angegeben sind, als maßgebend für unser Handeln anzusprechen. Wir haben immer den Eindruck gehabt, daß die außerordentliche Breite der jeweiligen Grenzwerte zwischen normaler, leichter, ausgeprägter usw. Erhöhung bzw. Funktionsschädigung für die erwähnte präzise chirurgische Fragestellung nicht förderlich ist. Man kann mit den Werten insofern nichts rechtes anfangen, als nun mal der Chirurg einen positiven, meinetwegen auch zahlenmäßigen Anhalt sucht, nach dem er sich entscheiden kann. Und dieser ist nicht zu erbringen. Gerade der größere Umfang der Zahlenwerte, den LICHTWITZ an einer Stelle als eindrucksvoller bezeichnet, wie die der Kryoskopie, erschweren das Heranziehen der Reststickstoffbestimmung für den Entscheid in solchen Fällen, wo rasches Handeln nötig ist und keine tagelange Beforschung nach allen Richtungen hin die Beurteilung der Frage erleichtert.

Oft fanden wir normale oder nur leicht erhöhte Werte, wo andere Untersuchungen, klinischer Befund, Gefrierpunkt uns von einem radikalen Eingriff Abstand nehmen ließen. Überhaupt zeigte sich bei den chirurgischen Blasen- und Nierenkrankheiten, es mag Zufall sein, fast niemals ein beängstigender Wert, selbst nicht bei hochgradig „dekompensierten“ Nieren infolge Prostatahypertrophie. Postoperative schwere Insuffizienzen haben wir zum Glück nicht gesehen in den letzten Jahren, so daß wir vielleicht aus diesem Grunde besonders schlechte Reststickstoffwerte nicht erlebt haben. So mag das überblickte Material in dieser Beziehung einseitig sein und soll auch nicht dazu benutzt werden, die wertvolle Methode herabzusetzen. Wir haben ihre Bedeutung ja auch genügend anerkannt. Unsere Untersuchungen lassen jedoch keinen anderen Schluß zu, als daß für die Chirurgie ihr Wert ein begrenzter ist.

5. Die Indikanbestimmung.

In letzter Zeit wurde mehrfach auf die Bedeutung der Indikanbestimmung für die Aufdeckung einer Niereninsuffizienz hingewiesen, die eine wertvolle Ergänzung, vielleicht sogar ein Ersatz der Reststickstoffbestimmung sein soll. Mit der quantitativen Indikanbestimmung des Blutes haben sich, nachdem 1911 OBERMEYER und POPPER zuerst Retention dieses Stoffes im Blut Urämischer festgestellt hatten, besonders TSCHERTKOFF, DORNER, JOLLES, HAAS, ROSENBERG beschäftigt, letztere in Kontroverse wegen der Art der anzuwendenden Probe. Nach Ansicht von HAAS ist die von ROSENBERG empfohlene OBERMEYERsche Probe der feineren JOLLESschen insofern unterlegen, als die erstgenannte erst positiv wird bei Indikanwerten, die bereits eine mittelschwere Insuffizienz anzeigen, während die JOLLESsche Probe viel feinere Störungen bereits aufdeckt. Diese Probe beruht auf der Einwirkung von Thymol und eisenchloridhaltiger konzentrierter Salzsäure auf Indikan unter Farbstoffbildung und man ist dadurch instand gesetzt, in jedem menschlichen Blutserum geringe Mengen Indikan nachzuweisen, die mit der sonst üblichen OBERMEYER-Methode sich der Kenntnis entziehen, so daß OBERMEYER und POPPER den Satz aufstellen konnten, daß im normalen Serum Indikan regelmäßig vermißt wird.

ROSENBERG schlug für die pathologisch gesteigerte Indikananhäufung im Blut den Ausdruck Hyperindikanämie vor. Er vertritt die Ansicht, daß sich die leichteren Grade von Hyperindikanämie, die nur mit der JOLLESschen, nicht mit der OBERMEYERschen Probe nachweisbar seien, nicht als Gradmesser der Niereninsuffizienz verwerten lassen, da sie auch bei gesunden und bei nicht niereninsuffizienten Kranken vorkommen. Erst bei positivem Ausfall der OBERMEYER-TSCHERTKOFFschen Probe könne von einer eine Insuffizienz anzeigenden Hyperindikanämie die Rede sein. Als normale Werte fand HAAS 0,026—0,082 (im Mittel

0,045) mg in 100 Serum, ROSENBERG 0,032—0,128. Nun ist seit langem bekannt, daß als Entstehungsort des Indikans, abgesehen vom Vorkommen bei putriden Eiterungen, Lungengangrän usw., der Darm in Frage kommt, wo es durch bakterielle Zersetzung des Tryptophankomplexes der Eiweißkörper entsteht, und so wissen wir, daß speziell bei Darmerkrankungen eine erhöhte Indikanbildung stattfindet, deren Nachweis ja bekanntlich auch für die Diagnose des Ileus verwertet wird. Nun hat HAAS gefunden, daß in diesen Fällen zwar die Blutindikanwerte auch erhöht sind, aber niemals die Erhöhung erreicht wird, die bei Niereninsuffizienz ohne Darm- und andere Komplikation zu berechnen sind.

Zur Gegenüberstellung einige Beispiele (nach HAAS):

		Niereninsuffizienzfälle		Reststickstoff
Bauchfelltuberkulose	0,45	Kr.	0,39	0,141
Ikterus	0,67	Sch.	0,375	0,087
Darmtuberkulose .	0,84	W.	2,4	0,208
Darmtuberkulose .	0,114	Th.	0,198	0,069
Ileus	0,145	C.	2,34	0,145

Da der Reststickstoff ebenfalls erhöht ist, muß angenommen werden, daß in allen Fällen auch die Indikanerhöhung als Retention aufzufassen ist. Nach ROSENBERG wird die OBERMEYERsche Probe soeben positiv, wenn die nach JOLLES ca. 0,25—0,32 mg Indikan in 100 Serum nachweist, das ist immer schon ein Wert, der im Bereich der Zahlen liegt, die für eine Nierenstörung mit Retention charakteristisch sind. Somit werden nur die gröberen Störungen mit Hilfe der OBERMEYERschen Probe aufgedeckt, die feineren nicht, die ROSENBERG allerdings nicht für Funktionsstörungen der Niere gelten lassen will, eine Ansicht, der HAAS lebhaft widerspricht. Selbst bei schweren Magen- und Darmerkrankungen, Carcinom, Lebererkrankungen, Bauchfelltuberkulose mit reichlicher Indikanbildung erreicht die Indikanämie soeben oder gar nicht die Werte wie bei einer Niereninsuffizienz. In mehreren Fällen hat sich gezeigt, daß eine Hyperindikanämie bestehen kann, ohne gleichzeitige Erhöhung des Reststickstoffs. Es ist bei Besprechung der Reststickstoffbestimmung schon darauf hingewiesen, daß es gewisse Fälle von Niereninsuffizienz gibt, wo derselbe niedrig bleibt, worauf das beruht, ist noch nicht völlig klar. In allen derartigen Fällen scheint sich die Indikanbestimmung im Blut zu bewähren, da anscheinend nach den bisherigen Untersuchungen das Indikan schon frühzeitig ansteigt und nach HAAS z. B. vor einem urämischen Koma die relative Zunahme desselben diejenige des Stickstoffs um ein mehrfaches übersteigt.

ROSENBERG ergreift jüngst noch einmal das Wort, um für die Indikanbestimmung eine Lanze zu brechen, da ihre Bedeutung noch nicht genügend erkannt sei, die er einmal darin erblickt, daß sie meist eine

Differentialdiagnose erlaube, ob eine chronische oder akute Urämie vorliege, z. B. bei fehlender Anamnese. Hoher Indikanwert spricht nach ROSENBERG für chronische, niedriger für akute Urämie. Sodann sei für die Prognosenstellung bei chronischen Azotämien der Indikanwert maßgebender als der Reststickstoffwert. Vor dem Kreatinin hat das Indikan noch voraus, daß die Ausschläge größer sind (120fach zu 25fach).

Wir haben die Indikanbestimmung in zahlreichen Fällen an chirurgischem Material in unserem chemischen Laboratorium ausführen lassen. Ein gewisser Nachteil war, daß oft ca. 100 ccm Blut, also ein kleiner Aderlaß, angefordert wurde, der zwar bei Urämikern sehr heilsam, lediglich zu Forschungszwecken aber deswegen stets unangenehm auffiel, weil auch noch für mancherlei andere Zwecke Blut benötigt wurde und so meist ein größerer Aderlaß nötig war, und zwar zumeist an Nichturämikern, und häufig an ausgebluteten Patienten. Dies würde nicht an der Anwendung der Methode hindern, wenn wir durch die Indikanbestimmung mehr erführen als eine allgemeine Orientierung, so wertvoll diese auch immer ist. In der Mehrzahl der chirurgischen Nierenerkrankungen wurden normale Werte gefunden (auch hier, wie beim Reststickstoff, stört die große Breite der Normalwerte), wie es ja bei einseitigen Leiden und funktionstüchtiger anderer Seite zu erwarten ist. Schlechte Werte, die uns von einer Operation Abstand nehmen lassen, haben wir bisher nicht gesehen, doch sind solche bei schweren doppelseitigen Erkrankungen, drohender Insuffizienz, Urämie zu erwarten. Hier wird uns dann, wenn wir die diesbezüglichen Angaben anderer Autoren akzeptieren, auch die Indikanprobe wertvolle Dienste leisten können. Wir lassen die Technik folgen, die wir aus dem Lehrbuch von H. STRAUSS übernehmen.

Das Blutserum wird mit einer gleichen Menge von 20%iger Trichloressigsäure versetzt, dann 10 ccm des Filtrats mit 10 ccm OBERMEYERS Reagens vermengt und das gebildete Indigoblau mit 3 ccm Chloroform ausgeschüttelt. Die Indikanmenge wird kolorimetrisch durch Vergleich der Farbe des Chloroforms mit einer bekannten Indigochloroformlösung geschätzt.

Noch schärfer ist die JOLLESsche Probe auf Indikan, die auf der Reaktion indikanhaltiger Flüssigkeiten mit Thymol und eisenchloridhaltiger konzentrierter Salzsäure und auf der Beurteilung des sich in Chloroform mit violetter Farbe lösenden salzsauren Salzes beruht.

JOLLESsche Probe (nach HAAS-STRAUSS). Man versetzt im Reagenzglas je 2 und je 1,5 cm Serum mit derselben Menge Wasser und dem doppelten Volum 20% Trichloressigsäure, schüttelt gut durch und filtriert vom Niederschlag durch einen Faltenfilter von 6 cm Durchmesser möglichst quantitativ ab. Filter zum Schluß auspressen. Nach Zugeben von etwa 7 Tropfen 5% alkoholischer Thymollösung und

Durchschütteln wird dasselbe Volumen konzentrierter Salzsäure, in welcher Eisenchlorid von 5% gelöst ist, dem Filtrat beigemengt und ebenfalls durchgeschüttelt. Gemisch 2 Stunden stehen lassen, darnach mit 2 cm Chloroform kräftig durchschütteln. Ist das Chloroform bei Verwendung von $1^1/_2$ cm Serum bei Betrachtung im durchscheinenden Licht soeben rosaviolett, so liegt beginnende Niereninsuffizienz vor. Tritt die gleiche Erscheinung bei 2 cm Serum auf, so handelt es sich ebenfalls um eine Retentionserscheinung; bei Fehlen oder Vorhandensein einer nur leichten Indikanurie (bei Prüfung mit OBERMEYER-Reagens). Bei ausgesprochener Indikanurie besteht ebenfalls hoher Verdacht auf Retention. Weitere Aufklärung dann durch quantitative Bestimmung. Ablesung der Proben $^1/_2$ Stunde nach Ausschütteln mit Chloroform.

6. Die Kreatininbestimmung im Blutserum.

Die Kreatininretention ist von MYERS und LOUGH als Funktionsprüfung bei Nierenerkrankungen empfohlen worden.

Da wir bereits früher die Kreatininbestimmung im Urin als Nierenfunktionsproben besprochen haben, wird auf das betreffende Kapitel (S. 101) verwiesen. Hier sind die bisherigen Feststellungen, auch soweit sie die Blutuntersuchung angeht, bereits mitgeteilt worden.

Anhang.

Bei der Drucklegung der Arbeit werden gerade 2 neue Methoden der funktionellen Nierendiagnostik publiziert, die wir noch kurz erwähnen möchten, da sie uns sehr aussichtsreich zu sein scheinen.

Das Verfahren von REHN und GÜNZBERG (klin. Wochenschr. 1923 Nr. 1) nimmt die schon früher gemachte Beobachtung zum Ausgangspunkt, daß an Unstimmigkeiten bei einzelnen Funktionsmethoden die jeweilig verschiedene Harnreaktion beteiligt sein könnte, so wurde z. B. festgestellt, daß die Indigokarminausscheidung bei verschiedener H-Ionenkonzentration verschieden ausfallen kann. Die Autoren stellen daher die Forderung bei Verwendung von Farbstoffproben in Zukunft die H-Ionenkonzentration zu berücksichtigen und empfehlen zur Herstellung vergleichbarer Versuchsbedingungen durch vorherige Alkalizufuhr für alkalischen Harn zu sorgen. Sie gingen dann zu Versuchen über, die das Ziel hatten eine Belastungsprobe mit körpereigenen Stoffen auszuarbeiten, indem sie die Änderung der H-Ionenkonzentration bei plötzlicher Störung der Säureverhältnisse im Blut als einen Gradmesser für die Ansprechfähigkeit der Niere benutzen, und nehmen zu diesem Zweck die p -Bestimmung nach MICHAELIS (Dtsch. med. Wochenschr. 1921 Nr. 17) vor. Als Mittel wird Natriumbicarbonat intravenös injiciert. Die bisherigen Erfahrungen sprechen für eine gute Brauchbarkeit der Methode gerade für die Bedürfnisse der Chirurgie. Weitere Untersuchungen bleiben abzuwarten.

Die Thiosulfatprobe von Nyiri. Prinzip: Wird Natrium-Thiosulfat intravenös einverleibt, so werden 60—70% im Körper zu Natriumsulfat oxidiert, während 30—40% bei normaler Nierenfunktion unverändert als Natrium-Thiosulfat im Harn erscheinen. Bei gestörter Nierenfunktion sind nur kleinere Mengen im Urin zu finden je nach der Schwere der Störung zwischen 0 und etwa 27%. Technik der Probe siehe klin. Wochenschr. 1923, Nr. 5. Wir haben uns sofort daran gemacht diese Methode auszuprobieren und bisher etwa 30 Fälle mit der Thiosulfatprobe untersucht. Die Resultate werden demnächst in einer Dissertation aus unserer Klinik niedergelegt werden. Unsere Zahl ist zurzeit noch zu gering, um eine endgültige Kritik über den Wert der Probe aussprechen zu können, doch scheint sie uns zur Differenzierung der Nephritiden, zur Feststellung der Niereninsuffizienz usw. nicht nur für die innere Medizin, sondern auch für die Zwecke der Chirurgie vorbehaltlich weiterer Erfahrungen eine wertvolle Bereicherung unserer Untersuchungsmethoden zu sein.

Literatur.

Literatur bis 1907 findet sich bei Kapsammer, Nierendiagnostik und Nierenchirurgie (1827 Nummern).

Wichtig erscheinende Arbeiten, erste Veröffentlichungen, „klassische" Arbeiten, wurden vereinzelt auch in diesem Verzeichnis geführt.

Um Platz zu sparen, wurden meist nicht die vollen Titel der Arbeiten zitiert, sondern Abkürzungen oder Schlagworte, oft nur der Nachweis. Trotzdem wird die notwendige rasche Orientierung hoffentlich möglich sein.

Achard u. Castaigne (Methylenblau). Bull. et mém. de la soc. méd. des hôp. de Paris. 30. VII. 1898.

— u. Delamare (Phloridzin). Cpt. rend. des séances de la soc. de biol.

Adrian (Moderne funktionelle Nierendiagnostik). Straßb. med. Ztg. Bd. 1. 1904.

Albarran: Exploration des fonctions rénales. Paris 1905 und zahlreiche Arbeiten.

Agosta (Kritische Übersicht). Zentralorgan. Bd. 9. S. 425.

Albrecht (Phthaleinpr.). Monatsschr. f. Geburtsh. u. Gynäkol. 37. S. 270.

— (Phthaleinpr.). Dtsch. med. Wochenschr. 1903. S. 247.

Alder (Chloridbest.). Zeitschr. f. klin. Med. Bd. 86. H. 1 u. 2.

Alessandri (Funktion d. Nierenrestes). Fol. urol. Bd. 9. 1914—18.

Alexander (Methylenblau). Dtsch. med. Wochenschr. 1893.

d'Amato: Dtsch. med. Wochenschr. 1911. S. 1234.

— Zentralbl. f. klin. Med. Bd. 42. S. 5—6.

Ambard: Journ. de physiol. et de pathol. gén. 1910.

— Cpt. rend. des séances de la soc. de biol. 1910.

— u. Moreno: La semaine méd. Bd. 35. 1911.

Anten (Jodkaliausscheidung). Arch. f. exp. Pathol. u. Pharmakol. Bd. 48. 1902.

Arnold (Verh. d. Indigk. in d. leb. Geweben). Zentralbl. f. d. med. Wiss. 1875.

Aronson u. Sommerfeld (Harngiftigkeit). Dtsch. med. Wochenschr. 13. Nr. 37. 1912.

— Dtsch. med. Wochenschr. 1913. Nr. 10.

Asakura (Chromocystoskopie). Dtsch. med. Wochenschr. 1904. Nr. 8.

Autenrieth u. Funk (Colorimetrische Bestimmungen). Münch. med. Wochenschr. 1912. Nr. 49 u. 50. 1913. Nr. 45 u. 48.

— u. Königsberger (Ein neues Colorimeter). Münch. med. Wochenschr. 1910. No. 19.

Asher (Innervation der Niere). Dtsch. med. Wochenschr. Nr. 34. 1915.

— u. Jost (Sympathische Niereninnervation). Zentralbl. f. Physiol. Bd. 28.

— u. Pearce (Sekretorische Innervation). Zentralbl. f. Physiol. Bd. 27.

Assfalg (Methylenblau). Zeitschr. f. klin. Med. 1901. Nr. 44.

Aschoff (Kritisches zur Lehre d. Nephritis). Med. Klinik. 1913. Nr. 1.

Bachrath u. Löwi (Schlayer'sche Meth.). Wien. klin. Wochenschr. 1914. Nr. 13.

— u. Tittinger (Blutgerinnungszeit). Wien. klin. Wochenschr. 1910. Nr. 11.

Backman: Dtsch. med. Wochenschr. 1918. Nr. 10.

Baehr (Sekretion u. Speicherung von Farbstoffen). Zentralbl. f. allg. Pathol. u. pathol. Anat. 1913.

BAETZNER (Indigokarmin). Dtsch. Zeitschr. f. Chirurg. 1909. 103.
— Arch. f. exp. Pathol. u. Pharmakol. Bd. 72.
— Med. Klinik. 1917. Nr. 41.
— (Funktionelle Nierendiagnostik). Mitt. a. d. Grenzgeb. d. Med. u. Chirurg. Bd. 28. S. 2. 1914.
— (Sammelreferat). Berl. klin. Wochenschr. 1912. Nr. 32.
BANDLER u. FICHEL (Funktionsprüfung d. Nieren). Zeitschr. f. Urol. Bd. 2. 1908.
BANG (Methoden zur Mikrobestimmung). Bergmann 1916.
— (Reststickstoff). Biochem. Zeitschr. Bd. 49 u. 52. 1913.
BANKROFT u. BRODIE (siehe bei VOLHARD).
BARRINGER: Functio renalis. Ref. Fol. urol. Bd. 4. 1914—18.
BARRINGTON (Phenolsulfophth.). Zeitschr. f. Urol. 1914. S. 264.
BARTH (Funktionelle Nierendiagnostik). Arch. f. klin. Chirurg. 1913. 71.
BAUER: Zeitschr. f. Urol. Bd. 9. 1915.
— u. NYIRI (Bedeutg. d. Nierenfunktions-Untersuchung). Zeitschr. f. Urol. Bd. 9. 1915.
— Zeitschr. f. Urol. 1914. H. 5.
— u. HABETIN: Dtsch. med. Wochenschr. 1914. S. 367.
— — Zeitschr. f. Urol. Bd. 8. 1914.
BAUEREISEN (Nierenfunktion bei Tuberkulose). Zeitschr. f. urol. Gynäkol. 1911. Nr. 2.
BECHER (Reststickstoff). Dtsch. Arch. f. klin. Med. 128. H. 1. 129. H. 1—2.
— (Indikan, Stickstoff usw.). Dtsch. Arch. f. klin. Med. 128. H. 5 u. 6.
— (Indikan, Stickstoff usw.). Dtsch. med. Wochenschr. 1919. Nr. 10.
— (Konzentrationsversuche). Münch. med. Wochenschr. 1918. Nr. 30.
BEER (Kryoskopie). Amer. journ. of the med. sciences. 1906.
— (Phloridzin). Ref. Dtsch. med. Wochenschr. 1908. S. 1242.
— (Phthalein und Indigokarmin). Ann. of surg. 1916. Nr. 4.
BENDA (Zellstruktur). Verhandl. d. dtsch. pathol. Ges. 1914.
BENCZUR: Wien. klin. Wochenschr. 1910. Nr. 24.
BERENROTH u. FRANK: Zeitschr. f. exp. Pathol. u. Therap. Bd. 13. H. 1.
— — Dtsch. med. Wochenschr. 1913. Nr. 27.
— — (Funktionelle Nierendiagnostik). Dtsch. med. Wochenschr. 1913. Nr. 27.
BIBERFELD (Prüfungsmethoden). Med. naturw. Arch. Bd. 2. H. 2. 1909.
BICKEL (u. a. Leitfähigkeit). Zentralbl. f. klin. Med. 1902. Nr. 47.
— Dtsch. med. Wochenschr. 1901 u. 1902.
— Münch. med. Wochenschr. 1903. Nr. 44.
BIE (Verschiedene Methoden). Zentralbl. f. Chirurg. 1920. Nr. 6.
BIEDL (Phloridzin). Verh. d. dtsch. Kongr. f. inn. Med. 1900.
BIER, BRAUN, KÜMMELL: Operationslehre.
BLOCK (Phenolsulfophth.). Journ. of the Americ. med. assoc. 1914. 62.
BLODGETT (Harnstoff). Zentralbl. f. Chirurg. 1921. Nr. 27.
BLUM: Nieren-Physiologie. Franz Deuticke, 1913.
— (Topogr. Diagnose auf Grund d. Funktionsprüfung). Wien. klin. Wochenschr. 1910. Nr. 19. 1912. Nr. 12.
— Wien. klin. Wochenschr. 1908, 1910, 1912.
— u. PRIGL: Wien. klin. Wochenschr. 1908. Nr. 22 u. 42.
BLUMREICH (Chromocystoskopie). Berl. klin. Wochenschr. 1914. S. 911.
— Münch. med. Wochenschr. 1904. Nr. 22.
— Zeitschr. f. Kinderkrankh. 1905. S. 408.
BOCK (Nierenfunktion). Arch. f. exp. Pathol. u. Pharmakol. 1908. Bd. 58.
BÖNNINGER: Berl. Urol.-Ges. 1921.

BORCHARDT: Dtsch. med. Wochenschr. 1912. Nr. 37.
BORODENKO: Zeitschr. f. allg. Physiol. 1909. Nr. 7.
BOYD (Phenolsulfophth.). Journ. of the Americ. med. Assoc. 1912. Nr. 9.
BRAASCH (Phenolsulfophth.). Journ. of urol. 1921. 5. (Zentralorgan. 14. 146.)
— (Fortschritte). Ref. Zentralorgan. 9. S. 280.
— u. THOMAS (Praktischer Wert usw.). Ref. Fol. urol. Bd. 9.
BRAUER (Wert pharmakologischer Prüfungen). Dtsch. med. Wochenschr. 1914. S. 1853.
BRENNER (Über funktionelle Nierenprüfung). Zeitschr. f. Krankh. d. Harn- u. Sex.-Org. 1905. S. 408.
BROMBERG (Hämorenaler Index). Bruns Beitr. z. klin. Chirurg. Bd. 85.
— Dtsch. med. Wochenschr. 1913. Nr. 28. 1914. Nr. 3.
BRUGNATELLI u. a.: Fol. urol. Bd. 4. S. 138. 1910.
BRUNN (Pituitrin zur Funktionsprüfung). Med. Klinik 1921. Nr. 29.
BUNGE: Dtsche. med. Wochenschr. 1909. Nr. 21.
— Dtsch. med. Wochenschr. 1919. Nr. 21.
— (Phloridzin). Dtsch. med. Wochenschr. 1909. S. 954.
— -LESCHKE (Ferrocyan). Münch. med. Wochenschr. 1914. Nr. 27.
— — Verhandl. d. dtsch. Kongr. f. inn. Med. 1914.
BUROW: Fol. urol. VIII. 1914. S. 490.
BUSSON: Zentralbl. f. Bakteriol. usw. Bd. 65. S. 507.
CABOT u. YOUNG (Phenolsulfophth.). Boston. med. a. surg. Journ. Bd. 165. 1911.
CAILK u. DAVIS: 1913 (bei WALTHARD).
CARO: Mitt. a. d. Grenzgeb. d. Med. u. Chirurg. 1911. Nr. 42.
CASKEY (Harnstoff usw.). Zeitschr. f. Urol. 1915.
CASPER (Tod u. funktionelle Diagnostik). Dtsch. med. Wochenschr. 1903.
— (Nierentherapie). Ergebn. d. Chir. u. Orthop. Bd. 12.
— (Funktionsprüfungen). III. Kongreß d. intern. Ges. f. Urol. 1914.
— (Bedeutung d. funktionellen Nierendiagnostik). Dtsch. med. Wochenschr. 1910. Nr. 46.
— Urologie. Urban u. Schwarzenberg. 1921.
— (Übersicht). Berl. Urol. Ges. 8. III. 1921.
— u. RICHTER: Berl. klin. Wochenschr. 1900. Nr. 29.
— — Mitt. a. d. Grenzgeb. d. Med. u. Chirurg. Bd. 11. S. 191.
CASPARI (Tuberkulose). Ref. Zentralorgan. 12. S. 325.
CATHELIN (Ambardsche Konstante). Soc. des chirurg. de Paris. 1914.
CESA BIANCHI (Experimentelle Untersuchungen über die Nierenzelle). Frankfurt. Zeitschr. f. Pathol. III.
CLAIRMONT (Beitr. z. Nierenchirurgie). Arch. f. klin. Chirurg. 79.
— u. HABERER (Beitr. zur funktionellen Nierendiagnostik). Mitt. a. d. Grenzgeb. d. Med. u. Chirurg. 19. 316.
— Mitt. a. d. Grenzgeb. d. Med. u. Chirurg. Bd. 19. H. 2.
CHOLZOFF: Fol. urol. Bd. 2. 1908.
CHARNASI (Reststickstoff, spektroskopische Bestimmung). Wien. med. Wochenschr. 1918. Nr. 24.
CHEVASSU (Ambardsche Konstante). Paris méd. Mai 1914.
— u. MORENO (Vergleich d. Nierenfunktion vor u. nach Nephrektomie wegen Tuberkulose). Zeitschr. f. Urol. 1913.
CLAUDE u. BALTHAZARD: 1899.
COLMANN u. KRON (Funktionsprüfung bei Salvarsanbehandlung). Dermatol. Wochenschr. 1920. Nr. 50.
COHN (Kryskopie). Dtsch. med. Wochenschr. 1900.

CONTZEN: Dtsch. Arch. f. klin. Med. 108. S. 3 u. 4.
CORISA (Phenolsulfophth.). Ref. Zentralbl. f. Chirurg. 1920. Nr. 50.
DASGET (Nierenfunktionsprüfungen). Journ. d'urol. Bd. Nr. 3.
DENSLOW (Kidney function test.). Journ. Missouri State assoc. 1913. 9.
DETWEILER u. GRIFFITH: New York med. Journ. 1915.
DEUTSCH: Wien. klin. Wochenschr. 1912. Nr. 32.
— Wien. med. Wochenschr. 1918. Nr. 25.
— u. SCHMUCKLER (Sulfophenolphth.) Dtsch. Arch. f. klin. Med. 114. H. 1 u. 2.
DIETSCH: Inaug.-Diss. Greifswald 1915.
— (Phenolphthaleinprüfung). Zeitschr. f. exp. Patholog. u. Therap. 14. H. 3.
DOBSON (Funktionsprüfung bei Prost.-Hyp.). Brit. med. journ. 1921. S. 3139.
DORNER: Dtsch. Arch. f. klin. Med. Bd. 113. 1914.
DORSEMAGEN (Diagnostischer Wert d. Harnkryoskopie). Diss. Berlin. 1909.
DOWDEN (Vergleiche von Punktionsprüfungen). Referiert Zentralorgan. Bd. 8. S. 419.
DRESER (Pharm. Diurese). Arch. f. exp. Pathol. u. Pharmakol. 29. 1892.
— (Nephritis). Dtsch. med. Wochenschr. 1915. Nr. 15.
ECHELT (Nierenfunktion und Gravidität). Zeitschr. f. Geburtsh. u. Gynäkol. 1913. Nr. 74.
EHRICH: Dtsch. med. Wochenschr. 1911. S. 526.
EHRLICH (Uranin). Dtsch. med. Wochenschr. 1882. Nr. 2—4.
EICHMANN: Zentralbl. f. Gynäkol. 1913. Nr. 6.
v. EISELSBERG (Phloridzin). Zeitschr. f. Urol. 1908.
EISENBERG (Phenolsulfophth.). Journ. of exp. med. 1911—14.
EISNER: Dtsch. Arch. f. klin. Med. 112. H. 5—6.
ENGELMANN: Mitt. a. d. Grenzgeb. d. Med. u. Chirurg. Bd. 12. H. 2 u. 3. 1903.
— (Leitfähigkeit). Münch. med. Wochenschr. 1903. Nr. 41.
EPPINGER (Moderne funkt. Nierendiagnostik). Wien. med. Wochenschr. 1912. Nr. 3.
— u. BARRENSCHEEN (Moderne funkt. Nierendiagnostik). Wien. med. Wochenschr. 1912. Nr. 21.
ERLANDSEN (Exp. über Phl.-Diabetes). Biochem. Zeitschr. 1910. Bd. 24.
ERNE: Münch. med. Wochenschr. Nr. 13.
ERNST (Bedeutung d. Zelleibstruktur f. die Pathol.). Verhandl. d. dtsch. pathol. Ges. 1914.
ERPENT (Phenolsulfophth.). Med. Korrespbl. f. Württ. 1914.
ESAU (Phloridzin). Mitt. a. d. Grenzgeb. d. Med. u. Chirurg. Bd. 19. H. 2. Nr. 28.
ESCH (Harngiftigkeit). Arch. f. Gynäkol. Bd. 98. H. 2.
FAHR (Morbus Brightii). Dtsch. med. Wochenschr. Nr. 36. S. 1727. 1914.
— (Morbus Brightii). Ärztl. Verein 24. April 1914.
— (Pathol. d. Morb. Brightii). Ergebn. d. allg. Pathol. u. path. Anatomie. 1919.
FEDOROFF (Phloridzin). Fol. urol. Bd. II.
FEHR (Urologie). Med. Klinik. 1911. Nr. 17.
FEIGL (Stickstoff). Biochem. Zeitschr. 1916. Nr. 77.
— (Reststickstoff.) Biochem. Zeitschr. 101. Nr. 1—3.
— u. KNACK: Zentralbl. f. inn. Med. 1917. Nr. 9.
FEILCHENFELD (Harnstoff als Diuretikum). Therap. d. Gegenw. 1918. Nr. 8.
FETZER (Nierenfunktion und Gravidität). Gesellsch. f. Gynäkol. 1913. Halle.
— Dtsch. med. Wochenschr. 1915. Nr. 3.
— Nordostdeutsche Gesellschaft f. Gynäkol. 1914.
FEUNER (Kryoskopie). Bruns Beitr. z. klin. Chirurg. Nr. 56.
FISCHER (Methylenblau). Dtsch. med. Wochenschr. 1904.
FLESCH-THEBESIUS (Harngiftigkeit). Chirurg.-Kongr. 1921.

FRAENKEL, EUGEN (Disk. zu LESCHKE). Verhandl. d. dtsch. Kongr. f. inn. Med. 1914.
FRANK u. BERENROTH: Verhandl. d. dtsch. Kongr. f. inn. Med. 1913.
FRANKE u. MEHREN: Dtsch. Arch. f. klin. Med. 122, 123.
FRENKEL u. UHLMANN (Sulfophth.). Zeitschr. f. klin. Med. 79. H. 5 u. 6.
FREY (Osmotische Nierenarbeit). Med. Klinik. 1907. Nr. 40.
— (Phloridzin). Pflügers Arch. f. d. ges. Physiol. 112, 115, 120, 139.
FRIEDEMANN (Urologie). Dtsch. med. Wochenschr. 1910. Nr. 3.
FROMME u. RUBNER: Münch. med. Wochenschr. 1913. Nr. 11.
— — Berl. klin. Wochenschr. 1912. Nr. 40.
LE FUR: Zentralorgan 13. 135.
GALAMBOS: Orovsi hetilap. 1912.
— Berl. klin. Wochenschr. 1911. Nr. 40.
— u. SCHILL: Zeitschr. f. exp. Pathol. u. Therap. 16. H. 3.
GARASH (Ausscheidungsort des Indigokarmins). VII. Kongr. russ. Chirurg. 1907.
GEBELE (Nierenchirurgie). Arch. f. klin. Chirurg. 81.
GERAGHTY u. ROWNTREE: The Phthalein Test. Chicago 1912.
— — Journ. of the Amer. med. assoc. 1911.
GOEBELL (Funktionelle Nierendiagnostik). Münch. med. Wochenschr. 1903. 1904.
GOLDBERG: Zeitschr. f. gynäkol. Urol. 1914. Bd. 4.
— (Phenolphth.). Münch. med. Wochenschr. 1912. Nr. 52.
— u. HERZ (Milchzucker usw.). Dtsch. Arch. f. klin. Med. 1914. Nr. 116.
GOLTSTEIN (Funktionelle Nierendiagnostik). Ergebn. d. Chirurg. u. Orthop. 1911. Lit. 191.
GRASER (Nerveneinfluß auf Nierensekretion). Chirurg.-Kongr. 1913.
GRIESMANN: Dtsch. Arch. f. klin. Med. Bd. 114. H. 1 u. 2.
GROSS (Zusammenhang zwischen hist. Veränd. u. Funktionszustand). Zieglers Beiträge. 51.
— (Farbstoffart u. vitale Färbung). Verhandl. d. dtsch. pathol. Ges. 1914.
GROTE (Funktionelle Nierendiagnose und Diab. insip.). Dtsch. Arch f. klin. Med. Bd. 122. 1917.
GRUND (Reflektorische Hemmung d. Nierenfunktion während d. Cystoskopie). Münch. med. Wochenschr. 1906. Nr. 37.
GRÜNWALD (Zur Phys. und Pharm. d. Niere). Arch. f. exp. Pathol. u. Pharm. Bd. 60. 1909.
GRÜNFELD (Funktionelle Nierendiagnostik). Zeitschr. f. d. ges. Therap. 1904. 22.
GRÜTZNER (Phys. der Harnsekretion). Pflügers Arch. f. d. ges. Physiol. 1875. 11.
GUGGENHEIMER: Berl. Urol.-Ges. 1921.
— (Ambard). Dtsch. Arch. f. klin. Med. 137. H. 3 u. 4.
GUTMANN u. WOLF: Dtsch. Arch. f. klin. Med.
HAAS (Indikan). Münch. med. Wochenschr. 1915. Nr. 31.
— Münch. med. Wochenschr. 1917. Nr. 42.
— Dtsch. Arch. f. klin. Med. Bd. 119. H. 1 u. 2. 1916.
— (Reststickstoff). Dtsch. Arch. f. klin. Med. Bd. 120. 1916.
— (Reststickstoff). Dtsch. Arch. f. klin. Med. Bd. 121. H. 4 u. 6. 1917.
HAENIUS (Übersicht). Dtsch. med. Wochenschr. 1913. Nr. 3.
HAMBURGER (Uranin). Sitzungsber. d. physiol. Ges. Berlin. 13. Mai 1909.
HARPSTER (Indigokarmin). Zentralorgan 10. 45.
HEFFTER (Ausscheidung körperfremder Substanzen). Ergebn. d. Physiol. Bd. 1 u. 2. 1902.
— Ergebn. d. Physiol. Bd. 4. 1905.
— u. SIEBECK: Dtsch. Arch. f. klin. Med. 1914. 114. H. 5. u. 6.

HEIDENHEIN (Vorgang d. Harnabsonderung). Pflügers Arch. f. d. ges. Physiol. 1874. 9.
HÉRESCO (Experimentelle Polyurie). Fol. urol. Bd. 1. 1907.
HERMANNS (Beiträge zur Nierenchirurgie). Inaug.-Diss. Freiburg 1911.
HESS (Sulfophthalein). Münch. med. Wochenschr. 1914. Nr. 34.
HESSEL (Phenolsulfophthalein). Dtsch. Arch. f. klin. Med. Bd. 114. 1914.
HEUBNER (Disk. z. LESCHKE). Kongr. I. Med. 1914. Fol. urol. 8. S. 722 u. a.
— Dtsch. med. Wochenschr. 1912. Nr. 38.
— (Funktionsprüfung an nierenkranken Kindern). Dtsch. med. Wochenschr. 1912. Nr. 34.
HEYNEMANN (Kreatinin). Zeitschr. f. Geburtsh. u. Gynäkol. Bd. 71. 1912.
HIRSCH (Untersuchungen an Nierenzellen). Kongreß f. inn. Med. Warschau 1916.
HIRSCHFELD: Berl. Urol. Ges. 1921.
— Dtsch. med. Wochenschr. 1918. Nr. 7.
HOCHHAUS (Moderne Funktionsprüfungen). Ärztl. Verein Köln 1914.
HOFMANN (Indigokarmin). Zeitschr. f. Urol. Bd. 14. H. 6. 1920.
HOFMEIER (Indigokarmin). Münch. med. Wochenschr. 1904.
HOHLWEG (Reststickstoff). Mitt. a. d. Grenzgeb. d. Med. u. Chirurg. 28. H. 3.
— (Reststickstoff). Verhandl. d. dtsch. Kongr. f. inn. Med. 1911. Disk.
HOLLÄNDER: Berl. klin. Wochenschr. 1897. Nr. 34.
VAN HOOPENHUIZZE (Funktionelle Nierendiagnostik). Zentralbl. f. Chirurg. 1914. Nr. 9.
HORASCH-KARAFFA: Fol. urol. Bd. 2. 1908.
HUMPHREY (Funktionelle Diagnostik). Brit. med. Journ. März 1914.
ILLYES (Erfahrungen über Nierenchirurgie). Fol. urol. 1914. 8.
INGEBRIGSTEN: Zeitschr. f. Chirurg. 1919. Nr. 47.
INGELPINGEN: Inaugural-Dissertation München 1905.
ISRAEL (Kryoskopie). Berl. klin. Wochenschr. 1902.
— (Kryoskopie). Mitt. a. d. Grenzgeb. d. Med. u. Chirurg. Bd. 11. S. 171 u. 215. 1903.
— Berl. urol. Gesellsch. 1921.
JACOBI (Mechanik der Nierenfunktion). Münch. med. Wochenschr. 1911. Nr. 36.
JAFFÉ: Zeitschr. f. Urol. 1918. Bd. 12.
JANKOWSYI (Nierenfunktion bei Nephrektomie). Zeitschr. f. klin. Med. Bd. 69. H. 1 u. 2.
— (Funktionelle Nierendiagnostik). Med. Klinik. 1914. 6—7.
JASCHKE (Nierenfunktion bei Gravidität). Naturforscher-Vers. Wien 1913.
— Zeitschr. f. gynäkol. Urol. 4. H. 5.
JOLLES: Zeitschr. f. physiol. Chirurg. Bd. 94. 1915.
— (Indikan). Zeitschr. f. physiol. Chem. Bd. 94 u. 95.
JONAS: Dtsch. med. Wochenschr. 1914. S. 1405.
JONES: Zentralorgan. VIII. S. 165. (Phenolsulfophthalein.)
JOSEPH: Berl. Urol. Ges. 1921.
— (Tuberkulose). Verhandl. Berl. Urol. Ges. 1912.
— Dtsch. med. Wochenschr. 1912. S. 241.
— u. VOELCKER (Funktionelle Nierendiagnostik ohne Katheter). Münch. med. Wochenschr. 1913. Nr. 48.
— — (Chromocystoskopie). Münsch. med. Wochenschr. 1921. Nr. 3.
JOSEPH u. KLEIBER (Katheterismus bei tuberkulöser Niere). Münch. med. Wochenschrift. 1921. Nr. 3.
JUNGMANN (Abhängigkeit der Nierenfunktion vom Nervensystem). Verhandl. d. dtsch. Kongr. f. inn. Med. 1915.
— Münch. med. Wochenschr. 1913. Nr. 32.

KAPSAMMER: Nierendiagnostik und Nierenchirurgie 1907, ausführliche Literatur bis 1907. 1827 Nummern.
KARO (Funktionelle Nierendiagnostik). Münch. med. Wochenschr. 1904.
KATZ u. LICHTENSTERN (Phloridzindiabetes). Wien. klin. Wochenschr. 1911. Nr. 23.
— — Dtsch. med. Wochenschr. 1911. S. 1183.
— — Dtsch. med. Wochenschr. 1909. S. 2079.
KERMAUNER (Funktionelle Nierendiagnostik). Monatsschr. f. Geburtsh. u. Gynäkol. Bd. 23. 1906.
KEYES: Referat. Ztschr. f. Urol. 1910. S. 528.
— u. STEVENS (Phenolsulfophthalein). New York med. Journ. Bd. 16. 1912.
KNACK (Stickstoff). Med. Klinik. 1916. Nr. 19—21.
— Dtsch. med. Wochenschr. 1917. Nr. 31.
— Zeitschr. f. Urol. Bd. 13. 1919.
— Zeitschr. f. Urol. Bd. 11. 1917.
KNORR: Zeitschr. f. gynäkol. urol. Bd. 1. 1909.
KOLISCHER u. SCHMIDT (Leitfähigkeit). Monatsbeitr. f. Urol. 1906.
KÖPPE (Kryoskopie), Berl. klin. Wochenschr. 1901.
v. KORANYI: Zeitschr. f. klin. Med. Bd. 33 u. 34. 1897.
— Orvosi hetilap. 1898. Nr. 126.
— Berl. klin. Wochenschr. 1899.
— Mitt. a. d. Grenzgeb. d. Med. u. Chirurg. 1899. Nr. 5.
— Arch. f. klin. Med. Bd. 65. 1899.
— Berl. klin. Wochenschr. 1901.
— Moderne ärztl. Bibliothek 1904. Heft 1.
— -RICHTER: Physikalische Chemie u. Med. Leipzig 1908.
KOSE: Dtsch. med. Wochenschr. 1902. Nr. 11.
KÖVESI (Funktionelle Nierendiagnostik). Wien. klin. Wochenschr. 1904. S. 879.
— ROTH-SCHULZ: Pathologie u. Therapie d. Niereninsuffizienz. Thieme 1904.
KRISTELLER (Kreatinnachweis im Blut). Verhandl. d. dtsch. Kongr. f. inn. Med. 1914. Fol. urol. 8. S. 722.
KRÖMER (Nierenfunktion bei Eklampsie). Fol. urol. Nr. 8. S. 315.
KROTOSCINER u. HARTMANN: Journ. of the Americ. med. assoc. 1920. Nr. 15.
KÜMMELL: Chirurg.-Kongr. 30. 32. 34.
— Münch. med. Wochenschr. 1900.
— Congress international Paris 1900.
— Arch. f. klin. Chirurg. Bd. 67. 1902.
— Langenbecks Arch. 1903.
— Berl. klin. Wochenschr. 1906.
— (Einteilung der Nephritis). Chirurg.-Kongr. 1912.
— Vortrag Düsseldorf. 1912.
— III. Internationaler Kongreß. Berlin 1914.
— Festschrift Eppendorfer Krankenhaus 1914.
— (Nierenfunktion bei zweizeitiger Prostatektomie). Arch. f. Dermatol. u. Syphilis. Orig. Bd. 131. S. 112.
— Berl. Urol. Ges. 1921.
— Zeitschr. f. urol. Chirurg. 1917. Festschrift.
— Berl. klin. Wochenschr. 1920. Nr. 21.
— Nordwestdeutscher Chirurg.-Kongr. 1920.
— Zeitschr. f. Chirurg. 1920. Nr. 41.
— u. GRAFF: Handbuch d. prakt. Chirurgie von Bruns-Garrè-Küttner.
— u. RUMPEL: Bruns Beitr. z. klin. Chirurg. 1903. Nr. 37.

Kusnetzi (Experimentelle Polyurie). VII. Kongr. d. Russischen Gesellschaft f. Chirurg. Fol. urol. 1908. 2. S. 199.
Kutner (Methylenblau). Dtsch. med. Wochenschr. 1892. Nr. 48.
— (Fortschritte der Nierendiagnose). Zeitschr. f. ärztl. Fortbildung. 1912. Nr. 8.
Lampert: Zeitschr. f. klin. Med. Bd. 80. 1914.
Landau (Osmotischer Druck). Dtsch. Arch. f. klin. Med. 1903. 78.
Lasio (Moderne Untersuchungsmethoden), Fol. urol. 2. S. 463.
Leather (Nierenfunktion), Lancet 1920. 199. Nr. 19.
mc Lean (Harnstoffkoeffizient), Zentralorgan 10. 300.
Legeu (Neue Gesichtspunkte), Zentralorgan 8. S. 160.
— (Ambards Konstante). Berl. klin. Wochenschr. Bd. 38. 1913. Zeitschr. f. Urol. 1913.
Lehmann (Kryoskopie). Nordwestdeutscher Chirurgen-Tag. 1920.
— u. Elfeldt (Wasser- u. Konz.-Versuch). Mitt. a. d. Grenzgeb. d. Med. u. Chirurg. Bd. 34. 1921.
Lembcke: Zeitschr. f. urol. Chirurg. Bd. 4. H. 1. 1917.
— u. Saphra. Zeitschr. f. urol. Chirurg. 1917.
Lenk (Phloridzin). Med. klin. Wochenschr. 1908. Nr. 21.
Lepin (Phlordzin). Dtsch. med. Wochenschr. 1913. S. 2002.
Leschke (Histochemische Untersuchungen). Verhandl. d. dtsch. Kongr. f. inn. Med. 1914.
— Ärztl. Verein Hamburg. 1914.
— Münch. med. Wochenschr. Nr. 27.
Lichtenstern (Phloridzin). Wien. klin. Wochenschr. 1906.
— u. Katz: Wien. med. Wochenschr. 1906.
— Urol.-Kongr. Wien 1911.
Lichtwitz: Praxis der Nierenkrankheiten. 1921.
— (Konzentrationsarbeit der Nieren). Verhandl. d. dtsch. Kongr. f. inn. Med. 1910.
— Dtsch. med. Wochenschr. 1910. S. 2172.
— Berl. klin. Wochenschr. 1910. S. 915. 2172.
— Berl. klin. Wochenschr. 1917. Nr. 52.
Liek (Funktionelle Nierendiagnostik). Arch. f. klin. Med. 85. S. 2.
Lindemann (Harnabsonderung). Arch. f. exp. Pathol. u. Pharmakol. 59.
Liokumowitsch: Bruns Beitr. z. klin. Chirurg. 89. S. 2—3
Lipmann-Wulff (Nierenfunktion). Dtsch. med. Wochenschr. 1900.
Lippmann: Dtsch. med. Wochenschr. 1914. S. 1727.
Lobenhoffer (Funktionsprüfung an transplant. Nieren). Mitt. a. d. Grenzgeb. d. Med. u. Chirurg. Bd. 26. H. 2.
Lohnstein (Leistungsfähigkeit der Phenolsulfophthaleinprobe zur Bestimmung der Nierenfunktion). Allg. med. Zentralztg. 1913. S. 5052.
— Urologie im Weltkrieg. Zeitschr. f. Urol. 1915. 55.
— (Phenolsulfophthaleinprobe bei Kriegsnephritis). Zeitschr. f. Urol. 1917.
Löwenhardt (Leitfähigkeit). Chirurg.-Kongreß 1902.
— Zeitschr. f. Chir. 1902. 1909.
— (Weitere Ergebnisse). 2. dtsch. Urol.-Kongr. 1909.
— Dtsch. med. Wochenschr. 1904. Nr. 21.
Löwi (Phloridzin). Arch. f. exp. Pathol. u. Pharmakol. 1902. Nr. 47.
Machwitz: Dtsch. med. Wochenschr. 1915. Nr. 38.
— u. Rosenberg: Dtsch. med. Wochenschr. 1916. Nr. 40 u. 46.
— Rosenberg u. Tschertkoff: Münch. med. Wochenschr. 1914. Nr. 23.
Magnus (Diurese usw.). Arch. f. exp. Pathol. u. Pharmakol. 42. 44. 45.
Marinacci: Referat. Zeitschr. f. Urol. 1915 u. 1911. Nr. 4.

MARINO (Diastase). Dtsch. Arch. f. klin. Med. 103. S. 3 u. 4.
MARION: Zeitschr. f. Urol. 1912.
MARTINET (Ureosekretorischer Koeffizient). Journ. d'urol. 1912. Nr. 6.
MAUTHNER: Zeitschr. f. Immunitätsforsch. u. exp. Therap. Bd. 10. H. 5.
MEZÖ: Dtsch. med. Wochenschr. 1914. S. 1282
MENDEL (Hämorenaler Index u. Leitfähigkeit). Bruns Beitr. z. klin. Chirurg. 1920. 119.
MICHAELIS u. RONA (Reststickstoff). Biochem. Zeitschr. 1908. 7.
MICHAUD: Korrespbl. f. Schweizer Ärzte. 1918. Nr. 46.
— u. SCHLECHT: Jahreskurse Bd. 4. 1913.
MINKOWSKI (zu LESCHKE). Verhandl. d. dtsch. Kongr. f. inn. Med. 1914.
MOHR (Ausscheidungsvermögen der kranken Nieren). Zeitschr. f. klin. Med. Bd. 51. 1909.
v. MONAKOW: Dtsch. Arch. f. klin. Med. Bd. 102. 115. 122. 123.
— Dtsch. med. Wochenschr. 1911. S. 898.
MOEWES (Milchzucker). Dtsch. med. Wochenschr. 1918. Nr. 23.
MOSENTHAL u. RICHARD: Arch. f. klin. Med. 1917. S. 2.
MORACZEWSKI u. LINDNER (Phloridzin). Dtsch. Arch. f. klin. Med. 121. H. 4.
MOURIQUAUD (Phenolsulfophthalein). Zeitschr. f. Urol. 1914.
v. MÜLLER (Methylenblau). Arch. f. klin. Med. 63. 1899.
— Verhandl. d. dtsch. pathol. Ges. Meran 1905.
MÜLLER (Diagnostische Verwendung der Chromocyst.). Arch. f. Gynäkol. 1912. 95.
MUNK: Berl. urol. Ges. 1921.
MYERS u. LOUGHT: Journ. of biol. chem. 1910.
NAGELSCHMIDT (Alimentäre Beeinflussung des osmotischen Drucks). Zeitschr. f. klin. Med. Bd. 42. S. 274. 1901.
NECKER (Wert der Funktionsprüfungen). Wiener chirurg. Ges. 21. Zentralbl. f. Chir. 1921. Nr. 32.
NEUBAUER: Münch. med. Wochenschr. 1914. Nr. 16. Kreatinin.
NEUDÖRFER (Kryoskopie). Mitt. a. d. Grenzgeb. d. Med. u. Chirurgie Bd. 16. H. 1 u. 2. 1906.
NIDER (Experimentelle Studien). Zentralorgan IX. 584.
NONNENBRUCH (Funktion d. Stauungsniere). Dtsch. Arch. f. klin. Med. 110. H. 1 und 2.
v. NOORDEN (Stoffwechsel der Nierenkranken). Zeitschr. f. klin. Med. Bd. 19. 1891.
— (Erfahrungen über funktionelle Nierendiagnostik). Med. Klinik. 1916. Nr. 1.
— Handbuch d. Pathologie d. Stoffwechsels.
NOWIKOW (Einfluß von Nierenincision auf die Funktion derselben). Arch. f. klin. Chirurg. 1911. Nr. 96.
OBERMAYER u. POPPER (Indikan). Zeitschr. f. klin. Med. Bd. 72. 1911.
OBRUM: Zentralbl. f. inn. Med. 1908. Nr. 29.
OEHLECKER (Harngiftigkeit). Dtsch. med. Wochenschr. 1912. Nr. 49.
OEHLER (Funktionelle Nierendiagnostik). Münch. med. Wochenschr. 1909. S. 2343.
OERTEL (Classification of nephritis). Ref. Zentralbl. f. innere. Med. 1913.
OPPENHEIMER (Experimentelle Untersuchung über die Nierenfunktion). Zeitschr. f. Urol. Bd. 3. 1909.
— u. ROTH (Indikan). Dtsch. med. Wochenschr. 1909. S. 958.
ORLOVIUS (Funktionsprüfung und Graviditätsunterbrechung). Zeitschr. f. Geburtshilfe u. Gynäkologie Bd. 77.
PASCHKIS (Nierenfunktionsprüsungen). II. Kongr. f. Urol. Berlin 1909.
PAULI (Physikalisch-chemische Methoden und Probleme). Wien, Perles, 1900.

PAULI: Wien. klin. Wochenschr. 1900.
— Über phys.-chem. Kryoskopie und ihre Technik. Wien 1900.
— Wien. med. Wochenschr. 1910. Nr. 24.
PAVONE (Nierenfunktionsprüfungen). Fol. urol. Bd. 2. 1908.
PEDERSEN (Phenolsulfophthalein). Ref. Zeitschr. f. Chir. 1921. Nr. 27.
PEPPER u. AUSTIN (Phenolsulfophthalein). Ref. Zeitschr. f. Urol. 1913.
PETERS (Der feinere Bau d. Niere). Münch. med. Wochenschr. 1914. Nr. 50.
PETHOFF: Dtsch. med. Wochenschr. 1908. Nr. 16.
PETTAREL: Zentralorgan IX. 584.
PHILIPP (Reststickstoff). Med. Klinik. 1913. Nr. 23.
PFLAUMER (Übersicht). Berl. Urol. Ges. März 1921.
PHORER (Osmotische Arbeit der Niere). Pflügers Arch. f. d. ges. Physiol. 1905. 100. 9.
PIELICKE (Nierenreizung durch Phenolsulfophthalein). Zeitschr. f. Krankh. d. Harn- u. Sexualorgane. 13.
PINKUSSEN: Mikromethodik. 1921. Thieme.
PIRONLINI (Einfache Funktionsprüfungen aus Menge u. spez. Gewicht). Ref. Zentralbl. f. Chirurg. 1921. Nr. 51.
PLESCHNER (Die funktionelle Nierendiagnostik). Prager med. Wochenschr. 1912. Nr. 5.
PÖLLACK (Bedeutung d. Chromocystoskopie). Fol. urol. Bd. 7. 1913.
POSNER (Harngiftigkeit). Berl. klin. Wochenschr. 1900.
PREMINGER (Nierenfunktionsprüfung bei Kriegsverwundeten). Zeitschr. f. physik. u. diät. Therap. H. 5. 1915.
RENNER: Berl. Urol. Ges. 1921.
— (Innervation der Niere). Dtsch. Arch. f. klin. Med. 115.
— Zeitschr. f. Urol. 1915.
— Bruns Beitr. z. klin. Chirurg. 91. H. 3.
REINILE (Indigokarmin intravenös). Zentralorgan. Bd. 8. S. 298.
REISS (Refraktometrie). Arch. f. exp. Pathol. u. Pharmakol. Bd. 51. 1904.
— (Refraktometrie). Ergebnisse d. Med. im Kinderl. 1913.
RICHTER: Dtsch. Klinik. 1901.
— Med. Klinik 1905. Charité Ann. 1903.
— Dtsch. med. Wochenschr. 1912. Nr. 32.
— (Begriff u. Grenzen d. funktionellen Nierendiagnostik). Zeitschr. f. Urol. Bd. 6. 1912.
— (Funktionsprüfungen). III. internat. Kongr. f. Urol. Berlin 1914.
— Funktionelle Nierendiagnostik bei Kraus u. Brugsch. 1916.
— (Übersicht). Berl. Ges. f. Urol. 1921. 7. 3.
RINGEL: Dtsch. Zeitschr. f. Chirurg. 1920. 158.
ROHDE u. ELLINGER (Nierennerven). Zentralbl. f. Physiol. 27.
ROVSING: Kongreß 1904. Arch. f. klin. Chirurg. 1915. 75. (Leistungsfähigkeit d. Methoden.)
— III. internat. Kongr. f. Urol. Berlin 1914.
ROSENBACH, O.: Funktionelle Diagnostik. 1890.
— (Ziele der funktionellen Diagnostik). Dtsch. med. Wochenschr. 1900. Nr. 18 u. 19.
ROSENBERG (Reststickstoff). Münch. med. Wochenschr. 1916. Nr. 4 u. 26.
— (Indikan usw.). Berl. klin. Wochenschr. 1916. Nr. 49.
— Arch. f. exp. Pathol. u. Pharmakol. Bd. 79.
— (Indikan). Dtsch. Arch. f. klin. Med. 1917. Bd. 123.
— (Urorosein). Dtsch. med. Wochenschr. 1919. Nr. 38.
— Berl. Urol. Ges. 1921.

Rosenthal u. Schlayer (Ermüdbarkeit der Nieren). Dtsch. med. Wochenschr. Nr. 34. S. 1650. 1913.
Roth (Leitfähigkeit). Virchows Archiv f. pathol. Anat. u. Physiolog. 1898. Nr. 154.
— (Phloridzin). Dtsch. med. Wochenschr. 1901. Nr. 42. Verhandl. Wien 1911.
— (Unzulänglichkeit der Chromocystoskopie). Zeitschr. f. Urol. 1911.
— Dtsch. med. Wochenschr. 1909. S. 959. 1913. S. 46. 1917. S. 241.
— Zeitschr. f. Urol. Kongreßband IV. 1913.
— Med. Klinik. 1913. Nr. 26.
— Wien. klin. Wochenschr. 1914. Nr. 13.
— Berl. klin. Wochenschr. 1913. Nr. 35. u. 1915.
— Zeitschr. f. Urol. Bd. 5. H. 6.
Rothschild: Med. Klinik. 1906. Nr. 9—10.
Rumpel: Bruns Beitr. z. klin. Chirurg. Bd. 29. S. 3. 1901.
— Berl. Urol. Ges. 1921.
— (Wert d. Kryoskopie). Arch. f. klin. Chirurg. 1905. 1906.
Sabroe (Reststickstoff). Zentralbl. f. Chirurg. 1919. Nr. 23.
Salomon (Phloridzin). Berl. klin. Wochenschr. 1909. 1910. Nr. 55.
— (Phloridzin). Mitt. a. d. Grenzgeb. d. Med. u. Chirurg. 21. H. 2. 1910.
Schaefer (Leitfähigkeit, Kryoskopie). Inaug.-Dissert., Gießen, 1900.
Schapira: Journ. of the Americ. med. assoc. 15. Jan. 1910.
Schede: Handb. d. prakt. Chirurg. 1903.
Schirokauer: Berl. Urol. Ges. 1921.
— Zeitschr. f. kl. Med. Bd. 66. H. 1—2.
Schlayer: Verhandl. d. Ges. dtsch. Naturf. u. Ärzte. 1909.
— Dtsch. med. Wochenschr. 1909. S. 2198.
— Dtsch. med. Wochenschr. 1910. S. 915.
— Dtsch. med. Wochenschr. 1912. Nr. 19.
— Berl. Urol. Ges. 1921.
— u. Hedinger: Dtsch. Arch. f. klin. Med. H. 1. u. 2. 1914.
— u. Beckmann: Münch. med. Wochenschr. 1918. S. 4.
— u. Takayasu: Dtsch. Arch. f. klin. Med. 101. H. 1—4 u. Bd. 98. 1910.
Schmidt u. Kretschmer: Americ. Journ. of urol. 1912.
Schottmüller: Dtsch. med. Wochenschr. 1914. S. 358.
Schwarz, O.: Urol. Kongreßber. Nr. IV. 1913.
(Nierenfunktion bei Behinderung des Abflusses.)
— (Schicksal d. Milchzuckers). Zeitschr. f. exp. Patholog. u. Therap. 1914. S. 264.
— Wien. med. Wochenschr. 1914. Nr. 13.
— (Reservekraft d. Niere). Dtsch. med. Wochenschr. 1914. Nr. 42.
— (Reservekraft d. Niere). Zeitschr. f. Urol. Bd. 13. 1919.
— (Hämorenaler Index). Zentralbl. f. Grenzgeb. d. Med. u. Chirurg. Bd. 19. 1915.
Schwarz, O. (Kritik). Zeitschr. f. urol. Chirurg. Bd. 7. 1921.
— (Bedeutung). Wien. chirurg. Ges. Mai 1921.
— (Bedeutung). Berl. Urol. Ges. 1921.
Schur u. Urban: Wien. klin. Wochenschr. 1918. Nr. 32.
Sehrt: Zentralbl. f. Chirurg. 1912. Nr. 33.
Selig (Phloridzin). Zeitschr. f. Urol. Bd. 2. H. 7.
Senator: Dtsch. med. Wochenschr. 1900.
Siebeck (Osmotische Arbeit d. Nieren). Pflügers Arch. f. d. ges. Physiol. 148.
— (Übersicht). Berl. Urol. Ges. 1921.
Singleton (Harnstoff). Zentralorgan 9. S. 284.
Smith (Sep. ren. funct.). Journ. of the Americ. med. assoc. 1915. 3.
Snapper: Dtsch. Arch. f. kl. Med. 111. H. 5—6.

SOMMERFELD (Indigokarmin). Münch. med. Wochenschr. 1911. Nr. 52.
SONDAN u. HARVEY: Dtsch. med. Wochenschr. 1913. Nr. 10.
STASTNY (Funktionelle Nierendiagnostik). Zentralbl. f. Chirurg. 1917. Nr. 34.
STEENSMA: Zeitschr. f. klin. Med. Bd. 66. H. 3 u. 4.
STEINER (Funktionelle Nierendiagnostik in d. Chirurgie). Fol. urol. Bd. 6. 1912.
STEPP (Restkohlenstoff). Dtsch. Arch. f. klin. Med. Bd. 120. 1908. Münch. med. Wochenschr. 1918. Nr. 21.
STEVENS (Vergleich versch. Proben). Journ. of the Americ. med. assoc. 1915. Nr. 20.
STIERLIN u. VERRIOTIS (Einfluß des Nervensystems auf die Funktion der Nieren). Dtsch. Zeitschr. f. Chirurg. 152.
STOECKEL: Beitr. z. Klin. d. Tuberkulose. 1903. S. 2.
— (Harnorgane in der Schwangerschaft). Handb. d. Geb. Döderlein. 1920.
STÖRCK (Zur Nierenpathologie). Wien. med. Wochenschr. 1912. Nr. 12.
— (Zur Nierenpathologie). Verhandl. d. dtsch. pathol. Ges. 1912.
STRAUSS, H. (Die chronische Nierenentzündung und ihre Einwirkung auf d. Blutfluß). 1902.
— Berl. klin Wochenschr. 1902. Nr. 8.
— (Uranin). Berl. klin. Wochenschr. 1913. Nr. 48.
— (Neuere Funktionsprüfungen). Jahresk. f. ärztl. Fortbild. 1914. 6.
— Die Nephritiden 1920. III. Aufl.
— Berl. Urol. Ges. 1921.
STRUBELL (Refraktometrie). Dtsch. Arch. f. klin. Med. Bd. 69. Verhandl. d. dtsch. Kongr. f. inn. Med. 1900.
STUDFINSKI (Ambardsche Konstante). Fol. urol. Bd. 9. 1915.
STUTZIN: Berl. Urol. Ges. 1921.
SUTER: Kongr. f. Urol. Wien 1907.
— Zeitschr. f. Urol. Bd. 2. H. 5. 1907.
SUZUKI (Morphologie der Nierensekretion). 1912 bei Fischer.
TANAKA: Zeitschr. f. Urol. Bd. 5. H. 2. 1911.
TEISIER (Phloridzin). Dtsch. med. Wochenschr. 1911. S. 225.
TENGWALL (Nierenfunktion). Zentralbl. f. Chirurg. 1919. Nr. 47.
THELEN (Wert d. Chromocystoskopie). Kongr. f. Urol. Wien 1907.
THOMAS (Chromocystoskopie). Zeitschr. f. Urol. Bd. 5. 1911.
TILLGREN: Zentralorgan 11. 555.
— Zentralbl. f. Chirurg. Nr. 47.
TREUPEL: Dtsch. med. Wochenschr. 1915. Nr. 6. 1916. Nr. 6.
TSCHERTKOFF (Reststickstoff usw.). Dtsch. med. Wochenschr. 1914. Nr. 36.
UFFENHEIMER (Harngiftigkeit). Dtsch. med. Wochenschr. 1912. Nr. 50.
UHLMANN (Semiot. Bed. des Reststickstoffs). Würzburg. Abh. a. d. Gesamtgeb. d. prakt. Med. Bd. 20. H. 1—3.
UNTERBERG (Der prakt. Wert der funktionellen Nierendiagnostik in der Chirurgie). Zeitschr. f. Urol. Bd. 3. H. 8.
VERHOOGEN (Harnkryoskopie). Zentralbl. f. Chirurg. 1911. Nr. 29.
VIOLLE (Hippursäure zur Nierenfunktionsprüfung). Zeitschr. f. biol. Chirurg. 7. S. 22.
VOGEL (Beiträge zur funktionellen Nierendiagnostik). Berl. klin. Wochenschr. 1905; Dtsch. med. Wochenschr. 1910. Nr. 10. 1912. S. 2282. Dtsch. Zeitschr. f. Chirurg. 1910. Nr. 4.
VOLHARD: in MOHR u. STAEHELINS Handb. d. inn. Med.
— u. FAHR: Morbus Brightii. 1913. Springer.
— Berl. Urol. Ges. 1921.

Völcker u. Joseph (Funktionelle Nierendiagnostik ohne Ureterkatheter). Münch. med. Wochenschr. 1903. 48.
— — Chromocystoskopie. Wiesbaden 1906.
Waldvogel (Kryoskopie). Dtsch. med. Wochenschr. 1901.
Walthard (Wert der Phenolsulfophthaleinprobe). Zeitschr. f. urol. Chirurg. Bd. III. 1917. Lit.
Nicht nachgewiesene Autoren: Lance, Standford, Whitney, Widal, Thayer u. Snowden, Frankland, James, Jones, Fromm u. Southwell, Gardner, Hove, Goodmann.
Ware (Bedeutungslosigkeit der Phenolsulfophthaleinprobe). Zentralbl. f. Gynäkol. Nr. 25.
Wechselmann: Berl. klin. Wochenschr. 1916. Nr. 4.
Weiss (Derzeitiger Stand der funktionellen Nierendiagnostik). Wien. klin. Rundschau 1910. Nr. 11.
Weiss (Harnstoff). Journ. of the Americ. med. assoc. 1921. 76.
Werner (Funktionsprüfung bei Schwangeren). Arch. f. Gynäkol. 104.
Wikner: Dtsch. med. Wochenschr. 1917. S. 410.
Wildbolz: Zeitschr. f. Urol. 1908. Nr. 2.
— Fol. urol. 1911. Nr. 5. S. 497.
Wohlgemuth: Zeitschr. f. Urol. Bd. 5. 1911.
— Berl. klin. Wochenschr. 1910. S. 3031.
— Dtsch. med. Wochenschr. 1911. S. 2050.
Wolff: Biochem. Zeitschr. 1919. Nr. 94.
Wolf (Ferrocyan). Zeitschr. f. urol. Chirurg. Bd. 6. S. 56. 1921.
Wossidlo (Funktion der hypertrophischen Niere). Münch. med. Wochenschr. 1914. Nr. 9.
— Dtsch. med. Wochenschr. 1914. S. 569.
— (Nierentuberkulose, kons. Beh.). Zeitschr. f. Chirurg. 1921. Nr. 33.
— Berl. Urol. Ges. 1921.
Wrobel: Bruns Beitr. z. klin. Chirurg. 91. H. 3.
Wynhausen (Diastase). Berl. klin. Wochenschr. 1910. Nr. 46.
Zangemeister (Chromocystoskopie). Dtsch. med. Wochenschr. 1905. Nr. 23.
Zinzer: Zentralbl. f. Gynäkol. 1913. Nr. 14.
Zondek: Berl. Urol. Ges. 1921.
— Zeitschr. f. kl. Med. Bd. 67 u. Bd. 82.
Zoepfel (Aszendierende Tuberkulose). Zeitschr. f. Urol. 1920.
Zuntz (Phloridzin). Arch. f. Anat. u. Physiol. 1895.

Diagnostik der chirurgischen Nierenerkrankungen. Praktisches Handbuch zum Gebrauch für Chirurgen und Urologen, Ärzte und Studierende. Von Professor Dr. **Wilhelm Baetzner,** Privatdozent, Assistent der Chirurgischen Universitätsklinik in Berlin. Mit 263 größtenteils farbigen Textabbildungen. 1921. GZ. 30

Die Praxis der Nierenkrankheiten. Von Professor Dr. **L. Lichtwitz,** Altona. Zweite Auflage. Mit etwa 2 Textabbildungen und 34 Kurven. (Fachbücher für Ärzte, Band VIII). In Vorbereitung

Lehrbuch der gesamten Urologie mit Einschluß der Krankheiten der männlichen Sexualorgane. Von Professor Dr. med. **Hans Wildbolz,** chirurgischer Chefarzt am Inselspital, Bern. Mit etwa 160 z. T. farbigen Abbildungen. In Vorbereitung

Kystoskopische Technik. Ein Lehrbuch der Kystoskopie, des Ureteren-Katheterismus, der funktionellen Nierendiagnostik, Pyelographie, intravesikalen Operationen. Von Dr. **Eugen Joseph,** a. o. Professor an der Universität Berlin, Leiter der Urologischen Abteilung der Chirurgischen Universitätsklinik. Mit 262 größtenteils farbigen Abbildungen. 1923. GZ. 16, gebunden GZ. 18

Studien zur Anatomie und Klinik der Prostatahypertrophie. Von **Julius Tandler,** o. ö. Professor, Vorstand des Anatomischen Instituts an der Universität Wien, und **Otto Zuckerkandl †,** a. o. Professor der Chirurgie an der Universität Wien. Mit 121 z. T. farbigen Abbildungen. 1922. GZ. 12; gebunden GZ. 15

H. Kümmell zu seinem 70. Geburtstag gewidmete Festschrift der Zeitschrift für urologische Chirurgie. (Zehnter Band.) Redigiert von **A. v. Lichtenberg** und **F. Voelcker.** Mit 136 Textabbildungen. 1922. GZ. 36

Jahresbericht über die gesamte Urologie und ihre Grenzgebiete. Zugleich bibliographisches Jahresregister der Zeitschrift für urologische Chirurgie und Fortsetzung des Urologischen Jahresberichtes. Herausgegeben und redigiert von Professor Dr. **A. von Lichtenberg.** Erster Band. Bericht über das Jahr 1921. 1922. GZ. 35

Die Erkrankungen der Milz, der Leber, der Gallenwege und des Pankreas. Bearbeitet von **H. Eppinger, O. Groß, N. Guleke, H. Hirschfeld, E. Ranzi. — Die Erkrankungen der Milz.** Von Privatdozent Dr. med. **Hans Hirschfeld** in Berlin. Mit 16 zum größten Teil farbigen Textabbildungen. **Die hepato-lienalen Erkrankungen.** (Pathologie der Wechselbeziehungen zwischen Milz, Leber und Knochenmark.) Von Professor Dr. **Hans Eppinger** in Wien. Mit einem Beitrag: **Die Operationen an der Milz bei den hepato-lienalen Erkrankungen.** Von Professor Dr. **Egon Ranzi** in Wien. Mit 90 zum größten Teil farbigen Textabbildungen. (Aus: »Enzyklopädie der klinischen Medizin« Spezieller Teil.) 1920. GZ. 23,5

Die Grundzahlen (GZ.) entsprechen den ungefähren Vorkriegspreisen und ergeben mit dem jeweiligen Entwertungsfaktor (Umrechnungsschlüssel) vervielfacht den Verkaufspreis. Über den zur Zeit geltenden Umrechnungsschlüssel geben alle Buchhandlungen sowie der Verlag bereitwilligst Auskunft.

Neuere Harnuntersuchungs-Methoden und ihre klinische Bedeutung. Von Dr. **M. Weiß,** Wien. (Sonderabdruck aus Ergebnisse der inneren Medizin und Kinderheilkunde. Band XXII.) 1922. GZ. 1,2

Der Harn sowie die übrigen Ausscheidungen und Körperflüssigkeiten von Mensch und Tier. Ihre Untersuchung und Zusammensetzung in normalem und pathologischem Zustande. Ein Handbuch für Ärzte, Chemiker und Pharmazeuten sowie zum Gebrauche an landwirtschaftlichen Versuchsstationen. Unter Mitarbeit zahlreicher Fachgelehrter von Professor Dr. **C. Neuberg** in Berlin. 2 Teile. Mit zahlreichen Textfiguren und Tabellen. 1911. GZ. 58

Leitfaden der Mikroparasitologie und Serologie. Mit besonderer Berücksichtigung der in den bakteriologischen Kursen gelehrten Untersuchungsmethoden. Ein Hilfsbuch für Studierende, praktische und beamtete Ärzte. Von Professor Dr. **E. Gotschlich,** Direktor des Hygienischen Instituts der Universität Gießen und Professor Dr. **W. Schürmann,** Privatdozent der Hygiene und Abteilungsvorstand am Hygienischen Institut der Universität Halle a. S. Mit 213 meist farbigen Abbildungen. 1920.
GZ. 9,4; gebunden GZ. 12

Die innere Sekretion. Eine Einführung für Studierende und Ärzte. Von Dr. **Arthur Weil,** ehemaliger Privatdozent der Physiologie an der Universität Halle, Arzt am Institut für Sexualwissenschaft Berlin. Dritte, verbesserte Auflage. Mit etwa 45 Textabbildungen. Erscheint im Sommer 1923.

Das Sputum. Von Professor Dr. **Heinrich v. Hoeßlin** in Berlin. Mit 66 größtenteils farbigen Textfiguren. 1921. GZ. 15

Mikroskopie und Chemie am Krankenbett. Begründet von **Hermann Lenhartz,** fortgesetzt und umgearbeitet von Professor Dr. **Erich Meyer,** Direktor der Medizinischen Klinik in Göttingen. Zehnte, vermehrte und verbesserte Auflage. Mit 196 Textabbildungen und einer Tafel. 1922.
Gebunden GZ. 12

Methodik der Blutuntersuchung mit einem Anhang: **Zytodiagnostische Technik.** Von Dr. **A. von Domarus,** Direktor der Inneren Abteilung des Auguste-Viktoria-Krankenhauses, Berlin-Weißensee. (Aus: »Enzyklopädie der klinischen Medizin«, Allgemeiner Teil.) Mit 196 Textabbildungen und 1 Tafel. 1921. GZ. 18,6

Blutkrankheiten und Blutdiagnostik. Lehrbuch der klinischen Hämatologie. Von Dr. med. **Otto Naegeli,** o. ö. Professor der inneren Medizin an der Universität Zürich und Direktor der Medizinischen Universitätsklinik. Vierte, vermehrte und verbesserte Auflage. Mit 37 Abbildungen im Text und 25 farbigen Tafeln. 1923. Gebunden GZ. 31

Die Grundzahlen (GZ.) entsprechen den ungefähren Vorkriegspreisen und ergeben mit dem jeweiligen Entwertungsfaktor (Umrechnungsschlüssel) vervielfacht den Verkaufspreis. Über den zur Zeit geltenden Umrechnungsschlüssel geben alle Buchhandlungen sowie der Verlag bereitwilligst Auskunft.

Topographische Anatomie dringlicher Operationen. Von **J. Tandler,** o. ö. Professor der Anatomie an der Universität Wien. Zweite, verbesserte Auflage. Mit 56 zum großen Teil farbigen Abbildungen im Text. 1923. Gebunden GZ. 10

Grundriß der gesamten Chirurgie. Ein Taschenbuch für Studierende und Ärzte. (Allgemeine Chirurgie. Spezielle Chirurgie. Frakturen und Luxationen. Operationskurs. Verbandlehre.) Von Professor Dr. **Erich Sonntag,** Vorstand des Chirurgisch-Poliklinischen Instituts der Universität Leipzig. Zweite, vermehrte und verbesserte Auflage. 1923. Gebunden GZ. 14

Treves-Keith, Chirurgische Anatomie. Nach der sechsten englischen Ausgabe übersetzt von Dr. **A. Mülberger.** Mit einem Vorwort von Geh. Med.-Rat Professor Dr. E. Payr, Direktor der Chirurgischen Universitätsklinik zu Leipzig, und mit 152 Textabbildungen von Dr. O. Kleinschmidt und C. Hörhammer, Assistenten an der Chirurgischen Universitätsklinik zu Leipzig. 1914. Gebunden GZ. 12

Chirurgische Anatomie und Operationstechnik des Zentralnervensystems. Von Dr. **J. Tandler,** o. ö. Professor der Anatomie an der Universität Wien, und Dr. **E. Ranzi,** a. o. Professor der Chirurgie an der Universität Wien. Mit 94 zum großen Teil farbigen Figuren. 1920. Gebunden GZ. 12

Der Verband. Lehrbuch der chirurgischen und orthopädischen Verbandbehandlung. Von Professor Dr. med. **F. Härtel,** Oberarzt der Chirurgischen Universitätsklinik zu Halle a. S., und Privatdozent Dr. med. **F. Loeffler,** leitender Arzt der Orthopädischen Abteilung der Chirurgischen Universitätsklinik zu Halle a. S. Mit 300 Textabbildungen. 1922. GZ. 9; gebunden GZ. 12

Grundriß der Wundversorgung und Wundbehandlung, sowie der Behandlung geschlossener Infektionsherde. Von Privatdozent Dr. **W. v. Gaza,** Assistent an der Chirurgischen Universitätsklinik Göttingen. Mit 32 Abbildungen. 1921. GZ. 10; gebunden GZ. 13

Die Nachbehandlung nach chirurgischen Eingriffen. Ein kurzer Leitfaden. Von Dr. **M. Behrend,** Chefarzt des Kreiskrankenhauses in Frauendorf bei Stettin. Mit 4 Textabbildungen. 1914. GZ. 2,5

Der chirurgische Operationssaal. Ratgeber für die Vorbereitung chirurgischer Operationen und das Instrumentieren für Schwestern, Ärzte und Studierende. Von Viktoriaschwester **Franziska Berthold,** Operationsschwester an der Chirurgischen Universitätsklinik Berlin. Mit einem Geleitwort von Geh. Med.-Rat Professor Dr. August Bier. Zweite, verbesserte Auflage. Mit 314 Textabbildungen. 1922. GZ. 4

Die ersten 25 Jahre der Deutschen Gesellschaft für Chirurgie. Ein Beitrag zur Geschichte der Chirurgie. Von **Friedrich Trendelenburg.** Mit 3 Bildnissen. 1923. Gebunden GZ. 12

Die Grundzahlen (GZ.) entsprechen den ungefähren Vorkriegspreisen und ergeben mit dem jeweiligen Entwertungsfaktor (Umrechnungsschlüssel) vervielfacht den Verkaufspreis. Über den zur Zeit geltenden Umrechnungsschlüssel geben alle Buchhandlungen sowie der Verlag bereitwilligst Auskunft.

Lehrbuch der Differentialdiagnose innerer Krankheiten. Von Professor Dr. **M. Matthes,** Geh. Med.-Rat, Direktor der Medizinischen Universitätsklinik in Königsberg i. Pr. Vierte, durchgesehene und vermehrte Auflage. Mit 109 Textabbildungen. Erscheint Ende Frühjahr 1923

Differentialdiagnose, anhand von 385 genau besprochenen Krankheitsfällen lehrbuchmäßig dargestellt. Von Dr. **Richard C. Cabot,** Professor der klinischen Medizin an der Medizinischen Klinik der Havard-Universität, Boston. Zweite, umgearbeitete und vermehrte Auflage nach der 12. Auflage des Originals von Dr. **H. Ziesché,** leitender Arzt der Inneren Abteilung des Josef-Krankenhauses zu Breslau.

Erster Band. Mit 199 Textabbildungen. 1922. GZ. 16,7; gebunden GZ. 20

Zweiter Band. In Vorbereitung

Die konstitutionelle Disposition zu inneren Krankheiten. Von Dr. **Julius Bauer,** Privatdozent für innere Medizin an der Wiener Universität. Zweite, vermehrte und verbesserte Auflage. Mit 63 Textabbildungen. 1921. GZ. 20

Lehrbuch der Physiologie des Menschen. Von Dr. med. **Rudolf Höber,** o. ö. Professor der Physiologie und Direktor des Physiologischen Instituts der Universität Kiel. Dritte, neubearbeitete Auflage. Mit 256 Textabbildungen. 1922. Gebunden GZ. 18

Vorlesungen über Physiologie. Von Dr. **M. von Frey,** Professor der Physiologie und Vorstand des Physiologischen Instituts an der Universität Würzburg. Dritte, neu bearbeitete Auflage. Mit 142 Textfiguren. 1920. GZ. 10,5; gebunden GZ. 13,1

Allgemeine Physiologie. Eine systematische Darstellung der Grundlagen sowie der allgemeinen Ergebnisse und Probleme der Lehre vom tierischen und pflanzlichen Leben. Von **A. von Tschermak,** o. ö. Professor, Direktor des Physiologischen Instituts der Deutschen Universität Prag.

Erster Band: Grundlagen der allgemeinen Physiologie.

I. Teil: Allgemeine Charakteristik des Lebens, physikalische und chemische Beschaffenheit der lebenden Substanz. Mit 12 Textabbildungen. 1916. GZ. 10

II. Teil: Morphologische Eigenschaften der lebenden Substanz und Zellularphysiologie. Mit etwa 110 Textabbildungen. In Vorbereitung

Physiologisches Praktikum. Chemische, physikalisch-chemische, physikalische und physiologische Methoden. Von Professor Dr. **Emil Abderhalden,** Geh. Med.-Rat, Direktor des Physiologischen Instituts der Universität zu Halle a. S. Dritte, neubearbeitete und vermehrte Auflage. Mit 310 Textabbildungen. 1922. GZ. 11

Kurzes Lehrbuch der physiologischen Chemie. Von Dr. **Paul Hári,** o. ö. Professor der physiologischen und pathologischen Chemie an der Universität Budapest. Zweite, verbesserte Auflage. Mit 6 Textabbildungen. 1922. Gebunden GZ. 11

Die Grundzahlen (GZ.) entsprechen den ungefähren Vorkriegspreisen und ergeben mit dem jeweiligen Entwertungsfaktor (Umrechnungsschlüssel) vervielfacht den Verkaufspreis. Über den zur Zeit geltenden Umrechnungsschlüssel geben alle Buchhandlungen sowie der Verlag bereitwilligst Auskunft.